Mosaik

J. Stephan Jellinek

Parfum – der Traum im Flakon

Wesen und Wirkung, Wahl und Verwendung
klassischer und moderner Düfte

Mosaik Verlag

Der Mosaik Verlag ist ein Unternehmen
der Verlagsgruppe Bertelsmann

Layout: Konny Riedl
Projektleitung und Redaktion: Monika König
Sponsoring und Abwicklung: LOGO GmbH, Düsseldorf
Satz: Filmsatz Schröter GmbH, München
Druck und Bindung: Milanostampa S.P.A., Farigliano
Reproduktionen: Artilitho, Trento
Printed in Italy · ISBN 3-576-10086-5

INHALT

Für Katrin,
die mich in den Jahren
des Entstehens
dieses Buches
liebevoll begleitet hat

VORWORT

Ein Duft, der die Seele berührt, ist vielleicht die einfachste und die reinste Freude, die wir kennen.

Denken Sie an das kühl fruchtige Aroma einer frisch aufgeblühten Rose an einem Sommermorgen. Denken Sie an die berauschende Duftfülle des Jasmin in einer lauen Nacht in südlichen Gärten. Denken Sie an die prickelnde Würze von Humus und Fichtennadeln im herbstlichen Wald und an die staubig harzige Süße von frisch gesägtem Holz auf einer sonnigen Lichtung. Erinnern Sie sich an das uralte Mysterium des Weihrauchs, das Sie beim Betreten einer alten Kirche umfängt, an den Rauch von Holzfeuer an einem Regentag, der Sie in das Bergdorf Ihres Jugendsommers zurückversetzt...

Dufterlebnisse sind flüchtig, gewichtlos, schnell verhaucht, und doch berühren sie uns tief und hinterlassen ein seltsames Glücksgefühl. Es ist, als hielte die Zeit einen Augenblick den Atem an und als wäre das, was uns der Duft in diesem Augenblick sagt, das Wichtigste der Welt.

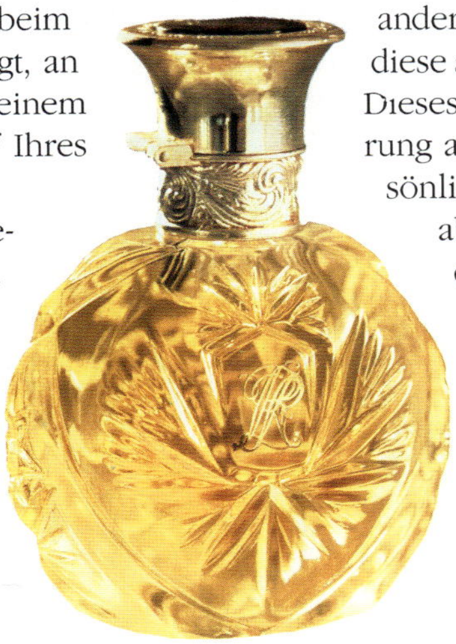

Aus der Erinnerung an solche Erlebnisse webt der Parfümeur seine Parfums, zarte wortlose Gedichte, strahlende Blütenflammen, dunkel schillernde Traumgebilde. Ein Parfum verwenden heißt, den Zauber einer Duftschöpfung mit dem eigenen Wesen verschmelzen. Auf Ihrer Haut wird die Kreation des Parfümeurs zum modischen Accessoire und zum Komplizen der Verführung, wird seine Inspiration zum Ausdruck Ihrer geheimsten Träume, werden die Tropfen aus dem kostbaren Flakon zu Ihrer ganz persönlichen Aura.

Die Kunst, mit Duft umzugehen, kann Ihr Leben wunderbar bereichern, doch sie wird nirgendwo gelehrt. Sie erfordert kein technisches Wissen und keine hochgeschulte Nase, wohl aber Liebe und den Willen, die Düfte auf sich einwirken zu lassen und sich mit ihnen auseinanderzusetzen. Mein Buch will Sie in diese schöne Kunst einführen.

Dieses Buch ist aus meiner Berufserfahrung als Parfümeur und aus meinen persönlichen Dufterlebnissen entstanden, aber auch aus unzähligen Gesprächen mit Frauen, die Parfüm lieben und verwenden, und mit Parfümberaterinnen. All meinen Gesprächspartnern, die namenlos bleiben müssen, bin ich zu Dank verpflichtet. Mein besonderer Dank gilt Katrin Hoppe und Nadja Avalle; ihre kritischen Bemerkungen und Anregungen zum Manuskript waren ein wesentlicher Beitrag zum Gelingen des Buches. Frau Shaaron Olds und Herrn Robert Tisserand danke ich für die Erlaubnis zur Wiedergabe des Gedichts »My Father's Shirt« bzw. des Stimmungskreises.

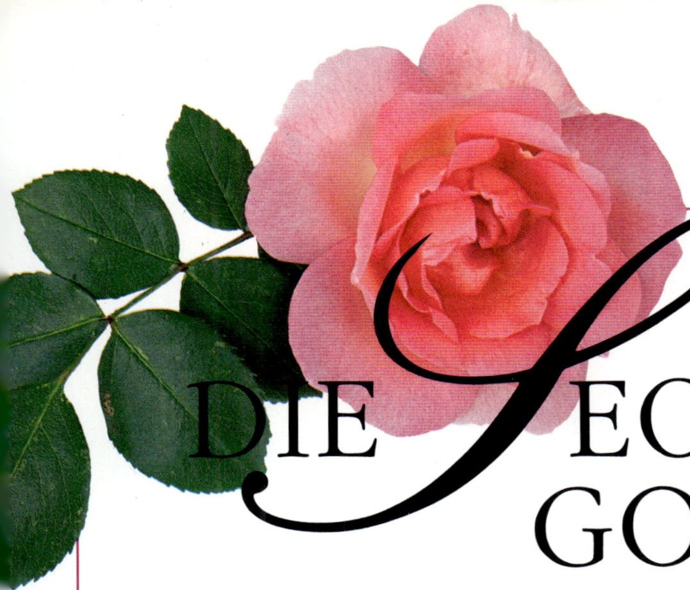

DIE SECHS GOLDENEN REGELN

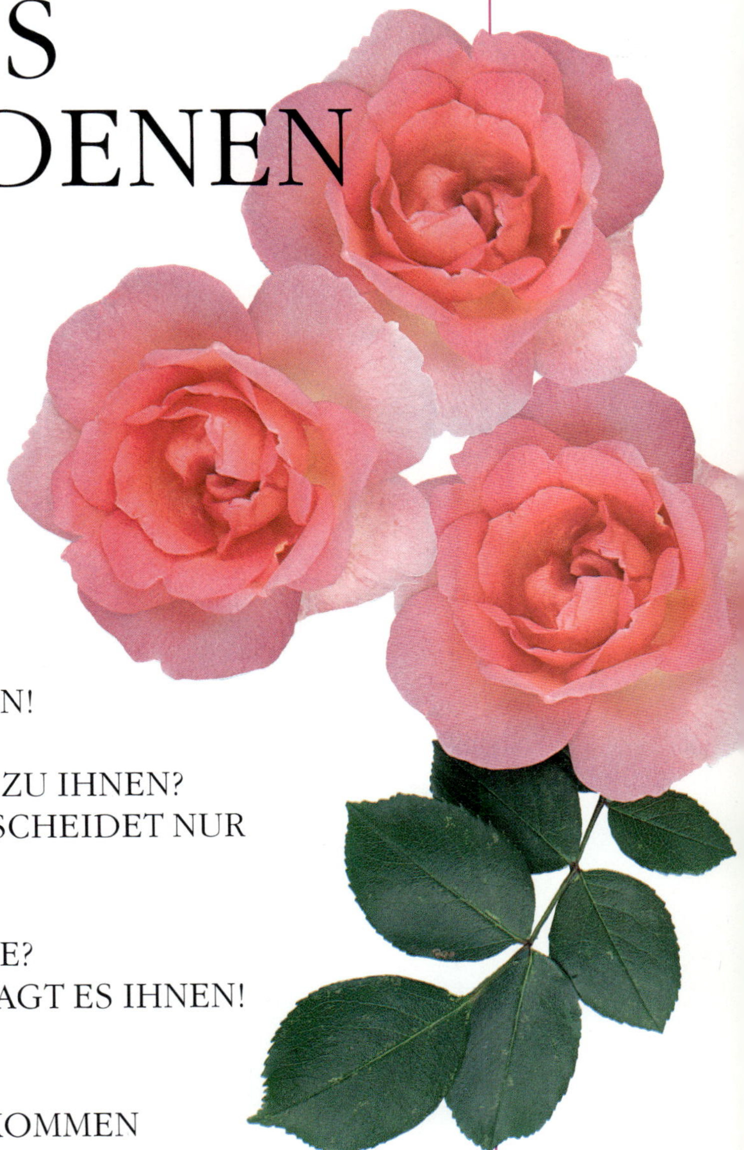

- KEIN TAG OHNE PARFUM!
- NUTZEN SIE JEDE GELEGENHEIT, NEUE PARFUMS ZU ENTDECKEN!
- WELCHE DUFTRICHTUNGEN PASSEN ZU IHNEN? DARÜBER ENTSCHEIDET NUR IHR EIGENES EMPFINDEN!
- IST ES DAS RICHTIGE PARFUM FÜR SIE? NUR DIE PROBE AUF DER HAUT SAGT ES IHNEN!
- VERWENDEN SIE NIE EIN PARFUM, MIT DEM SIE SICH NICHT VOLLKOMMEN WOHL IN IHRER HAUT FÜHLEN!
- VERWENDEN SIE ZUVIEL ODER ZU WENIG? HÖREN SIE AUF IHRE FREUNDE!

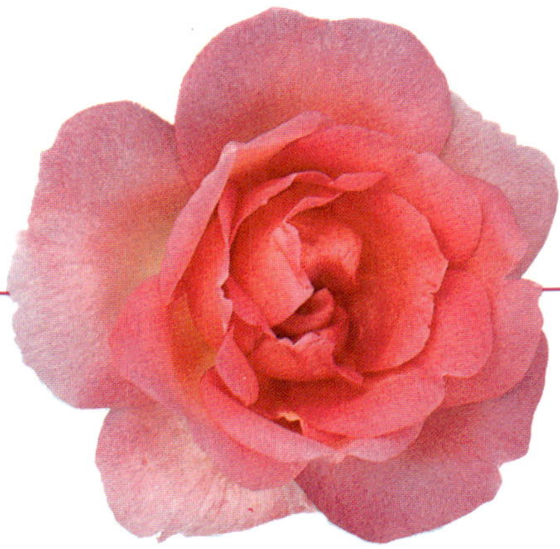

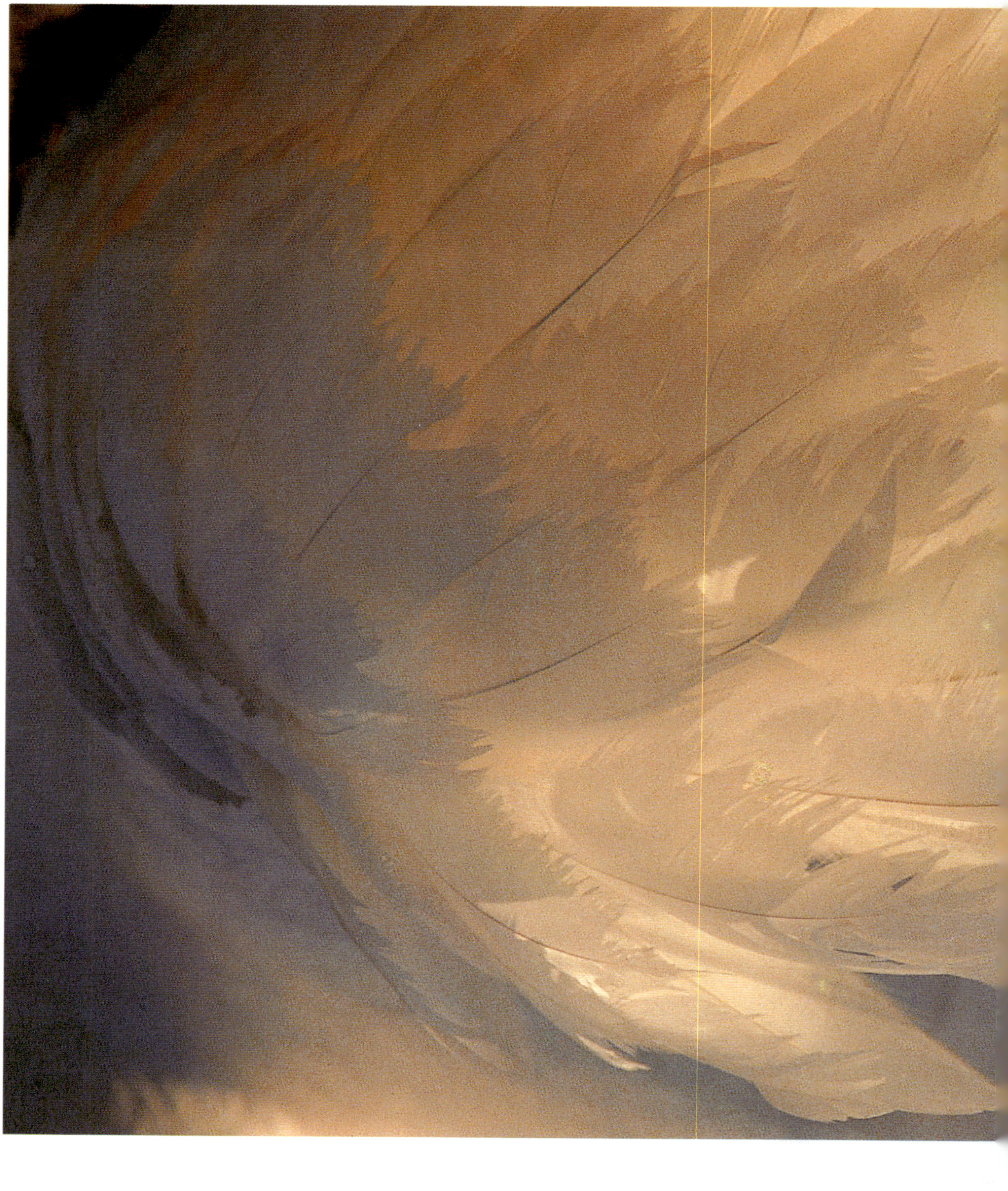

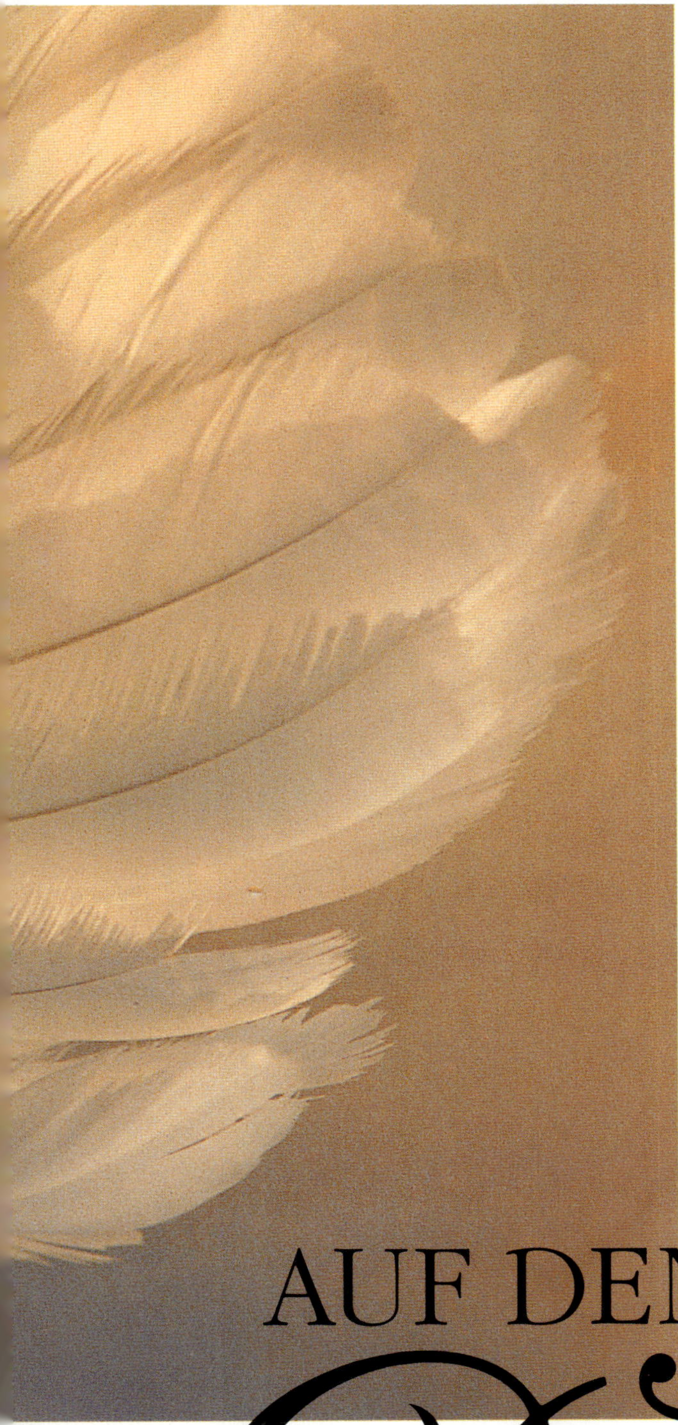

AUF DEN FLÜGELN DES DUFTES

DIE ZWEIFACHE AUSSTRAHLUNG

Wir tragen Parfum an der Oberfläche der Haut, genau dort, wo sich unser Körper und die Welt, die uns umgibt, berühren. Von dieser Stelle strahlt der Duft in zwei Richtungen: in die Welt hinaus und in uns selbst hinein.

Die Ausstrahlung nach außen findet ganz konkret statt: Moleküle, kleinste Teilchen des Duftes verlassen ständig die Hautoberfläche und werden mit der Atemluft von den Menschen in unserer Umgebung aufgenommen und wahrgenommen. So wird das Parfum eine unsichtbare Brücke, die wir zu den Menschen schlagen und ein lautloser Lockruf, mit dem wir sie ansprechen.

Die Ausstrahlung nach innen kommt durch unsere eigene bewußte oder unbewußte Wahrnehmung des Duftes zustande, und durch unser Bewußtsein, das Parfum verwendet zu haben. Auch wenn wir selbst den Duft bald nach dem Auftragen kaum noch bewußt wahrnehmen, so wirkt er doch noch lange nach. Er wirkt auf unsere Stimmung, auf unsere Selbstsicherheit und auf die Freude an unserem Körper.

Jede Veränderung, die wir an der Hautoberfläche vornehmen, hat diese zweifache Ausstrahlung – so auch unsere Kleidung und das Make-Up, das wir verwenden. Deshalb haben Duft, Mode und Make-Up psychologisch vieles gemeinsam. Aber der Duft verschmilzt im konkreten Sinn enger mit dem Körper und in der Empfindung fester mit dem Wesen des Trägers als die Mode. Er verbindet sich enger mit dem Körper, denn wir können ihn nicht mehr ohne Weiteres ablegen; unsere Körperchemie wirkt auf ihn ein und macht ihn zu unserem ganz persönlichen Attribut. Und er verschmilzt in unserer Empfindung fester mit dem Wesen des Trägers, denn wir empfinden die Eindrücke unserer Nase mehr ganzheitlich und emotional als die kühl-analytischen Wahrnehmungen des Auges.

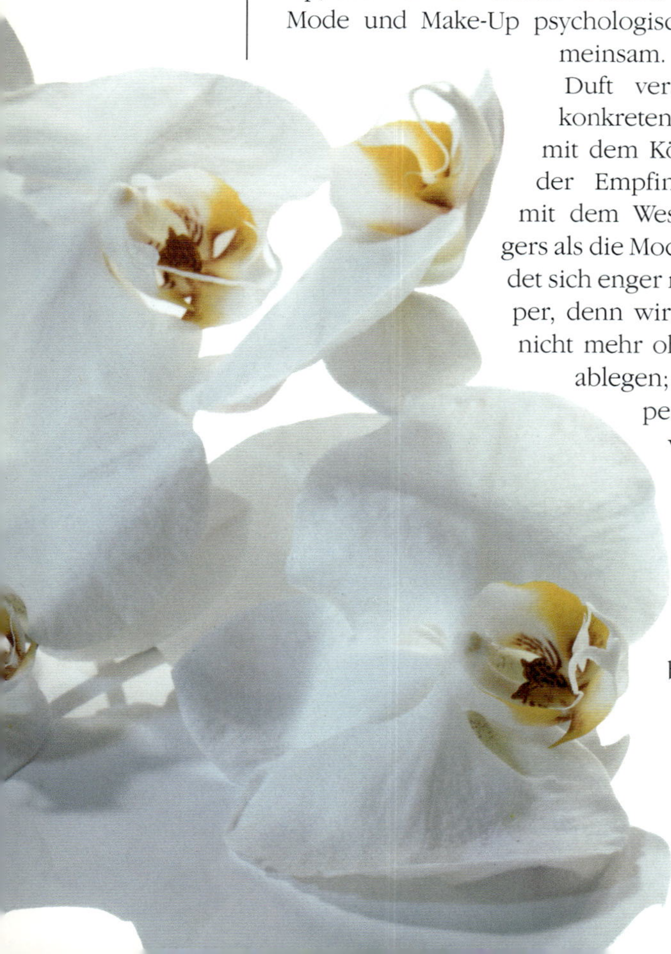

DER DUFT AUF IHRER HAUT STRAHLT AUS IN DIE WELT UND IN IHRE SEELE

Wie ein Mensch sich kleidet und schmückt gibt uns Aufschluß über seine gesellschaftliche Position, über seine Einstellung zu sich selbst und den Mitmenschen; sein Geruch aber ist in unserem intuitiven Empfinden Ausdruck seines inneren Wesens. In den Worten von Jacques Polge, Chefparfümeur von Chanel: »Ein Kleid ziert das Äußere, das Parfum ist eine innerliche Dimension des Femininen.«[1]

Die Wahrnehmungswelten von Nase und Auge sind in ihrem Wesen völlig verschieden. Wir verarbeiten die Eindrücke des Auges weitgehend bewußt und analytisch. So können wir beispielsweise an einem Kleidungsstück den Schnitt, die Farbe, die Beschaffenheit des Stoffes, die Position und Form der Knöpfe und tausend andere Einzelheiten gesondert warnehmen. Ein Parfum empfinden wir, wenn wir nicht die geschulte Nase eines Parfümeurs haben, als eine Einheit, wir können daran keine Details, keine Einzelheiten unterscheiden. Deshalb ist es so schwer, über Düfte zu sprechen – wir können lediglich über die Gefühle sprechen, die sie in uns auslösen, und auch das nur beschränkt, weil sich beim Duft so vieles im Unbewußten abspielt.

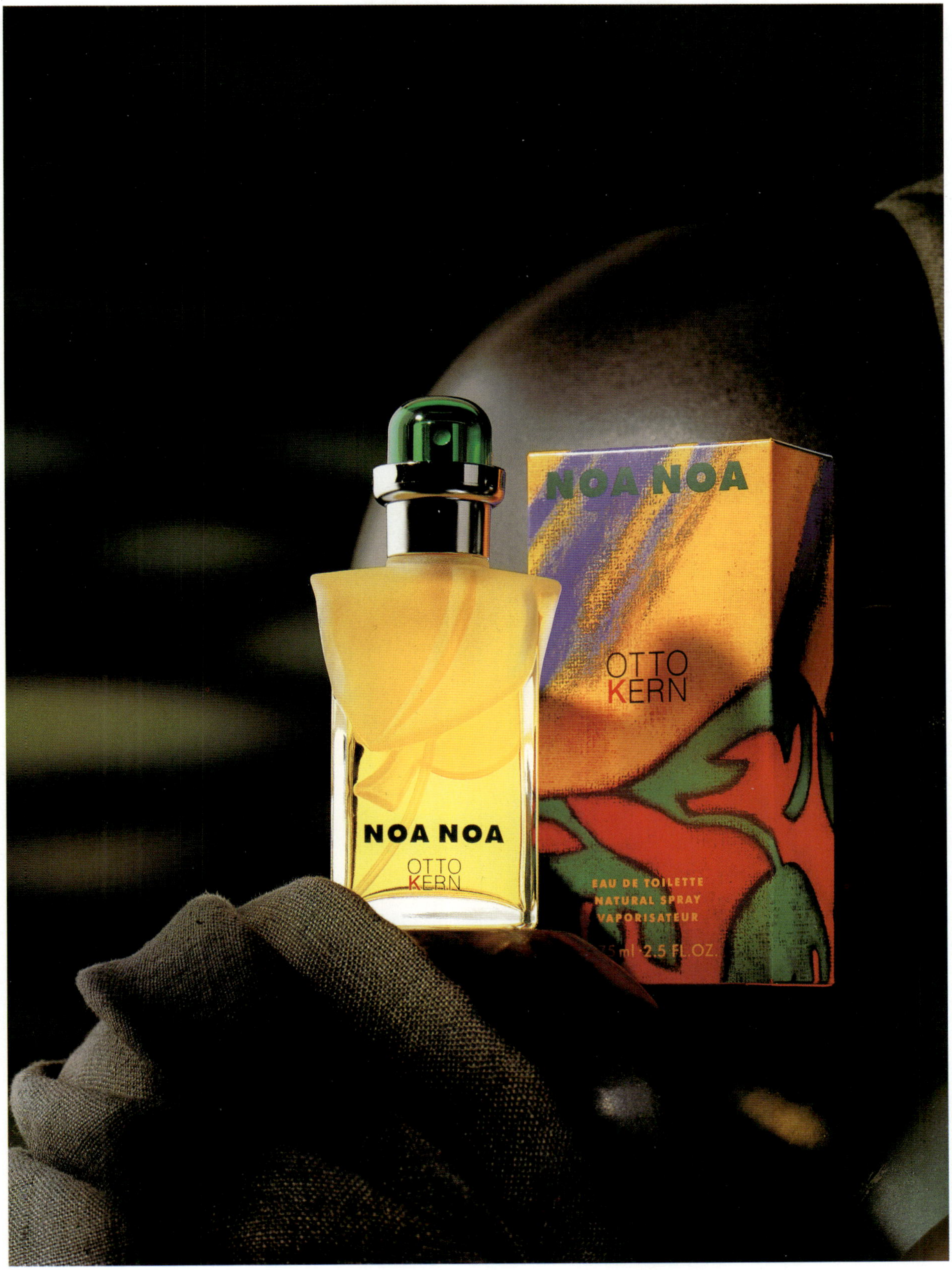

NOA NOA! Fasziniert vom Zauber des Pazifik schuf Otto Kern einen betörenden Duft: Farbenfroh und voll Lebenslust, zärtlich und wild, warm und sinnlich, kokett und betörend feminin.

Der Gesichtssinn ist ein Fernsinn, der Geruchssinn dagegen ein Nahsinn. Wenn wir etwas sehen, wird die Netzhaut unserer Augen nur von elektromagnetischen Schwingungen berührt, die von der Sonne kommen und von dem Objekt, das wir sehen, reflektiert werden. Beim Riechen dagegen treten die Zellen unserer Nasenschleimhaut ganz unmittelbar mit Teilchen der duftenden Substanz in Kontakt. Wir sind uns dieser Mechanismen natürlich nicht bewußt, und doch schwingt bei jeder Geruchswahrnehmung ein dunkles Gefühl des Berührtwerdens und der körperlichen Gegenwart des Wahrgenommenen mit. Das gibt dem Geruchssinn eine elementare emotionale Qualität, die dem distanzierten Gesichtssinn fremd ist.

Wir kennen alle das Gefühl, wenn uns unverhofft ein Duft aus längst vergangener Zeit begegnet. Es ist nicht eine rein gedankliche Erinnerung wie beim Betrachten eines alten Fotos. Es ist vielmehr der Schock, plötzlich körperlich in die Vergangenheit versetzt zu sein. Durch den Duft wird sie wieder konkret, fast greifbar präsent. Es ist kein Zufall, daß das Ereignis, das in Prousts Romanserie »A la Recherche du Temps perdu« die Brücke zur wiedererlebten Kindheit schlägt, ein Geschmacks- und Geruchserlebnis ist.

In einem Film von Roger Vadim (»Sait-on jamais«) neigt sich der Held nach der Trennung nicht über das Foto der Geliebten, nein, er sucht die Spuren ihres Körpers, ihres Parfums, auf den Bettlaken und den Sesseln.[2] Er fühlt, wo ihr Duft ist, da muß sie selbst noch sein. So empfinden auch Kinder, die ruhig werden, wenn die Mutter ihnen das Tuch ins Bett legt, das sie soeben getragen hat. Vielleicht ist hier auch der Grund dafür zu suchen, daß man nach dem Verlust eines geliebten Menschen – durch Trennung oder Tod – diesen besser überwinden kann, wenn man die Wohnung wechselt: nur so kann man den Duftspuren des verlorenen gemeinsamen Lebens entfliehen.

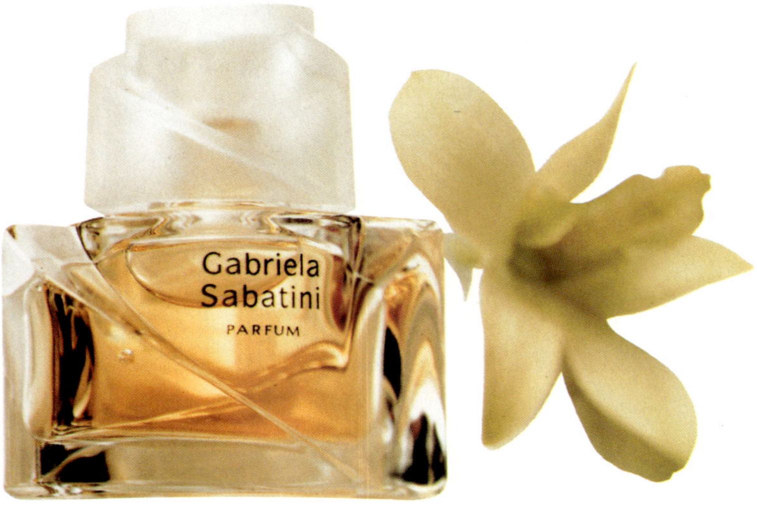

Längst schon ist sie fortgezogen,
Längst schon teilt sie das Bett
Mit einem Anderen.

Ich öffne den Schrank
Der der ihre gewesen
Und bin umfangen von ihrem Parfum
Und ihrem Lachen, ihren braunen Augen.

Wie seltsam ist das Leben
Und die Liebe
Und der Schmerz!

Obwohl wir beim Riechen das Gefühl der körperlichen Präsenz und des Berührtwerdens haben, können wir doch den Duft nicht festhalten. Darin liegt eine weitere Besonderheit des Geruchserlebnisses. Es ist mehr als eine Verheißung und weniger als deren Erfüllung. Mehr als eine Verheißung, denn wir empfinden das versprochene Glück als schon wahrnehmbar anwesend; und doch tritt die Erfüllung nicht ein, denn wir können das Glück nicht in Besitz nehmen.

Oscar Wildes Bonmot über die Zigarette: »Sie ist der vollkommene Genuß. Sie ist exquisit und befriedigt niemals«, trifft auch auf das Parfum voll zu. Ja, das Ungreifbare und das nie ganz erfüllte Verlangen muß Teil des Duftzaubers sein; denn jeder Duft wird bedrückend, wenn er zu lange anhält, wie der schwere Atem von Tuberosen in einem geschlossenen Raum. Alle diese Eigenheiten der Düfte: Die Verschmelzung mit dem Träger, das Unbewußte und kaum Analysierbare der Wahrnehmung, die emotionale Kraft der Empfindung, sie alle schwingen in der Ausstrahlung des Duftes sowohl nach innen wie nach außen mit. Sie bestimmen die Rolle, die das Parfum für uns spielt und sind der Grund, warum wir es verwenden. Sehen wir uns diese Rollen einmal näher an.

DAS UNSICHTBARE MODEACCESSOIRE

Parfum ist das i-Tüpfelchen einer gepflegten, eleganten oder modischen Erscheinung; es fügt der Schönheit die Ausstrahlung hinzu. Coco Chanel hat gesagt: »Das Parfum ist das unsichtbare, aber unvergeßliche und unübertreffliche Modeaccessoire. Es kündigt das Kommen einer Frau an und hallt nach, wenn sie gegangen ist.«[3]

Kürzlich wartete ich in einer belebten Hotelhalle auf eine Freundin. Noch bevor ich sie sah, fing ich plötzlich einen Hauch des Parfums auf, das sie seit Jahren trägt, und wußte auf eine wunderschöne Weise, daß sie da war.

Allerdings zwingt die Ausstrahlung des Parfums zur Zurückhaltung in der Verwendung. Wir haben alle schon die zu stark parfümierte Dame im Theater, im Restaurant oder im Lift erlebt. Solche Begegnungen sind unangenehm, weil wir den Düften hilflos ausgeliefert sind. Wir können wegschauen, wenn wir etwas nicht sehen wollen, aber wir sind zum Atmen und somit zum Riechen gezwungen. Ein zu großes Schmuckstück mutet überladen an, es wirkt sich aber nur auf unseren Eindruck von der Trägerin aus. Doch ein zu starkes Parfum verletzt unsere Privatsphäre; deshalb lehnen wir aufdringliche Düfte so vehement ab.

Auch wenn das Parfum bei zurückhaltender Verwendung von den Menschen in der Umgebung vielleicht gar nicht bewußt bemerkt wird, kann es trotzdem der Schönheit und Eleganz der Trägerin einen besonderen Glanz verleihen. Untersuchungen haben immer wieder gezeigt, daß auch Düfte, die nur unterschwellig wahrgenommen werden, die Beurteilung von Menschen (und auch von Räumen und Gegenständen) maßgeblich beeinflussen.[4]

DER GEHEIME KOMPLIZE DER VERFÜHRUNG

Parfum ist auch Verführung. Judith wußte das, als sie ihren Körper mit duftenden Salben parfümieren ließ, ehe sie zum Zelt des Holofernes ging. Kleopatra wußte es, als sie Antonius auf einer Barke empfing, die mit duftenden Blumen reich beladen war. Jede Frau weiß es. Marilyn Monroes Antwort auf die Frage eines Reporters, was sie nachts im Bett trüge, »ein paar Tropfen Chanel No 5«, ging um die Welt. In seinem Buch »Die psychologischen Grundlagen der Parfümerie« sagte mein Vater, der Zweck der Parfümerie sei, »eine sexuelle Reizwirkung zu schaffen oder zu verstärken«.[5]

Hier wirkt das Parfum gleich auf dreifache Weise. Es weckt im Mann die Empfindung der Nähe, der Wärme des weiblichen Körpers hervor und wirkt dabei ganz unmittelbar körperlich auf ihn ein. Es ist auch ein Signal, das ihm sagt: »Ich will, daß Du auf mich aufmerksam wirst. Ich will für Dich attraktiv sein.« Und es gibt der Frau, die es trägt, Selbstsicherheit, diese steigert ihre erotische Ausstrahlung.

Schon der Duft des Körpers an sich, wenn er nicht von Ungepflegtheit zeugt, ist ein Aphrodisiakum. Heinrich IV. schrieb seiner Geliebten, Gabrielle d'Estrées: »Waschen Sie sich nicht mehr, meine Liebe, ich komme in acht Tagen«.

»DAS PARFUM IST DAS UNSICHTBARE, ABER UNÜBERTREFFLICHE MODEACCESSOIRE« (COCO CHANEL)

Den Parfumbestandteilen, die eine Ähnlichkeit mit dem natürlichen Körperduft aufweisen, wird eine besonders erotisierende Wirkung zugeschrieben.[7]

Menschen, die sich der Wirkung des natürlichen Duftes ihres Körpers bewußt sind, stellen oft die berechtigte Frage, warum man ihn durch ein Kunstprodukt übertünchen oder ersetzen solle. Darauf gibt es zwei Antworten. Zum einen ist der natürliche Duft des gepflegten Körpers nur aus nächster Nähe wahrnehmbar. Die Geschichte des Parfumgenies Grenouille, der in Patrick Süskinds Roman »Das Parfüm« dem Körperduft eines jungen Mädchens über eine halbe Meile hinweg durch Paris nachspürt[8], hat einen wahren Kern, beansprucht aber, was die Intensität der Wirkung anbelangt, große dichterische Freiheit. Das Parfum als Aphrodisiakum ist ein Weg, den natürlichen Duft auf ästhetische Weise zu verstärken und zu unterstreichen.

DIE FREUDE AM LEBEN FÄNGT ERST BEIM UNNÖTIGEN AN

Zum anderen: der Mensch ist ein Kulturwesen und war immer schon, auch in den primitivsten Gesellschaften, bestrebt, seinen Körper nicht so zu belassen, wie ihn die Natur geschaffen hat, sondern ihn schmückend zu verhüllen und durch Kunstgriffe der verschiedensten Art umzugestalten. Das Beduften mit Parfum ist eine Einkleidung und eine kulturelle Umgestaltung des natürlichen Körperduftes.

DER REIZ DES UNNÖTIGEN

So reizvoll und wirksam das Parfum als Modeaccessoire und Liebeszauber sein mag, es gibt auch heute noch viele Frauen, die es nur selten oder überhaupt nicht verwenden. Sind diese Frauen in ihrem gesellschaftlichen oder ihrem Liebesleben stark benachteiligt? Dafür gibt es wohl keine Anzeichen. Trägt eine Frau – oder ein Mann – keinen Duft, so fällt dies meist kaum auf, und erregt schon gar keinen Anstoß. Ist also das Parfum unnötig? Ja – doch darin liegt keine Schwäche, sondern eine Wurzel seines Reizes.
Man könnte alles, was der Mensch tut und was er besitzt, in zwei große Sphären unterteilen: die Sphäre des Nötigen und die des Unnötigen. Nötig ist alles, was unmittelbar einer der beiden Aufgaben dient, die wir mit allen lebenden Kreaturen teilen: die Selbsterhaltung und die Fortpflanzung. Alles, was nicht zu diesen Erfordernissen beiträgt, ist in einem fundamentalen Sinn unnötig.

Das täglich Brot ist nötig, das Gläschen Wein unnötig. Gehen, um sich fortzubewegen, ist nötig, tanzen ist unnötig. Arbeiten, um Geld zu verdienen, ist nötig, dabei ein Liedchen pfeifen unnötig. Auf den Straßenverkehr achten ist nötig, den aufgehenden Mond betrachten unnötig. Geschlechtsverkehr ist nötig, romantische Liebe unnötig.
Das Parfum gehört zweifellos in die Sphäre des Unnötigen. Man kann sehr wohl ohne Parfum überleben und auch ohne Parfums Kinder kriegen. Aber es bedarf wohl keiner langen Ausführungen, um darzulegen, daß die Freude am Leben erst beim Unnötigen anfängt. Der Mensch lebt, wie das alte Wort sagt, nicht vom Brot allein.
Stellen Sie sich vor, es gäbe morgen ein Gesetz, das das Tragen von Parfum zur Pflicht macht. Würden die Düfte dann nicht mit einem Schlag ihren Zauber verlieren? Das Freiwillige und Unnötige, der »Luxus«, machen einen großen Teil dieses Zaubers aus.
Weil das Parfum unnötig ist, ist es immer schon ein beliebtes Geschenk gewesen. Schöne Geschenke ignorieren die Bedürfnisse des Alltags und lassen sie dadurch unwichtig erscheinen. Sie sind schön, weil sie uns aus dem Alltag hinaus, über ihn hinweg versetzen. Feine Pralinen sind als Geschenk mehr begehrt als Frühstücksmüsli, ein Seidenschal mehr als wollene Unterwäsche – und ein Parfum, der totale Luxus, ist das allerschönste Geschenk.

DAS MAGISCHE ELIXIER

Es kommt beim Parfum noch etwas Besonderes dazu. Wir finden in allen Kulturen, zu allen Zeiten, den Glauben an die magischen Kräfte, die in bestimmten Stoffen schlummern – und den Glauben, daß wir diese Kräfte auf uns selbst übertragen, wenn wir diese Stoffe einnehmen oder sie auf die Haut auftragen. Die alten Griechen rieben die Augen eines erblindenden Mannes mit der Galle des scharf sehenden Adlers ein.[9] Die Frauen der Cherokee-Indianer wuschen ihr Haar mit dem Auszug einer drahtig-zähen Wurzel, um es zu stärken.[10] Bei den Moab Arabern ziehen unfruchtbare Frauen das Gewand einer kinderreichen Frau an, um den Kindersegen an sich zu ziehen[9]. In der Taufe der Kinder mit geweihtem Wasser schwingt ein

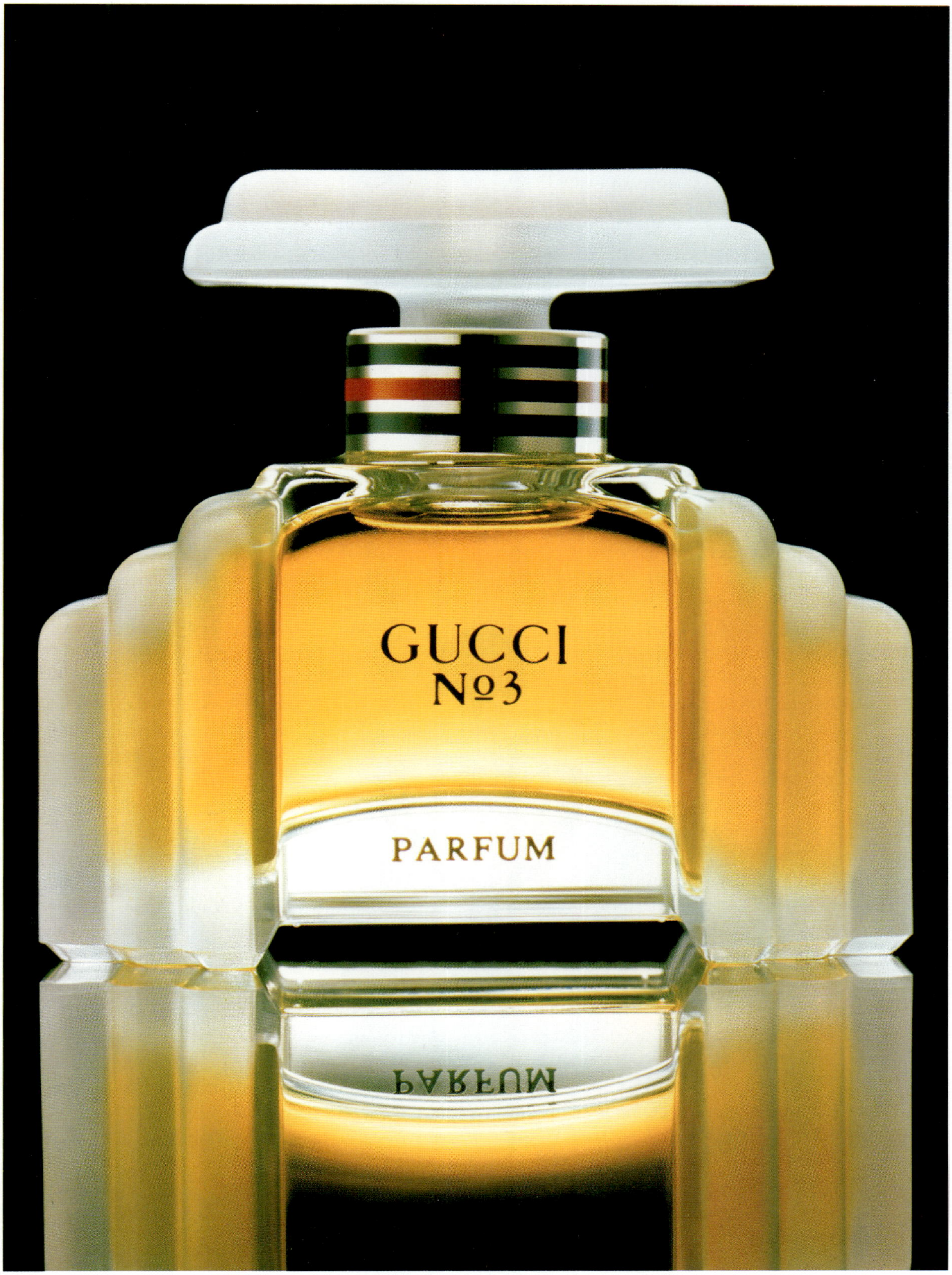

Ein kostbarer Duft von klassischer Eleganz und italienischem Flair.

ähnlicher Glaube noch heute symbolisch mit. In unserer unbewußten Vorstellung verkörpert auch das Parfum verborgene Kräfte – der Duft ist ihr Zeichen – und wenn wir es verwenden, übertragen wir diese Kräfte auf uns selbst.

Diese Vorstellung entstammt nicht der Welt der Vernunft, aber Düfte haben mit Vernunft wenig zu tun. Parfumkenner haben das immer schon gewußt, auch ohne die Kenntnis neuroanatomischer Zusammenhänge. Heute wissen wir, daß dies eine Tatsache ist, die aus der Struktur des Gehirns hervorgeht. Während die Nervenbahnen, die von den Augen und den Ohren kommen, direkt in den Kortex gehen, also in das Organ, in dem die analytischen Gedanken geformt werden, führen die Riechnerven unmittelbar in den »archaischen« Teil des Gehirns, das limbische System, welches nicht die Vernunft sondern die Emotionen steuert. In unserer unmittelbaren und unreflektierten Reaktion auf Düfte sind wir nicht die Kinder eines aufgeklärten Zeitalters; vielmehr gleichen wir unseren Vorfahren, die an Regentänze und Zaubersprüche glaubten – und auch an die wunderbaren Kräfte, die in den Düften schlummern.

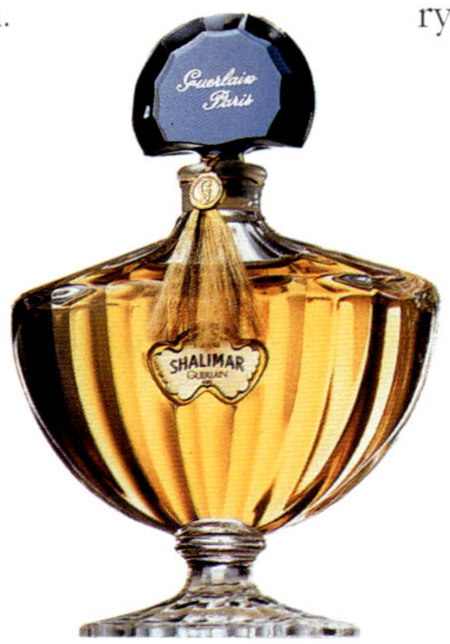

In den verschiedensten Kulturen seit der Frühzeit der Menschheit waren Duftopfer Teil der Zeremonien, in denen der Mensch sich an die Götter wandte. Und immer schon haben die kostbaren Gefäße, in denen die Düfte aufbewahrt wurden, die übernatürlichen Kräfte, die man diesen zuschrieb, dokumentiert. Auch in der nüchternen Welt von heute zeugen die edlen Flakons der Parfums noch von der Magie der Düfte.

Wenn in der Antike ein Priester oder ein Fürst in sein hohes Amt erhoben wurde, war die Salbung mit kostbaren Duftölen ein wesentlicher Teil des Rituals. Durch sie erlangte er, magisch oder symbolisch, die Kräfte, die seine neue Aufgabe von ihm forderte. Heute noch ist für die Frau das Auftragen eines Duftes ein kleines Ritual, genußvoll und bedeutungsvoll zugleich. Die deutsche Duftexpertin Diotima von Kempski erzählt, wie sie als kleines Mädchen die Faszination der Parfums entdeckte beim Beobachten ihrer Mutter, die sich für den Abend zurechtmachte. »Ich kann mich noch heute an die Zeremonie erinnern, mit der meine Mutter die einzelnen Tropfen eines Guerlain-Parfums auf Nacken und Arm tupfte. Ich spürte, daß das Parfümieren für meine Mutter ebenso wichtig war wie der bevorstehende Abend selbst.«[11]

Die amerikanische Dichterin Sharon Olds beschreibt in »My Father's Shirt« eine mystische Transformation, die in ihr stattfindet, als sie das Hemd ihres jüngst verstorbenen Vaters anzieht, und die durch den Duft des Hemdes ausgelöst wird.[12] Das ist gewiß kein alltägliches Ereignis, aber doch wirkt das Gedicht nicht absurd, denn es sagt etwas Wesentliches über die Art, wie wir Duft erfahren.

Was sind nun die Kräfte, die den Parfums innewohnen? Sie sind unterschiedlich, und der Name des Duftes, die Gestaltung seines Flakons und die Werbung sind Zeichen, die sie offenbaren. Doch eine Fähigkeit haben alle kostbaren Düfte gemeinsam: weil sie als Luxus über den Nöten und den Zwängen des Alltags schweben, helfen sie, uns über diese hinwegzusetzen und ihnen zu entfliehen. In den Worten von Marylène Delbourgh-Delphis, der französischen Kulturhistorikerin: »Wie die Mode ist auch das Parfum die Wissenschaft des sanften Entfliehens, das inmitten des normalen Lebens einen privilegierten Raum schafft.«[13]

In ihrer Autobiographie schrieb Fernande Olivier über ihr Leben in Paris mit Picasso, als sie jung waren und das Geld rar: »Oft hatte ich keine Schuhe, aber ich hatte immer mein Parfum, meinen Reispuder, meine Bücher, meinen Tee und Pablos Zärtlichkeit.«[14] Solange Fernande ihr Parfum und die anderen unnötigen Sachen hatte, konnte sie ihre Armut vergessen und ertragen. Im Herbst 1989, zu einem Zeitpunkt, als die Sowjetunion anfing, sich dem Westen mehr zu öffnen und als dort bei vielen wichtigen Konsumgütern noch große Knappheit herrschte, war der erste Laden, in dem die Bevölkerung von Moskau Güter aus dem Westen kaufen konnte, eine Boutique von Estée Lauder.[15]

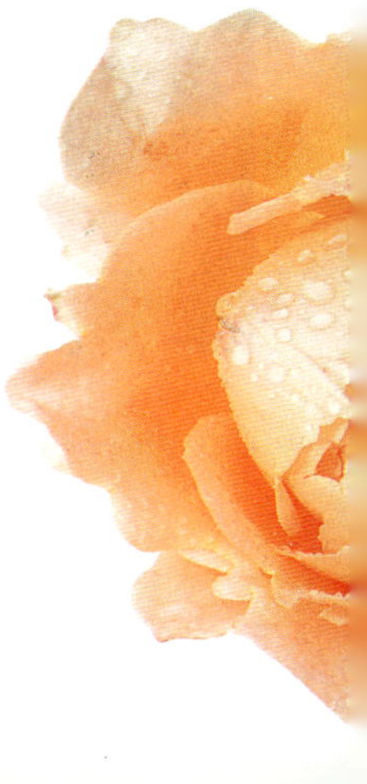

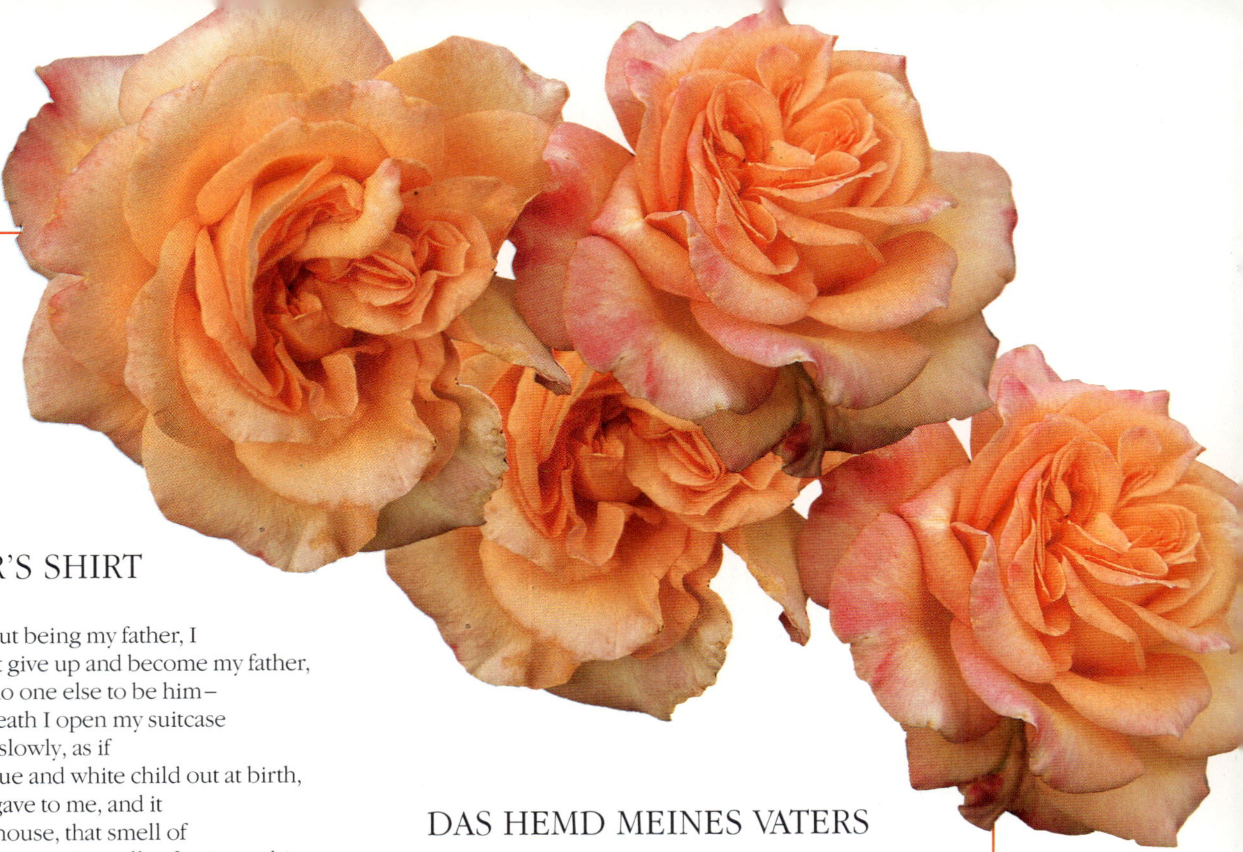

MY FATHER'S SHIRT

I used to joke about being my father, I
used to say I'll just give up and become my father,
but now there is no one else to be him –
a week after his death I open my suitcase
and pull out of it, slowly, as if
drawing a limp blue and white child out at birth,
his shirt his wife gave to me, and it
still smells of his house, that smell of
mold that I love because it smells of going to him,
opening his door and there from his chair he
rises slowly, such a big man in such
dark pants, with such a shiny face, such
dark eyes. The smell of mold is the
smell of the world under the rug and
beneath my father's skin now,
behind his eye. I put on the shirt and my
breasts look absolutely terrific in it and I
smell so wonderfully green with mold – let the
second half of my father's life begin,
let him find happiness as a woman.

Sharon Olds
(The Atlantic Monthly, September, 1986)

DAS HEMD MEINES VATERS

Früher scherzte ich, ich sei mein Vater, ich
sagte, ich geb' einfach auf und werde mein Vater,
aber jetzt ist kein anderer da, der er sein kann –
eine Woche nach seinem Tod öffne ich meinen Koffer
und nehme langsam, wie man ein schlaffes blau
und weißes Kind bei der Geburt hervorzieht,
das Hemd heraus, das seine Frau mir gab, und es
riecht immer noch nach seinem Haus, der modrige
Geruch, den ich liebe, weil er nach »ihn Besuchen« riecht,
wenn man seine Tür öffnet und er sich langsam
aus seinem Stuhl hebt, so ein großer Mann in so
dunklen Hosen, mit einem so glänzenden Gesicht,
so dunklen Augen. Der Geruch von Moder ist der
Geruch der Welt unter dem Teppich und jetzt
unter der Haut meines Vaters,
hinter seinem Auge. Ich ziehe das Hemd an und
meine Brüste sehen fantastisch darin aus und ich
rieche so wunderbar grün nach Moder – jetzt soll
der zweite Teil meines Vaters Lebens anfangen,
er soll als Frau das Glück finden.

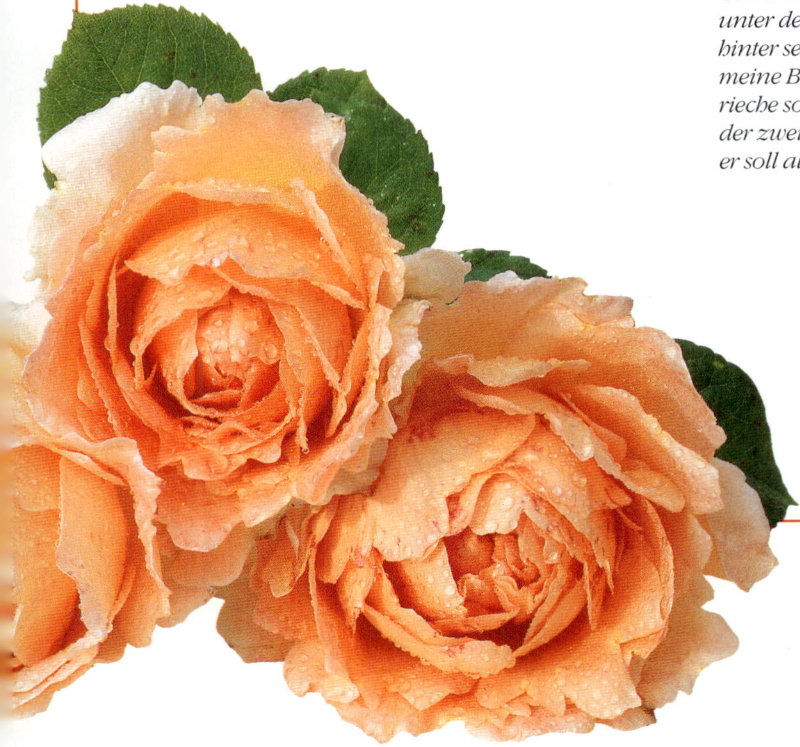

Mit der Magie des Unnötigen hebt uns das Parfum nicht nur über die Armut, sondern auch über Gefahren hinweg. Die französische Autorin Françoise Sagan berichtet, daß ihre Mutter während der nächtlichen Luftangriffe auf Lyon im 2. Weltkrieg darauf bestand, »gut frisiert und leicht parfümiert in den finsteren Keller zu gehen, der uns noch finsterer erschien, weil wir die einzigen waren, die sich in diesen Nächten um Parfum kümmerten. Wir hatten aber beim Warten nie Angst.«[16]

PARFUM – DIE WISSENSCHAFT DES SANFTEN ENTFLIEHENS

Auch die selbstsichere und couragierte Frau ist in ihrem täglichen Leben nicht frei von Ängsten. Kann ich die Herausforderungen, mit denen mich die Welt jede Stunde aufs Neue konfrontiert, bewältigen? Kann ich so perfekt sein, wie man es von mir erwartet? Das Parfum schützt sie wie ein unsichtbarer Mantel vor diesen Ängsten. Es sagt ihr, wortlos aber unmißverständlich: »So wie Du bist, bist Du gut.« Der »privilegierte Raum«, den das Parfum laut Marylène Delbourgh-Delphis inmitten des Alltags schafft, ist ein geschützter Raum.

DIE SCHWEBENDE BRÜCKE DER TRÄUME

Ein französischer Meisterparfümeur hat geschrieben: »Man parfümiert sich nicht mehr einfach um ›gut zu riechen‹. Immer ist da die Anziehungskraft dieser undefinierbaren Aura von Träumen und Wunschvorstellungen, in die sich die Frau hüllt«.[17] Marylène Delbourgh-Delphis nennt das Parfum »le milieu rêvé«, die erträumte Welt[18]. Name, Flakon und Werbung sind wesentlicher Teil des Parfums, denn sie geben dem Traum, den wir um den Duft weben, seine Gestalt. Wenn wir unsere Haut mit dem Parfum benetzen und es untrennbar mit unserem Körper verschmilzt, treten wir in diesen Traum ein. Der japanische Designer Kenzo gab seinem ersten Parfum die wunderbare Bezeichnung »die schwebende Brücke der Träume« mit auf den Weg.

Die Werbung für *Fidji* sagt aus, was schon der Name andeutet: »La Femme est une île«. Sie zeigt uns den privilegierten Raum, in den uns der Duft versetzt: eine sonnenüberflutete einsame tropische Insel, auf der die Frau Ruhe und Erfüllung findet, und auf der sie zugleich sinnlich und unschuldig sein kann. Der Duft selbst, blumig aber gleichzeitig raffiniert, fast kühl-distanziert doch mit einem angedeuteten Unterton von Sinnlichkeit, bringt das »milieu rêvé« auf seine eigene Weise zum Ausdruck.

Die Träume, die aus einem Parfum geboren werden, sind wie Schmetterlinge, bunt und schwer einzufangen. Manchmal haben Dichter und Werbetexter dennoch versucht, sie in Worte zu fassen. Hier ist ein schönes Beispiel aus jüngster Zeit:

»*Shalimar* stammt aus den Gärten Indiens. Unter dem Seidenglanz des Liebestrunks liegt noch der Schauer des rosa Marmors der Paläste und der wilde Taumel der Musik der Nacht.

Das ist kein unschuldiger Gesang ... Über dem Einstieg liegt der Reiz des Unausgesprochenen. Zitrone, Orange, Rosenholz, Koriander, Estragon: der Garten des sorgenlosen Palastes. Aber die Gewürze? Magische Kreise aus Gewürzen, Zimt, Pfeffer, Nelke. Träge glüht Sandelholz in den Räucherstäbchen. Strahlend und berauschend die Duftwoge von Zibet und Vanille – und graue Ambra schwingt in der Erinnerung nach. Ein unvergeßliches Gedicht, für ein Fest geschaffen, vielleicht für ein Fest des Körpers.«[19]

Der Duft, der Name mit seinen vielfältigen Assoziationen und die geheimen Wünsche einer Frau verschmelzen zu einem Traum, der das Erleben des Parfums zu einer tief poetischen, fast mystischen Erfahrung macht.

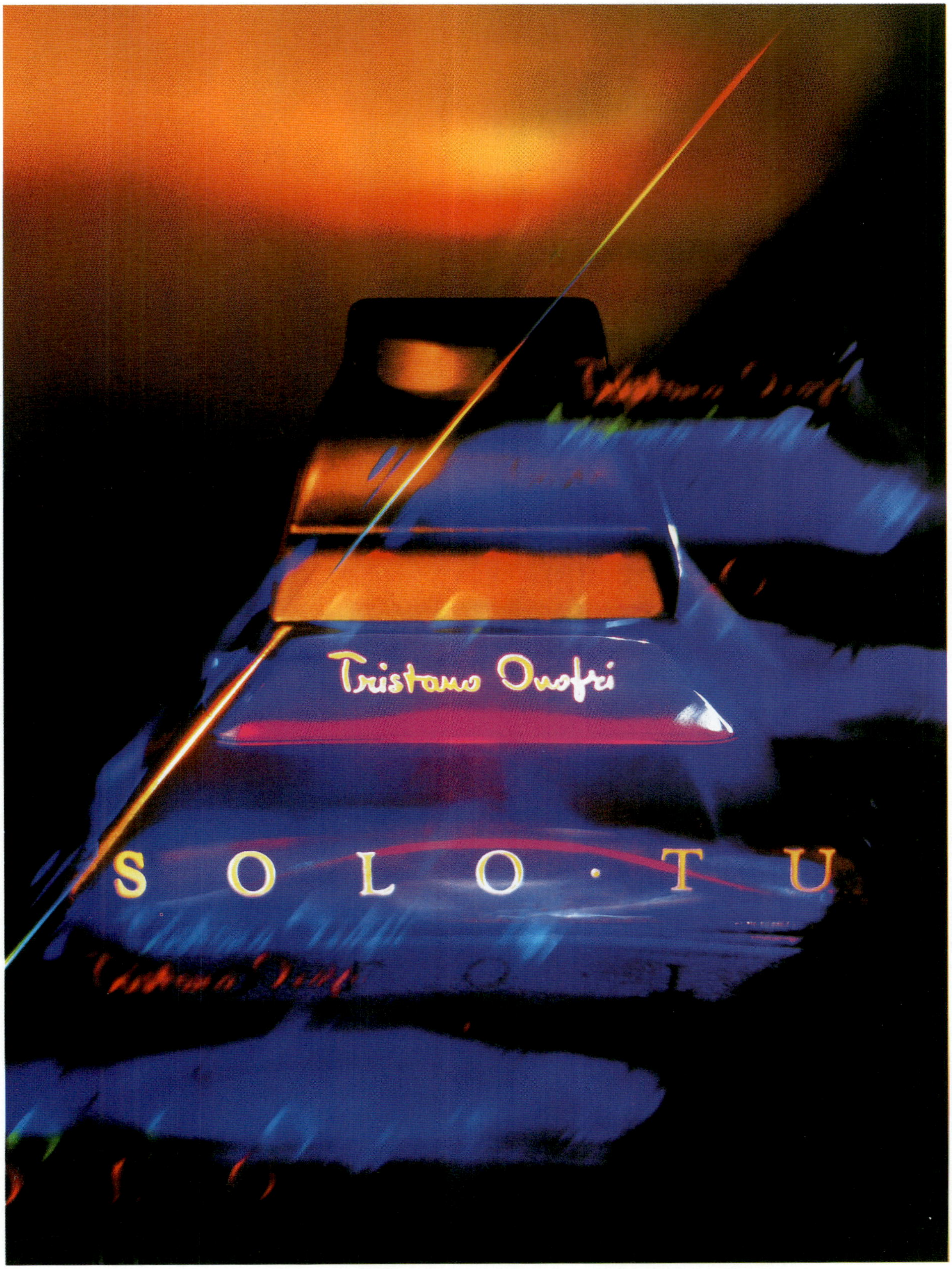

Schillernd dynamisch im Auftakt, elegant feminin im Herzen, sinnlich geheimnisvoll im langanhaltenden Fond.

DAS LUSTVOLLE RITUAL

Ernst Shiftan, der Schöpfer des modernen amerikanischen Stils in der Parfümerie, hat mir einmal erzählt, wie es dazu kam, daß er Parfümeur wurde. Als zehnjähriger Junge spielte er am Toilettentisch seiner Mutter und schnupperte aus Neugierde an ihrem Parfumflakon. In diesem Moment hatte er das Gefühl, von einer Wolke der Schönheit eingehüllt und durchdrungen zu werden. Das Erlebnis war so stark, daß es die bewegende Kraft seines Lebens wurde: er wollte auch solche Schönheit schaffen.

Auch wenn wir uns nicht entscheiden, Parfümeur zu werden, so können wir doch alle den magischen Augenblick des kleinen Jungen nachvollziehen. Das plötzlich bewußte Wahrnehmen der Duftaura einer schönen Frau, das Auftragen oder Sprühen eines geliebten Parfums auf die eigene Haut und das sich Einhüllen in seine Wärme – das sind genußvolle Erlebnisse des Alltags, Augenblicke, in denen uns die Freude am Duft einen Moment lang alles andere vergessen macht.

Dieser Genuß ist ganz spontan, ganz einfach – wir wollen ihn nicht durch analytische Betrachtungen trüben. Und ebenso einfach ist die erste Goldene Regel über den Umgang mit Parfums.

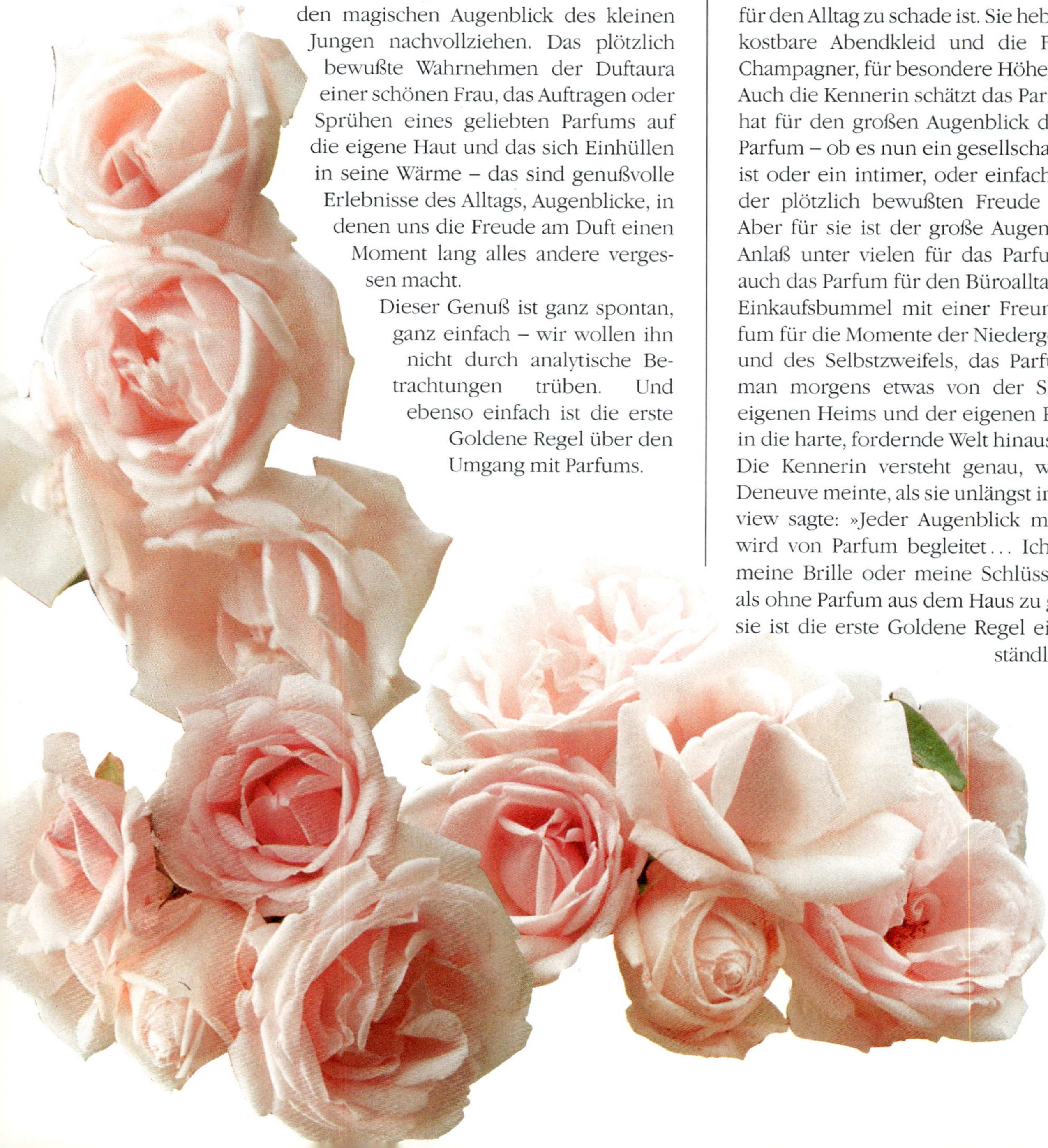

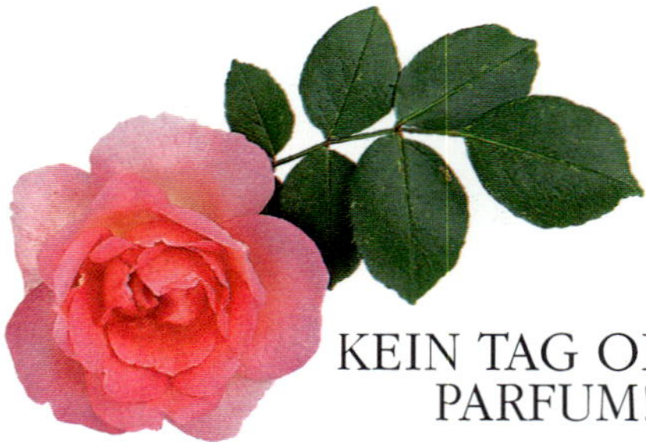

KEIN TAG OHNE PARFUM!

Manche Frauen verstoßen gegen diese Regel, weil sie die Magie des Unnötigen und den Genuß, den das Parfum schenken kann, noch nicht entdeckt haben. Andere tun es aus einem fast entgegengesetzten Grund: sie schätzen das Parfum in seiner Kostbarkeit so hoch, daß es ihnen für den Alltag zu schade ist. Sie heben es, wie das kostbare Abendkleid und die Flasche edlen Champagner, für besondere Höhepunkte auf.

Auch die Kennerin schätzt das Parfum hoch. Sie hat für den großen Augenblick das besondere Parfum – ob es nun ein gesellschaftlicher Anlaß ist oder ein intimer, oder einfach ein Moment der plötzlich bewußten Freude am Leben... Aber für sie ist der große Augenblick nur ein Anlaß unter vielen für das Parfum. Sie kennt auch das Parfum für den Büroalltag und für den Einkaufsbummel mit einer Freundin, das Parfum für die Momente der Niedergeschlagenheit und des Selbstzweifels, das Parfum, mit dem man morgens etwas von der Sicherheit des eigenen Heims und der eigenen Persönlichkeit in die harte, fordernde Welt hinausträgt.

Die Kennerin versteht genau, was Cathérine Deneuve meinte, als sie unlängst in einem Interview sagte: »Jeder Augenblick meines Lebens wird von Parfum begleitet... Ich würde eher meine Brille oder meine Schlüssel vergessen, als ohne Parfum aus dem Haus zu gehen.«[20] Für sie ist die erste Goldene Regel eine Selbstverständlichkeit.

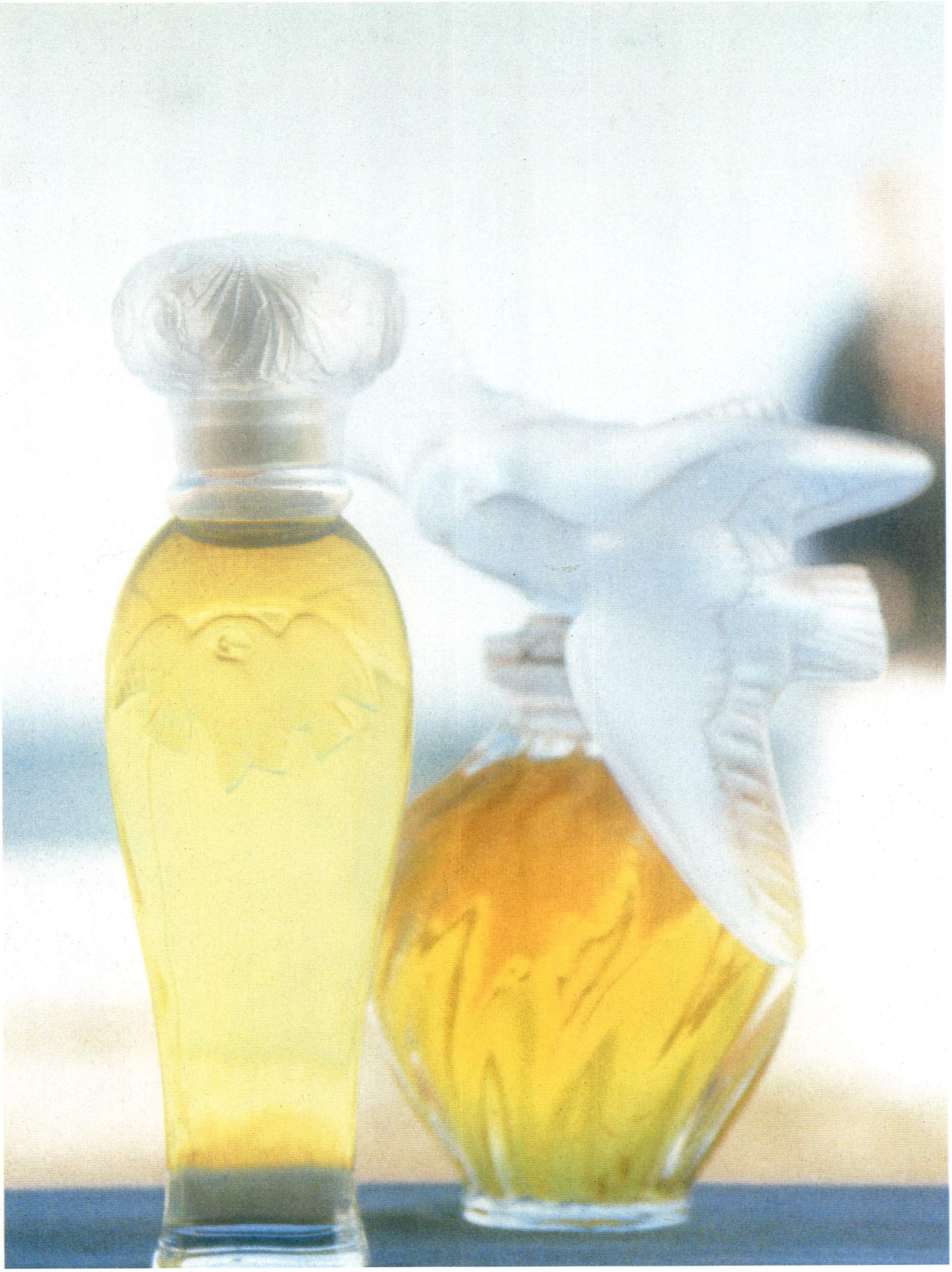

L'AIR DU TEMPS – der zärtliche, frühlingshafte Duft. Die Kristallflasche mit den zwei Täubchen, kreiert von René Lalique, wurde Teil der Legende des Parfums.

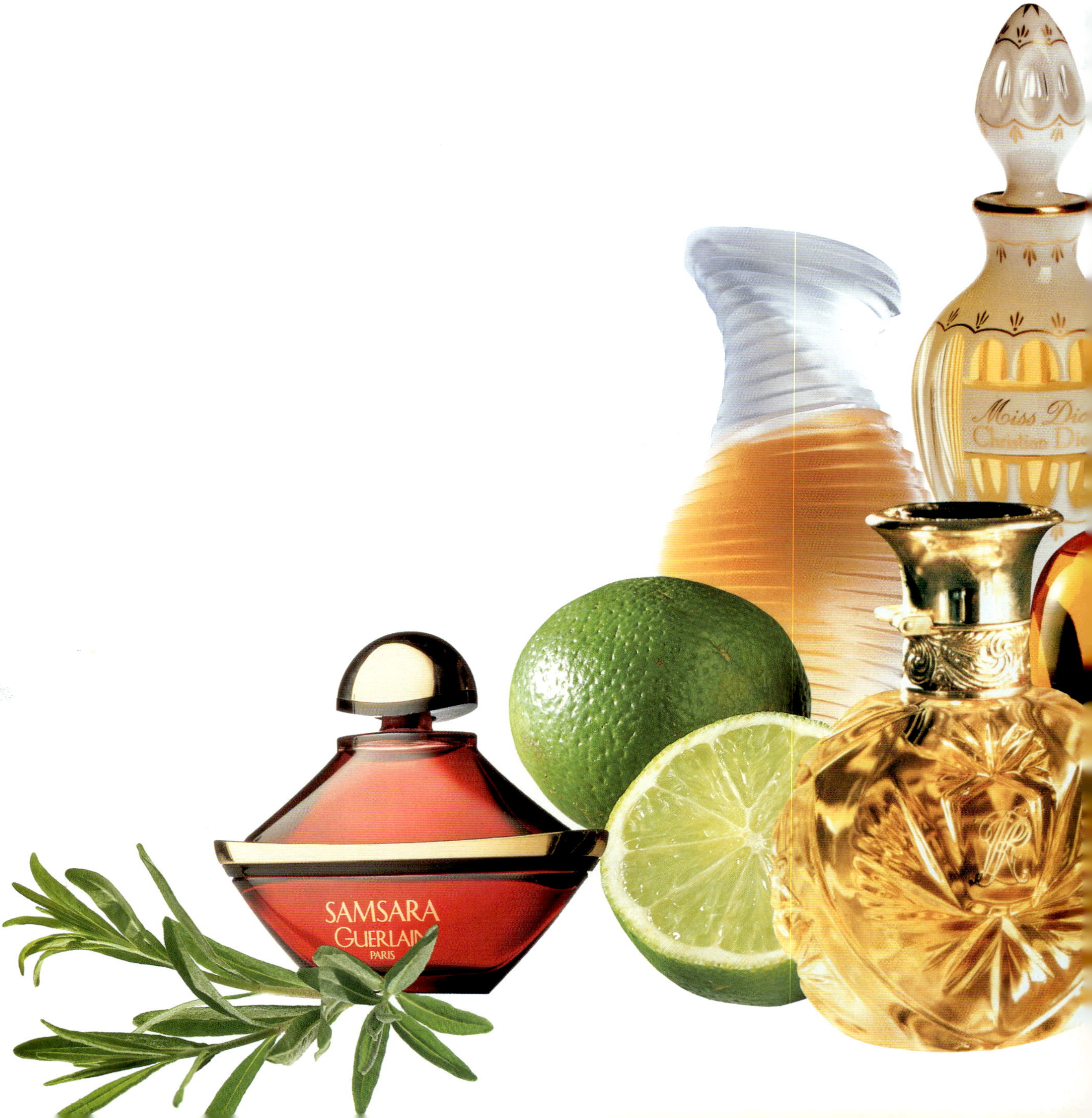
SAMSARA
GUERLAIN
PARIS

DIE QUAL DER WAHL

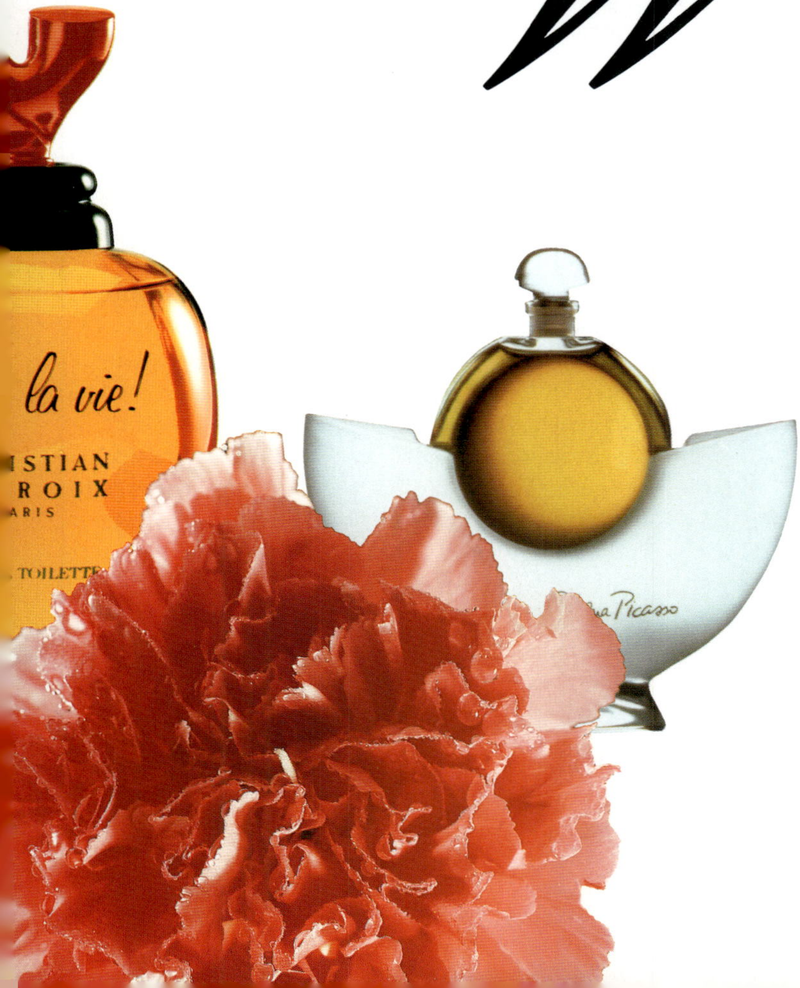

DIE VERWIRRENDE VIELFALT

Niemand kann Ihnen vorschreiben, welches Parfum Sie tragen sollten, und die Vielfalt der Düfte in den Regalen ist wunderbar – aber diese Freiheit und diese Vielzahl der Möglichkeiten machen es nicht leicht, sich bei der Suche nach einem neuen Parfum zu orientieren. Wie wollen Sie in der verwirrenden Fülle des Angebots das Parfum finden, das für Sie das richtige ist?
Auf gut Glück testen kann nicht der beste Weg sein. Sprüht Ihnen eine hilfreiche Beraterin mehrere Parfums auf Handrücken und Innenarm oder überreicht sie Ihnen eine kleine Sammlung bedufteter Kärtchen, so wird Ihre Nase beim Schnuppern bald müde, und Ihr Kopf dreht sich. Was war doch der Duft, den sie auf meinen rechten Puls gesprüht hat, und auf welchem der drei Kärtchen war denn eigentlich das Parfum des jungen italienischen Designers? Fand ich nicht soeben den Duft auf meiner linken Hand so schön frisch? Jetzt scheint er ganz anders zu sein. Oder täusche ich mich? Wir wollen eine bessere Methode finden. Es geht allerdings kein Weg am Testen auf Ihrer Haut vorbei, aber es gibt Ansätze, die die Suche weniger verwirrend und aussichtsreicher machen. Der erste Schritt besteht darin, die Wahl einzuengen, bevor Sie überhaupt zu testen anfangen.

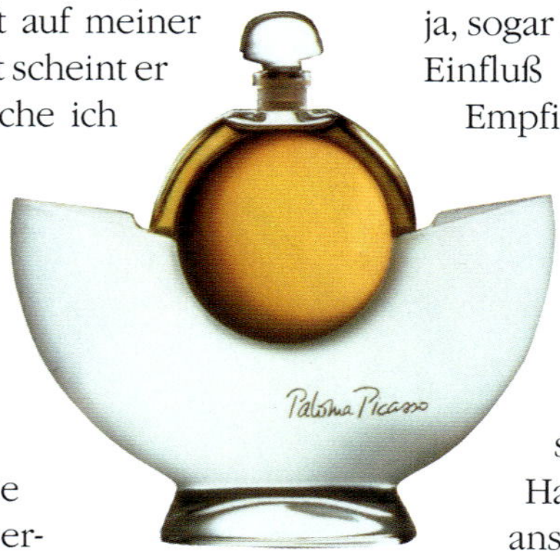

WERBUNG, NAMEN, FLAKONS

Lesen Sie Frauen- und Modezeitschriften, dann kennen Sie bestimmt schon viel Parfumwerbung. Manche der Anzeigen sind Ihnen aufgefallen und haben Sie angesprochen. Natürlich haben Sie Lust, die Parfums zu testen, deren Werbung Ihnen gefällt.
Obwohl keine Werbung einen Duft genau beschreiben kann, so gibt sie doch, durch ihren Stil und ihre Farben, durch die Szene oder die Frau, die sie zeigt, einen Eindruck des Duftcharakters. Sie sagt Ihnen, ob das Parfum ausdrucksstark oder dezent ist, raffiniert oder natürlich, sinnlich oder kühl.
Achten Sie bei der Vorauswahl auch auf den Namen des Parfums, die Farben der Packung, und die Form des Flakons. Auch der Name des Designers oder des Parfumhauses, das hinter der Kreation steht, hilft Ihnen bei der Suche. Lieben Sie die Mode des Designers, dann stehen die Chancen gut, daß Ihnen auch sein Parfum gefallen wird, denn er hat dessen Stil mitgeprägt. Schätzen Sie Parfums eines bestimmten Hauses, dann wird Ihnen wahrscheinlich auch eine neue Kreation von dort zusagen, denn viele Parfumhäuser wahren zwischen ihren Parfums eine Familienverwandtschaft.
Name, Werbung und Flakon helfen Ihnen in der Vorauswahl nicht nur, weil sie Hinweise auf den Duft geben, sondern auch weil sie an sich Teil des Parfums sind. Ein Parfum ist nicht nur ein Duft sondern auch ein Traum, und alle seine Elemente, auch Werbung, Name und Flakon, geben zusammen diesem Traum Form und Inhalt. Parfumkenner mögen behaupten, daß es ihnen nur um den Duft geht. Aber auch sie, ja, sogar Parfümeure, können sich von dem Einfluß der anderen Elemente auf ihre Empfindungen nicht frei machen.
Und warum sollten Sie sich bei einem so reichhaltigen Angebot mit einem Parfum zufrieden geben, an dem Ihnen nicht alles zusagt? Sie sollen auf den Flakon auf Ihrem Toilettentisch stolz sein und ihn gerne in die Hand nehmen, die Werbung soll Sie ansprechen und der Name soll Musik in Ihren Ohren sein.

DAS NEUE UND DAS VERTRAUTE

Ist Ihnen die Welt der Parfums nicht ganz fremd, so finden Sie auf Ihrer Suche weitere Ansatzpunkte in den Düften, die Sie heute verwenden oder in der Vergangenheit benützt haben, und in den Parfums, die Ihnen an Ihrer Freundin oder an einer Kollegin im Büro aufgefallen sind – Ansatzpunkte, die einer erfahrenen Parfumberaterin wichtig sind und die Sie selbst mit Hilfe des Duftberaters im nächsten Kapitel dieses Buches verwerten können.
Wer darauf achtet, wird feststellen, daß neue Parfums, die Sie ansprechen, vieles gemeinsam haben mit den vertrauten Düften, die Sie lieben.

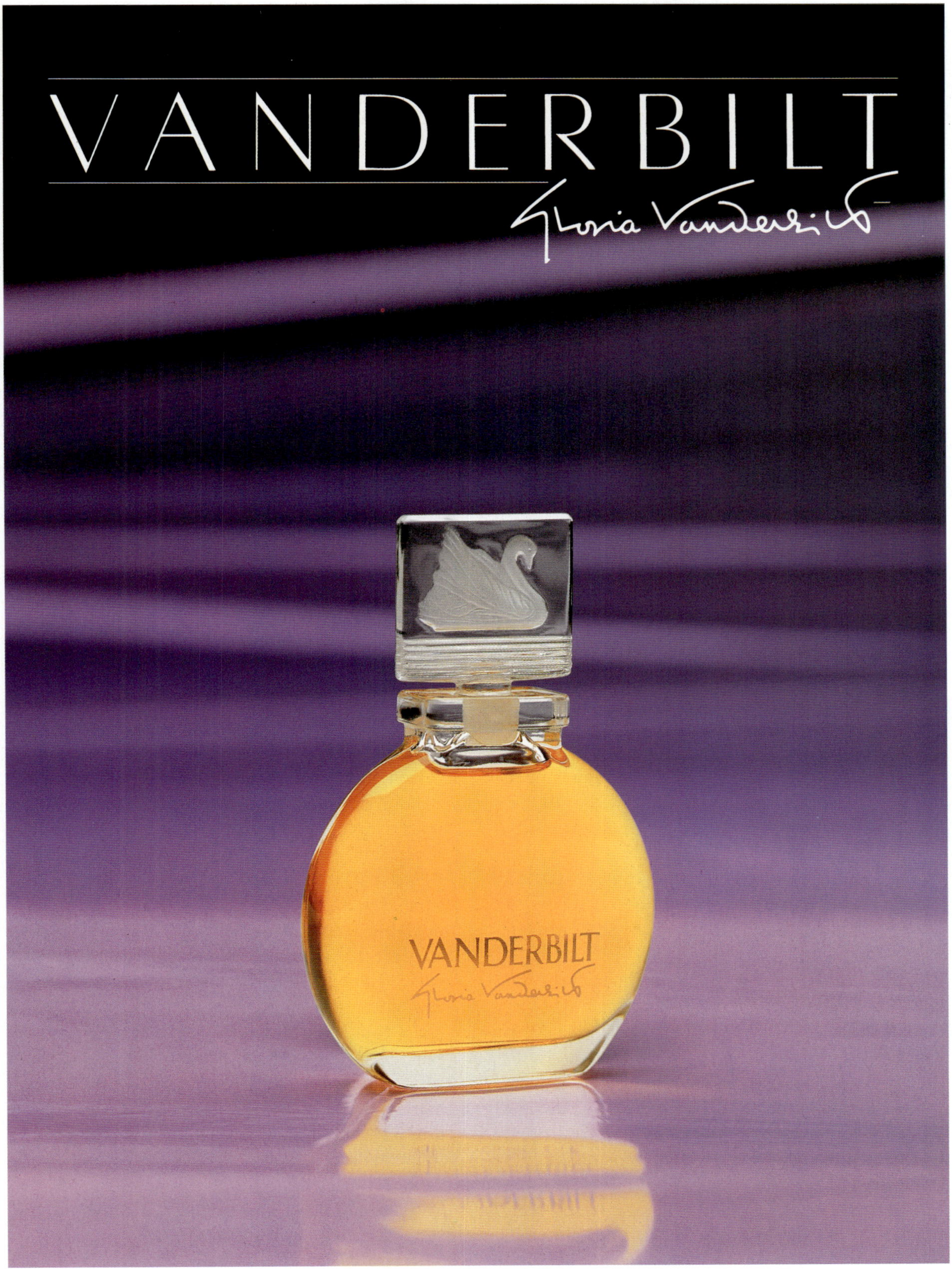

Ein ausdrucksvoller, anmutiger Duft, warm mit einem Hauch von Nostalgie.

DUFTBESCHREIBUNGEN

Je klarer Sie in Worten ausdrücken, was Sie suchen, und was Ihnen an dem Parfum, das Sie gerade testen, gut oder weniger gut gefällt, desto besser kann Sie die Verkäuferin beraten. Es fällt Ihnen wahrscheinlich nicht leicht, über Duft zu sprechen, doch das ist eine erlernbare Kunst. Machen Sie es sich zur Gewohnheit, die Duftbeschreibungen zu lesen, die Sie in den Zeitschriften, in den Katalogen der Parfümerien und auch in diesem Buch finden. Besser noch: schnuppern Sie, wann immer es geht, an den Parfums, die da beschrieben werden, und vergleichen Sie Ihre eigene Duftempfindung mit der Beschreibung. Bald wird es Ihnen leichter fallen, Ihre Eindrücke und Wunschvorstellungen in Worte zu fassen.

Ich meine hier vor allem die Beschreibungen, die den Charakter der Parfums beschreiben, nicht die Aufzählung der Bestandteile der Düfte. Diese sind zwar schön zu lesen, aber im Grunde wenig hilfreich, denn sie geben über den Duft als Ganzes wenig Aufschluß. Lassen Sie sich vor allem nicht dadurch entmutigen, daß Sie den Duft mancher Bestandteile, die da genannt werden, nicht kennen und daß Sie manche der genannten Duftnoten, die Ihnen wohl bekannt sind, im Parfum nicht wiedererkennen. Einzelbestandteile aus einer Mischung »herauszuriechen« ist eine Kunst, die auch der Parfümeur nur in Jahren intensiver Arbeit erlernt. Sie wollen ja nicht Parfümeur werden – Sie wollen sich nur klar werden über die Empfindungen, die ein Parfum in Ihnen auslöst, so klar, daß Sie sie in Worte fassen können.

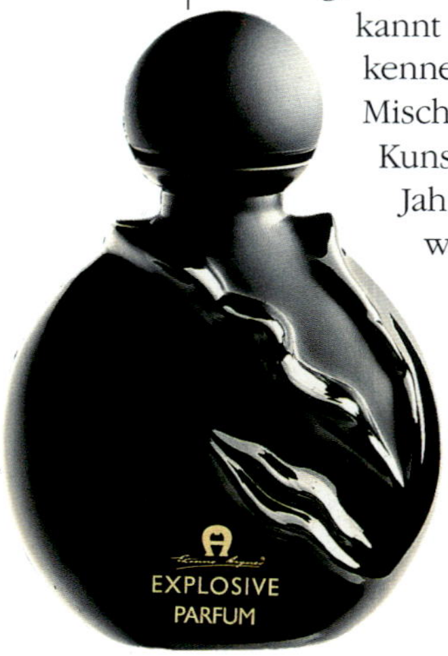

Das kommt Ihnen nicht nur beim Gespräch mit der Verkäuferin zu statten. Sie gewinnen dabei auch in Ihrer Freude an den Parfums. So wie der Musikkenner, der sich nicht nur emotional der Musik hingibt, sondern auch weiß, worauf er zu achten hat, die Musik tiefer genießt, und so wie der Weinkenner Feinheiten erlebt, von denen der Weinmuffel keine Ahnung hat, so werden Sie mehr Genuß aus Parfums schöpfen, wenn Sie lernen, sie bewußt zu riechen.

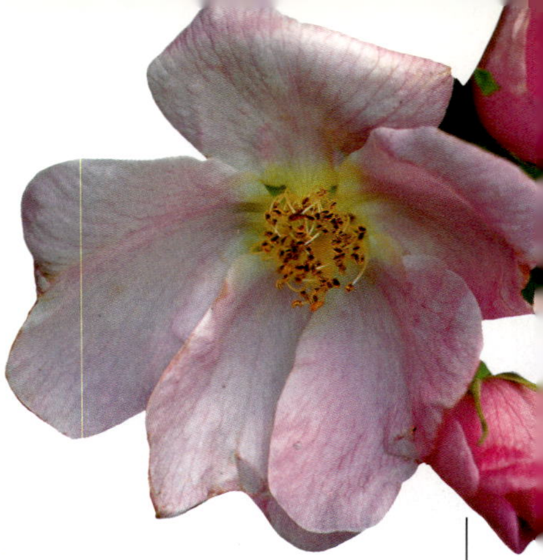

BERATUNG

Eine erfahrene und einfühlsame Parfumberaterin kann Ihnen bei Ihrer Suche sehr behilflich sein. Sie registriert den Stil Ihrer Kleidung und Ihres Make-Ups, sie informiert sich über Ihre bisherigen Dufterfahrungen und Vorlieben, und sie hilft Ihnen, Ihre Vorstellungen zu beschreiben. Und dann schlägt sie Ihnen, basierend auf ihrer Kenntnis der vorhandenen Parfums, vor, was Sie testen sollten.

Leider sind so erfahrene Beraterinnen selten. Vielleicht gibt es dort, wo Sie Ihre Parfums kaufen, gar keine Beratung. Zum Glück können Sie auch in Zeitschriften und in Büchern wie diesem Rat finden.

Zeitschriften informieren Sie nicht nur über neue Parfums, sie bringen manchmal auch Klassifizierungen von Frauentypen, mit Empfehlungen, welche Duftfamilien für welche Art Frau die besten sind: Sind Sie der sportliche Typ? Verwenden Sie dann Parfum X oder Y. Frische Düfte mit Citrusnoten sind am besten für extrovertierte Frauen, und so weiter. Um herauszufinden, welchem Frauentyp Sie angehören, gibt es dann oft einfache Fragebogen und Tests.

Solche Spielchen machen Spaß und können Ihnen Anregungen geben, welchen Duft Sie bei Ihrem nächsten Parfümeriebesuch einmal testen könnten; aber nehmen Sie weder die Tests noch die Empfehlungen allzu ernst. Sie spielen zu viele verschiedene Rollen in Ihrem Leben, und Sie sind als Mensch zu sehr voll Widersprüche um irgendeinem einfachen Typ zu entsprechen. Und außerdem: Welcher Duft für Sie der richtige ist, hängt nicht von Ihrem »Typ« ab, sondern von den ganz persönlichen Erwartungen, die Sie an Ihr Parfum stellen, von der Chemie Ihrer Haut, und vor allem von Ihrem individuellen Geschmack. Kein simpler Test kann all diesen Faktoren gerecht werden.

Auch eine Parfumberaterin kann das nicht, und sei sie noch so erfahren. Lassen Sie sich beraten, wo immer sich die Gelegenheit bietet. Aber

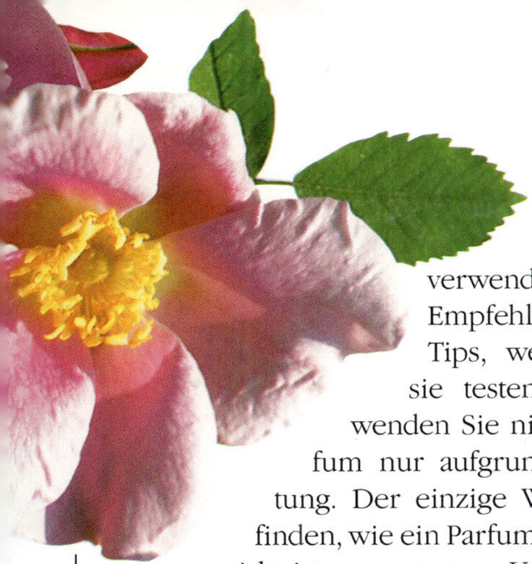

verwenden Sie die Empfehlungen nur als Tips, welche Parfums sie testen sollten. Verwenden Sie niemals ein Parfum nur aufgrund einer Beratung. Der einzige Weg, herauszufinden, wie ein Parfum auf Ihrer Haut wirkt ist, es zu testen. Und der einzige Mensch, der sagen kann, wie Sie sich fühlen, wenn Sie das Parfum verwenden (und darauf kommt es an), sind Sie selbst!

IHR PARFUM: DIE PERFEKTE SYMPATHIE ZWISCHEN IHRER HAUT UND DEM DUFT

Fühlen Sie sich mit einem bestimmten Parfum so richtig wohl, dann verwenden Sie es – ganz egal, was Ihre Beraterin, was dieses Buch und was die Zeitschriften meinen! Und wenn nicht, suchen Sie weiter!

TRENDS UND PARFUMWAHL

In Ihrer persönlichen Parfumwahl können Sie sich ganz nach Belieben zu den Trends stellen. Sie können einen Duft wählen, der im Trend liegt oder einen, der dem Trend voraus ist. Sie können sich für einen Duft entscheiden, der außerhalb des Wechsels der Moden steht oder sogar für einen, der dem Trend von heute eindeutig nicht entspricht. Oder Sie können die Trends völlig ignorieren und einfach die Düfte tragen, die Ihnen gefallen. Die Wahl liegt ganz bei Ihnen.

Bei der Suche nach einem Duft, der dem Trend entspricht, kann die Verkäuferin in der Parfümerie Sie gut beraten. Auch Frauen- und Modezeitschriften helfen hier auf den Weg.

Suchen Sie Trendsetter, die der Mode einen Schritt voraus sind, finden Sie diese zuallererst in den internationalen Modemetropolen New York und Los Angeles, Paris, London und Mailand. Sind internationale Reisen nicht Ihre Sache, suchen Sie in Ihrer näheren Umgebung die Parfümerie oder das große Kaufhaus, das die Neuigkeiten am schnellsten aufnimmt, unterhalten Sie sich mit einer erfahrenen Verkäuferin und lassen Sie sich über die neuesten Parfums und über die, die demnächst im Handel erscheinen werden, beraten. Natürlich ist nicht jedes neue Parfum ein Trendsetter. Manche Neuerscheinungen liegen voll im herrschenden Modetrend, andere sind moderne Klassiker, wieder andere setzen sich nicht durch und verschwinden bald wieder aus den Regalen. Parfums, die eine wirklich neue Richtung repräsentieren, sind selten. Doch das macht die Suche doppelt spannend.

Wollen Sie nicht mit der Mode mitlaufen aber auch das Risiko eines allzu ausgefallenen Parfums vermeiden, sind Sie mit den etablierten oder den neuen Klassikern am besten beraten. Dies sind die Parfums für alle Fälle, die Parfums, die von gutem Geschmack zeugen. Auch wenn Sie ein Parfum für eine Frau kaufen, deren Geschmack Sie nicht genau kennen, sind die Klassiker die sicherste Wahl. Die »Landkarte der Parfums« hilft Ihnen, sie zu finden.

Sind Sie zu sehr Indivi-

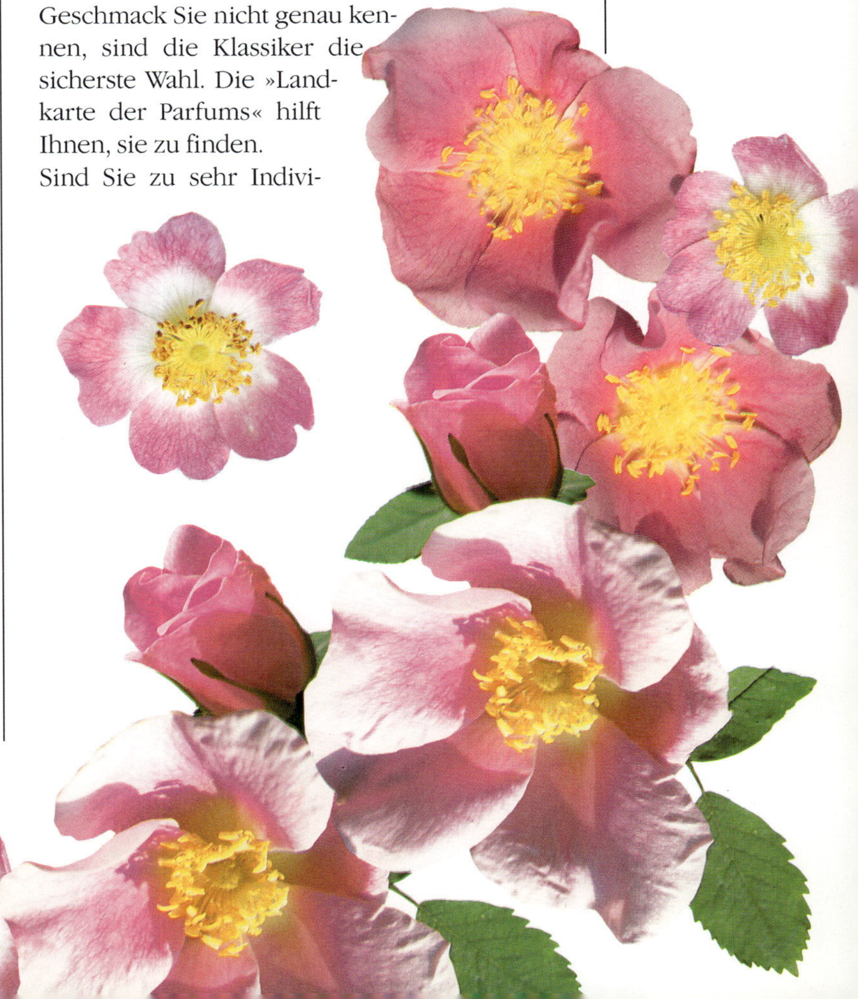

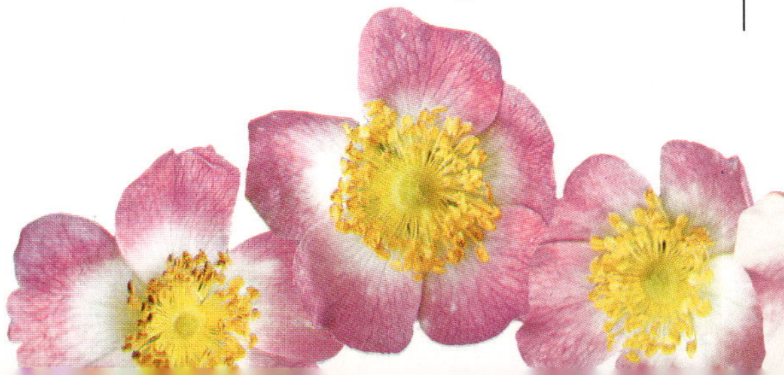

dualist, um die Modeparfums oder die Klassiker zu tragen? Dann gehen Sie in eine möglichst reich sortierte Parfümerie und suchen Sie die Parfums, von denen es nur ganz wenige Fläschchen gibt, vielleicht in einer Ecke versteckt. Sie werden entdecken, daß manche dieser Parfums eigenwillige Noten haben, die gar nicht der aktuellen Mode entsprechen. Wenn Sie darunter einen Duft finden, der Sie anspricht, herzlichen Glückwunsch! Dann haben Sie ein Parfum entdeckt, das Ihren persönlichen Geschmack ganz individuell zum Ausdruck bringt.

Gehören Sie zu den selten gewordenen Frauen, die einen bestimmten Duft als Ihr Parfum adoptiert haben und ihm über Jahre oder Jahrzehnte treu bleiben? Dann kann es passieren, daß Ihre Treue Ihnen große Mühe abverlangt, denn viele Parfums sind im Lauf der Jahre immer schwieriger zu finden. Vielleicht müssen Sie sogar die traurige Erfahrung machen, daß Ihr geliebtes Parfum gar nicht mehr erhältlich ist oder daß es sich sehr geändert hat. Dann müssen Sie schweren Herzens auf die Suche nach einem neuen Lieblingsduft gehen. Dabei kann Ihnen, neben Ihrer Beraterin in der Parfümerie, vor allem auch die Landkarte der Parfums in diesem Buch helfen.

Wie auch immer Ihre Einstellung zu den Dufttrends sein mag, die Suche nach einem neuen Parfum, das Ihren Wunschträumen voll entspricht, ist ein genußvolles Abenteuer. Dieses und das nächste Kapitel sollen Sie hierbei helfend begleiten.

PARFUM UND DIE CHEMIE IHRER HAUT

Es ist eine Binsenweisheit, daß keine zwei Menschen völlig gleich sind. Weniger allgemein bekannt ist aber, daß die Einzigartigkeit jedes Menschen auch in der Chemie der Hautoberfläche zum Ausdruck kommt.

Wenn wir die Hautoberfläche genau betrachten, zeigt sie sich als ein sehr komplexes Gebilde. Da gibt es die Zellen der obersten Hautschicht, der sogenannten Hornschicht, und die Kittsubstanz, die diese Zellen zusammenhält. Diese Zellen werden von einer feinen Fettschicht abgedeckt, die auch Spuren von Schweiß enthält. Ferner ist die Oberfläche immer und überall von einer Fülle von Mikroorganismen besiedelt.

Die Haut ist lebendes Gewebe und es finden in ihr vielfältige Prozesse statt. Zellen werden in den tieferen Schichten gebildet und bewegen sich zur Oberfläche hin, wo sie schließlich abgerieben werden. Wasserdampf tritt von der Tiefe an die Oberfläche und dann in die Luft, die die Haut umgibt. Drüsen unterschiedlicher Art produzieren ständig Hautfett und Schweiß, und die Mikroorganismen der Hautoberfläche haben einen sehr regen Stoffwechsel. All diese Aktivitäten finden in der Hauttemperatur, im Säuremantel, im Wassergehalt und in zahllosen anderen Eigenschaften der Haut ihren Ausdruck.

Alle diese Strukturen und Prozesse sind nicht nur von Mensch zu Mensch unterschiedlich, sondern sogar bei verschiedenen Hautpartien der gleichen Person; besonders ausgeprägt ist hier der Unterschied zwischen behaarten und unbehaarten Körperstellen. Darüber hinaus gibt es bei jeder Person und an jeder Körperstelle Schwankungen, die von der Tageszeit, vom Gesundheitszustand und der nervlichen Verfassung abhängen, von der Häufigkeit des Waschens und den Mitteln, die man dabei verwendet und auch von der Umgebung, in der

Die Lilie macht mit
ihrem schweren Atem
Den weißen Raum
zum dumpfen Regenwald.
Aus Wänden treten
klebrig Balsamtropfen.
Und reglos stehen
Luft und Zeit und Sinne.

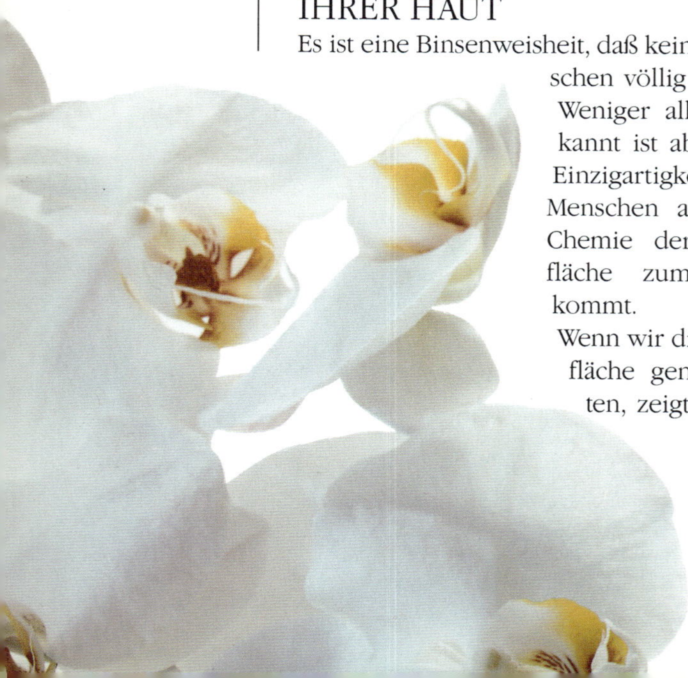

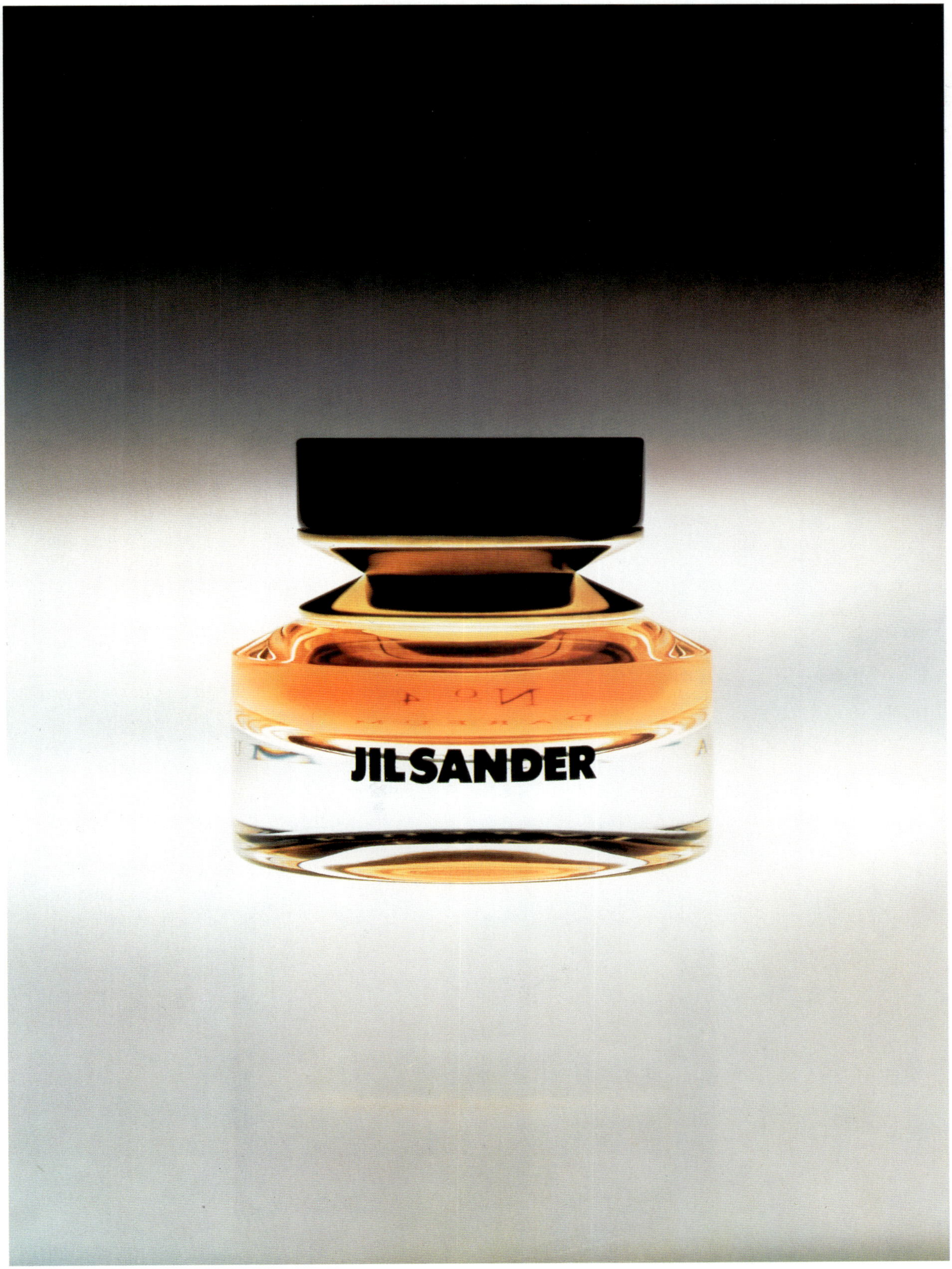

Für Jil Sander verkörpert ihr No. 4 das neue feminine Selbstverständnis: »stark, sinnlich, verführerisch und autonom«.

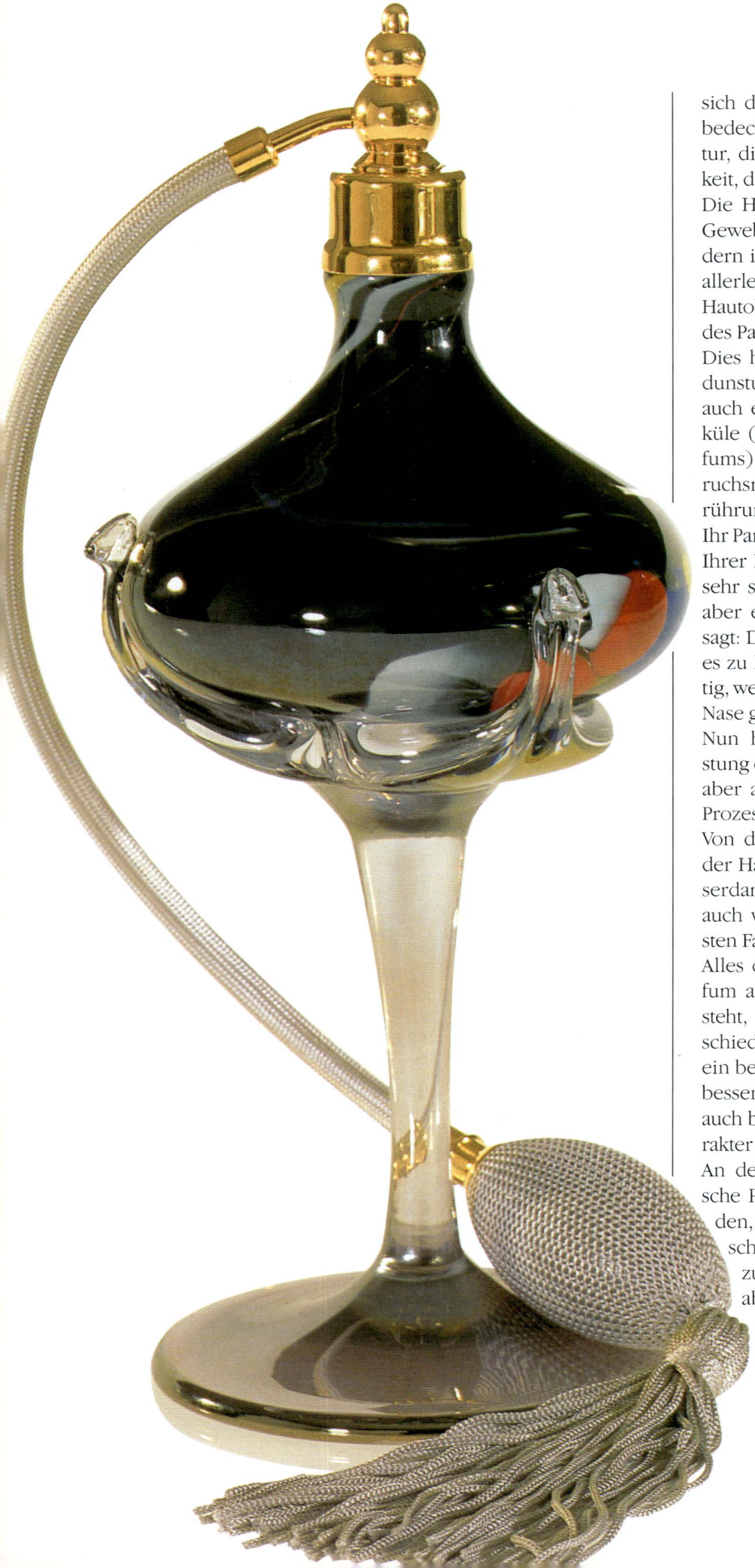

sich die Haut befindet: Ist sie durch Kleidung bedeckt oder liegt sie frei? Wie ist die Temperatur, die Luftfeuchtigkeit, die Windgeschwindigkeit, die Sonneneinstrahlung?

Die Hautoberfläche ist also kein einheitliches Gewebe und bei allen Menschen gleich, sondern individuell unterschiedlich und unterliegt allerlei Schwankungen. Und alles, was an der Hautoberfläche passiert, beeinflußt den Duft des Parfums auf Ihrer Haut.

Dies hängt zum Teil mit dem Prozeß der Verdunstung zusammen. Man riecht einen Stoff, auch ein Parfum, nur dann, wenn seine Moleküle (also unsichtbar kleine Teilchen des Parfums) in die Nase gelangen und mit den Geruchsrezeptoren, die sich dort befinden, in Berührung kommen. Das bedeutet also, daß man Ihr Parfum nur insofern riechen kann, als es von Ihrer Hautoberfläche verdunstet. Verdunstet es sehr schnell, dann kann der Duft kräftig sein, aber er ist von kurzer Dauer. Der Parfümeur sagt: Das Parfum hat wenig Haftung. Verdunstet es zu langsam, dann entfaltet es sich nicht richtig, weil zu wenig Moleküle in die Luft und in die Nase gelangen.

Nun hängt die Geschwindigkeit der Verdunstung einerseits vom Parfum selbst, andererseits aber auch von der Hautstruktur und von den Prozessen, die im Hautgewebe stattfinden, ab: Von der Beschaffenheit der Hautproteine und der Hautfettschicht, von der Intensität des Wasserdampfstromes und der Hauttemperatur, und auch von der Behaarung, um nur die wichtigsten Faktoren zu nennen.

Alles das wird noch komplizierter, da ein Parfum aus vielen verschiedenen Substanzen besteht, die sich auf der Hautoberfläche unterschiedlich verhalten. Das ist ein Grund, warum ein bestimmtes Parfum nicht nur bei einer Frau besser haftet als bei einer anderen, sondern auch bei jeder Trägerin einen anderen Duftcharakter zeigt.

An der Hautoberfläche finden ständig chemische Prozesse statt. Stoffe, die sich dort befinden, werden verändert und abgebaut. Das geschieht zum Teil durch den Säuremantel, zum Teil durch die Berührung mit der Luft, aber vor allem durch die Mikroorganismen der Haut und ihre Enzyme.[1] Auch Duftstoffe können so abgebaut werden, und dann ändert sich ihr Duft. Weil die chemischen Prozesse an der Hautoberfläche von einer Person zur anderen, und auch von einer Hautpartie zur anderen, unterschiedlich sind, tragen sie ebenfalls zu den individuellen Unterschieden in der Wirkung eines Parfums bei.

Vielleicht fragen Sie sich jetzt: Wenn wirklich so viele Faktoren den Duft eines Parfums auf der Haut beeinflussen und diese von Person zu Person verschieden sind, wie kann dann ein Parfum überhaupt noch erkennbar sein, wenn verschiedene Frauen es verwenden? Tatsächlich darf man sich die individuellen Unterschiede, von denen hier die Rede ist, nicht allzu gewaltig vorstellen, aber sie existieren. Sie bewirken zwar nicht, daß ein bestimmtes Parfum von Haut zu Haut vollkommen anders riecht, aber es gibt doch Unterschiede, die im Verlauf der Zeit nach dem Auftragen immer deutlicher zu Tage kommen. Das eine Parfum wirkt an Ihrer Freundin frischer als an Ihnen und haftet auch besser, bei einem anderen ist es gerade umgekehrt. Die Parfums, die für Sie besonders geeignet sind, kommen auf Ihrer Haut besonders gut zur Geltung.

Früher wurde oft behauptet, daß bestimmte Parfums sich besonders gut für schwarzhaarige Frauen eignen, andere für blonde und wieder andere für rothaarige.[2] Diese Ansicht ist heute umstritten. Sie hat aber eine gewisse Basis in der Tatsache, daß es Zusammenhänge zwischen der Haarfarbe und der Beschaffenheit der Hautoberfläche gibt: schwarzhaarige Frauen haben zum Beispiel häufiger eine fettige, rotblonde häufiger eine dünne und trokkene Haut. Bei Befragungen hat sich wiederholt ergeben, daß viele Leute intuitiv schwere, »orientalische« Parfums vor allem mit dunkelhaarigen und leichte mit blonden Frauen assoziieren. Aber daraus sollte man auf keinen Fall eiserne Regeln ableiten.

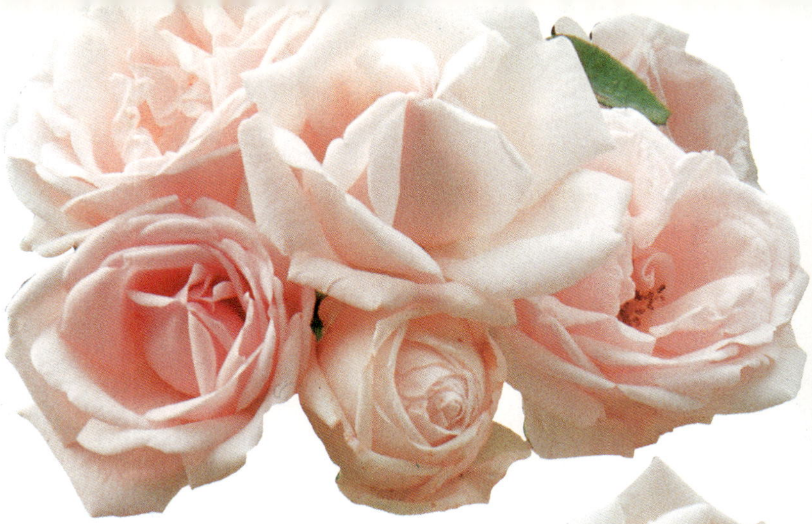

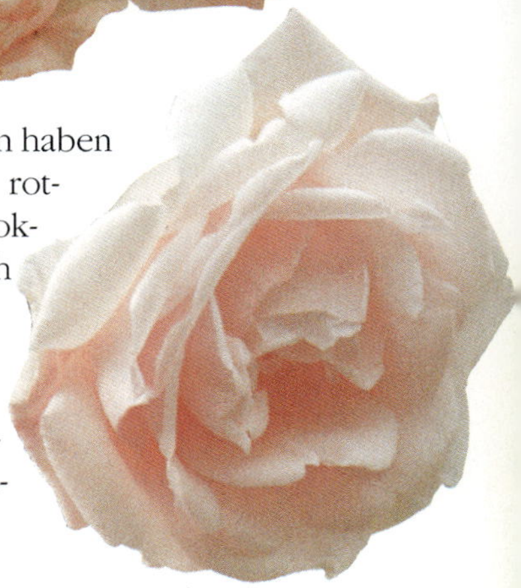

IHR PARFUM IST
IHRE ZWEITE HAUT
UND DIE LUFT,
DIE SIE ATMEN

ALLERGIEN

Ein Problem darf im Zusammenhang mit der Hautchemie nicht unerwähnt bleiben: Allergien. Die echte Allergie macht sich normalerweise als eine Rötung der Haut, die von starkem Juckreiz begleitet ist, bemerkbar. Wenn diese Symptome beim Testen eines neuen Parfums auftreten, verwenden Sie dieses Parfum niemals wieder! Vermeiden Sie auch alle übrigen Produkte aus der gleichen Duftserie, etwa das Duschgel oder die Körperlotion.

Normalerweise klingen die Beschwerden von allein schnell ab; wenn nicht, müssen Sie Ihren Hautarzt aufsuchen. In ganz seltenen Fällen können allergische Symptome bei einem Parfum auftreten, das Sie früher ohne Probleme benutzt haben; das kann verschiedene Ursachen haben, die zumeist schwer zu ergründen sind. Jedenfalls sollten Sie auch in solchen Fällen das Parfum künftig meiden.

Zum Glück sind Parfumallergien selten. Das ist aber nicht reiner Zufall, sondern es rührt daher, daß die Riechstoffindustrie gelernt hat, welche Duftstoffe dazu neigen, Allergien auszulösen, und diese Stoffe nicht mehr einsetzt. Um möglichst hohe Sicherheit zu schaffen, betreibt und finanziert die Industrie Forschungsinstitute, die sich mit Fragen der Gesundheitsverträglichkeit

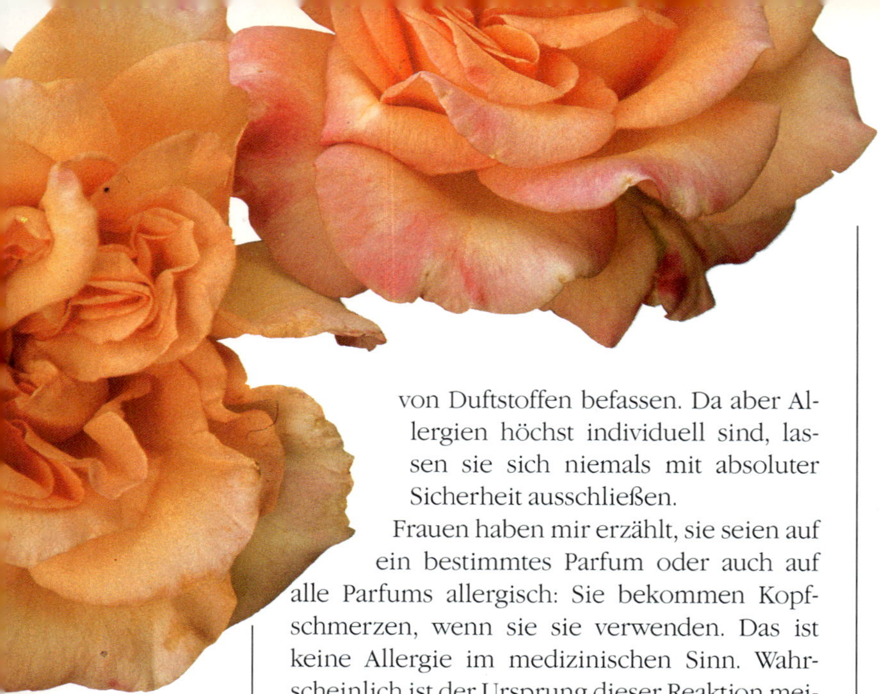

von Duftstoffen befassen. Da aber Allergien höchst individuell sind, lassen sie sich niemals mit absoluter Sicherheit ausschließen.

Frauen haben mir erzählt, sie seien auf ein bestimmtes Parfum oder auch auf alle Parfums allergisch: Sie bekommen Kopfschmerzen, wenn sie sie verwenden. Das ist keine Allergie im medizinischen Sinn. Wahrscheinlich ist der Ursprung dieser Reaktion meistens seelisch: Sie lehnen den Duft ab, sie fühlen sich nicht wohl damit. Manchmal stört ein Duft eine Frau nicht, wenn andere ihn tragen, aber sie bekommt Kopfschmerzen, wenn sie ihn selbst trägt.

Hier gibt es, wie bei den echten Allergien, nur Eines: Das Parfum nicht mehr verwenden! Meiden Sie jedes Parfum, das Ihnen, aus welchem Grund auch immer und auf welche Weise auch immer, Unbehagen bereitet.

Es wird manchmal behauptet, daß man Parfums meiden sollte, wenn man in die Sonne geht. Diese Warnung war früher einmal berechtigt, denn bestimmte Parfumbestandteile können bei Sonnenbestrahlung dunkle Flecken auf der Haut hervorrufen. Man hat diese Bestandteile aber schon vor vielen Jahren erkannt, und kein namhafter Parfumhersteller setzt sie heute noch ein. Deshalb können Sie alle Markenparfums ohne Bedenken auch im Sommer tragen. Allerdings rate ich Ihnen ab, sich vor einem Sonnenbad und vor sportlicher Tätigkeit in der prallen Sonne überhaupt zu parfümieren, denn die intensive Sonnenbestrahlung ist eine schwere Belastung für Ihre Haut. Die Parfums in allen guten Lichtschutzmitteln sind selbstverständlich getestet worden.

Ich möchte Sie auch vor der Verwendung von selbstgemachten Parfums aus Ölen und Extrakten, die Sie in der Drogerie oder Apotheke gekauft haben, warnen. Diese Ingredienzien wurden nicht speziell für die Verwendung in Parfums entwickelt; und die Parfumhersteller beachten Vorsichtsmaßnahmen und Einschränkungen, die Sie nicht kennen können.

DAS PARFUM UND DER DUFT IHRER HAUT

Unterschiede in der Chemie der Hautoberfläche bewirken auch Unterschiede im natürlichen Duft der Haut. Wir kennen alle den charakteristischen Duft der verschiedenen Körperpartien, der Achsel, der Füße, der Kopfhaut – nicht nur wenn dieser »Duft« bei mangelhafter Sauberkeit aufdringlich und unangenehm wird, sondern auch am gepflegten, sauberen Körper.

So wie es von der einen Person zur anderen Unterschiede in der Hautchemie gibt, so existieren auch Unterschiede im Körpergeruch. Da der Duft des Körpers vorwiegend durch die Einwirkung von Mikroorganismen auf Stoffe an der Hautoberfläche zustande kommt, spielen die individuellen Unterschiede in der Ansiedlung von Mikroorganismen hierbei eine entscheidende Rolle.

Es hat immer schon Berichte gegeben über Menschen, Blinde und Sehende, die ihre Freunde und Verwandten am Körperduft erkennen konnten und über Waschfrauen, die im Stande waren, die Wäsche verschiedener Personen nach dem Duft zu sortieren. Bis vor kurzem waren dies immer nur Anekdoten, die sich nicht beweisen ließen. Neuerdings haben aber Psychologen in mehreren Ländern Versuche durchgeführt, in denen sie wissenschaftlich nachweisen konnten, daß man Menschen tatsächlich an ihrem Duft erkennen kann. Ganz normale, im Riechen ungeschulte Männer und Frauen konnten aus einer Gruppe von Unterhemden die Hemden herausriechen, die sie selbst oder ihre Partner und Partnerinnen getragen hatten – lange nicht unfehlbar, aber doch mit statistischer Signifikanz.[3] Kinder im Alter von zwei bis acht Jahren konnten ihre Mütter und ihre Geschwister am Geruch ihrer Kleidung herausfinden. Sogar Neugeborene erkennen die Brust der Mutter am Geruch und lehnen eine fremde Brust zunächst ab.[4]

Es ist bemerkenswert, daß wir diese Fähigkeiten haben, ohne daß wir uns normalerweise überhaupt bewußt sind, den Körperduft anderer Menschen wahrzunehmen. Ausdrücke wie »ich kann ihn nicht riechen« und »er steht in schlechtem Geruch« stammen

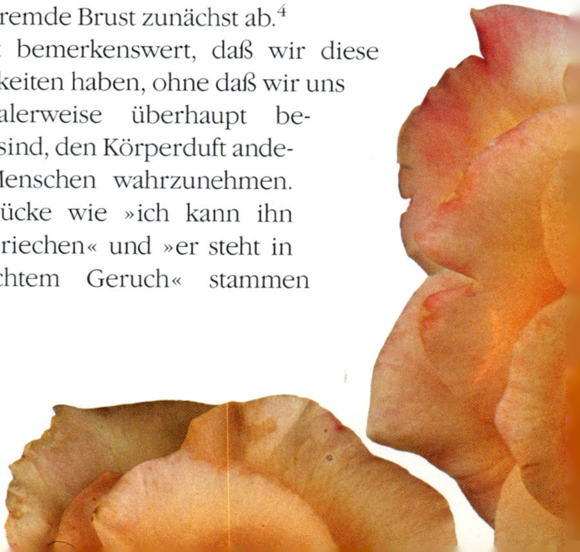

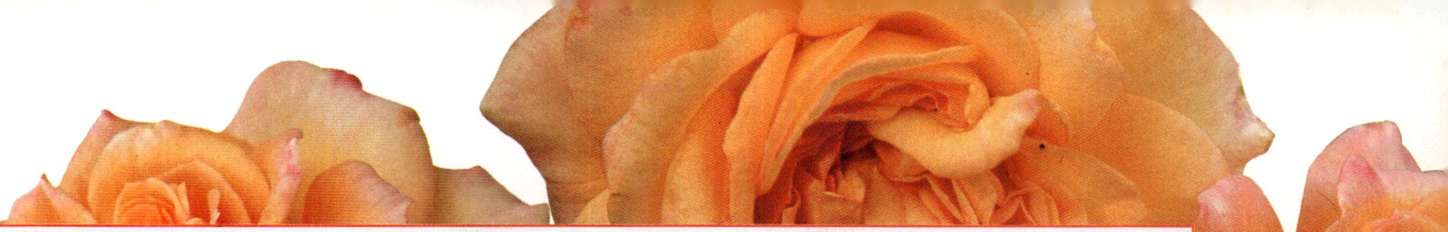

SO KÖNNEN SIE EIN PARFUM ERFORSCHEN:

Riechen Sie bitte an dem betreffenden Duft – nicht zu lange, aber mit voller Konzentration. Versuchen Sie dann, die folgenden Fragen zu beantworten – ganz spontan, ohne lange zu überlegen! Wenn Ihnen zu einer Frage nichts einfällt, überschlagen Sie sie!

Wenn dieser Duft eine Farbe wäre, was wäre das für eine Farbe?
(zum Beispiel hell, dunkel, pastell, kräftig? welche Farbe? mehrere Farben? ...)

Wenn dieser Duft eine Form hätte, wie sähe er aus?
(zum Beispiel groß, klein, eckig, rund, spitz, feingliedrig oder massig ...)

Wenn Sie diesen Duft fühlen könnten, wie würde er sich anfühlen?
(zum Beispiel weich, hart, warm, kühl, rauh, glatt, wie Seide, wie Pelz, wie ein Diamant ...)

Können Sie sich zu diesem Duft einen Ort, eine Szene, ein Bild vorstellen?
(zum Beispiel Sonnenuntergang am Meer, eine Disko, ein tropischer Garten, ein Golfplatz ...)

Können Sie sich zu diesem Duft eine bestimmte Art von Kleidung vorstellen?
(zum Beispiel Jeans, ein duftiges Sommerkleid, Tennisdress, ein prachtvolles weißes Abendkleid, eine sexy Bluse ...)

Können Sie sich zu diesem Duft eine Frau vorstellen?
(zum Beispiel sehr jung, romantisch, ein herber Typ, ein verwöhntes Luxuspüppchen, ein Mannequin ...)

Würden Sie diesen Duft tragen?
Wenn ja, zu welchen Anlässen, Kleidern, Stimmungen, Jahreszeiten?

(Aus J. Stephan Jellinek, Duftseminar)

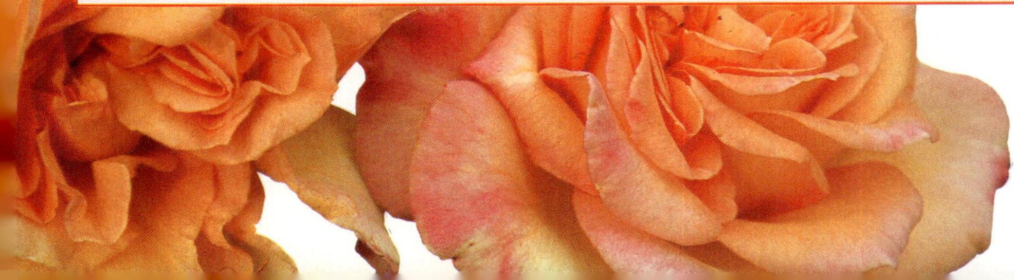

aus einer Zeit, als die Hygiene nicht so ausgeprägt war wie heute und der Geruch eines Menschen klarer wahrnehmbar war. Aber die Ergebnisse der psychologischen Forschung weisen darauf hin, daß wir auf den Duft des Körpers auch heute noch stärker ansprechen, als wir meinen.

Die große Mehrzahl der Parfums enthalten Duftstoffe, die eine Verwandtschaft mit dem menschlichen Körpergeruch haben. Es gibt viele solche Stoffe, und sie sind in den verschiedenen Parfums in sehr unterschiedlichen Mengen vorhanden. Deshalb haben die Parfums, auch in Bezug auf ihre körperduftähnlichen Bestandteile, unterschiedliche Duftprofile.

Wenn es nun sowohl bei den Menschen wie bei den Parfums eine Vielfalt von »Körperduftprofilen« gibt, dann paßt auch in dieser Hinsicht ein bestimmtes Parfum mehr oder weniger gut zu einem bestimmten Menschen. Wir nehmen dieses Passen oder Nichtpassen nicht bewußt war, wir können es nicht begründen, aber ich meine, daß es trotzdem eine wichtige Rolle spielt im intuitiven Gefühl, das manche, aber lange nicht alle Parfums in uns wecken: Dieses Parfum paßt zu mir, ich fühle mich wohl damit. Mit einem Parfum, das Ihnen durch seine Körperduftkomponenten auf eine unbestimmte Weise fremd vorkommt, fühlen Sie sich nicht wohl.

DIE KUNST DES SCHNUPPERNS

Die meisten Menschen testen Parfums an dem Ort, der sich dazu vielleicht am wenigsten eignet: In der Parfümerie. Um ein Parfum zu beurteilen, brauchen Sie vier Bedingungen: Eine ruhige Umgebung, eine duftfreie Atmosphäre, einen entspannten Geist, und reichlich Zeit. In der Hektik des Einkaufstrubels und in der duftgeschwängerten Luft der Parfümerie ist keine dieser Bedingungen erfüllt.

Deshalb rate ich Ihnen, von einem Parfum, das Sie interessiert, ein Pröbchen mit nach Hause zu nehmen. Testen Sie es dort, abends, wenn es ruhig ist und Sie entspannt sind. Wollen Sie beim Einkaufen unbedingt zu einem Entschluß kommen, ziehen Sie sich eine Weile in eine stille Ecke zurück, trinken Sie eine Tasse Kaffee, und beobachten Sie den Duft auf Ihrer Haut bevor Sie sich entscheiden. Ein Parfumkauf ist eine wichtige Entscheidung, nicht nur wegen der Kosten, sondern vor allem, weil das Parfum, für das Sie sich entscheiden, viele Tage und Wochen lang Ihre persönliche Aura und die Atmosphäre, in der Sie leben, bestimmen wird.

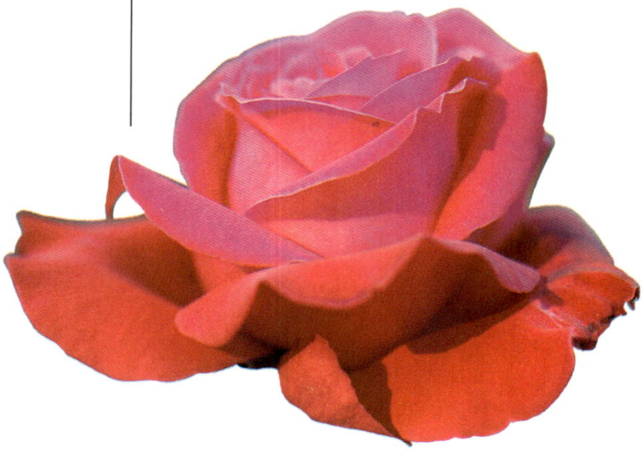

Bevor Sie zu schnuppern anfangen, ein paar Tips, die Ihnen vielleicht simpel und selbstverständlich vorkommen werden, aber trotzdem nützlich sind. Es sind die gleichen Regeln, die ich auch angehenden Parfümeuren in ihrer ersten Lektion gebe.

TIPS FÜR RICHTIGES SCHNUPPERN

○ Versichern Sie sich, daß Sie wissen, was Sie riechen! Wenn Sie mehrere Parfums gleichzeitig testen, notieren Sie, welches Parfum Sie an welcher Hautstelle aufgetragen haben; dann gibt es später keine Verwechslungen.

○ Achten Sie auch darauf, welche Art des Duftes Sie verwendet haben: Das *Extrait*, das *Eau de Parfum*, das *Eau de Toilette*? Die verschiedenen Arten unterscheiden sich in der Intensität und in der Haftung, manchmal sogar im Duftcharakter.

○ Achten Sie nicht nur auf den Namen des Parfumhauses (Chanel, Jil Sander usw.) sondern auch auf den spezifischen Namen oder die Nummer des Parfums. Gerade in den letzten Jahren sind einige Parfumhäuser dazu übergegangen, die Unterscheidungsmerkmale zwischen ihren verschiedenen Düften (zum Beispiel I, II oder III oder den spezifischen Namen der Duftnote) ganz versteckt am Tester oder auf der Packung anzubringen; bei einigen ist die Identität des Parfums fast nur an der Farbe der Packung zu erkennen. Da kann es, wenn man nicht genau aufpaßt, leicht zu Verwechslungen kommen!

○ Vergewissern Sie sich, bevor Sie das Parfum auf der Haut auftragen, daß an der Stelle nicht schon ein anderer Duft vorhanden ist: Nicht der

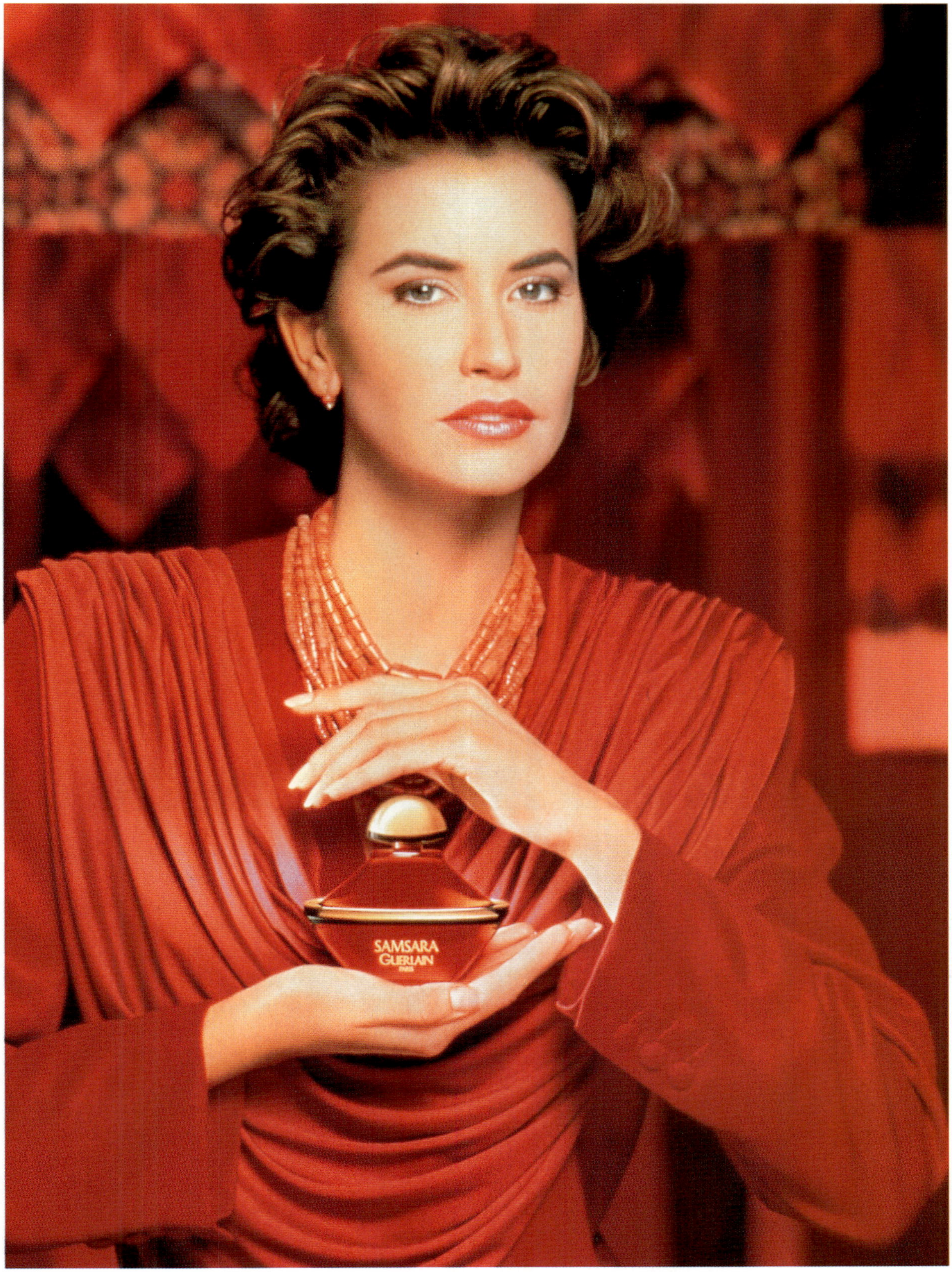

Am Ziel eines langen Weges – Symbol vollendeter Weiblichkeit – SAMSARA von Guerlain.

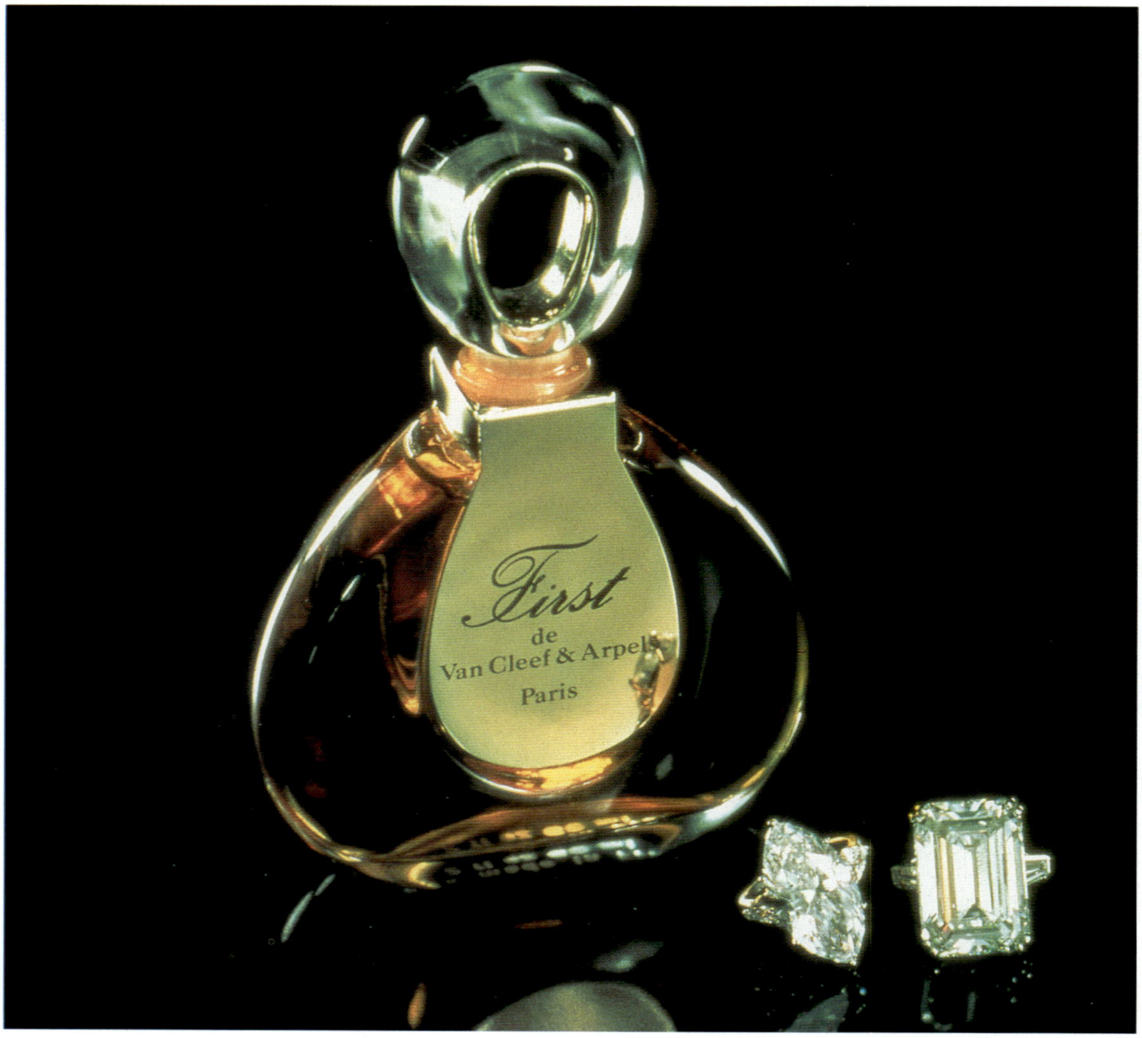

Ein Parfum wie ein Juwel. Feminin, sophisticated, aktuell und doch zeitlos.

Duft Ihres Parfums und nicht der Ihrer Seife oder Creme. Sie wollen schließlich den neuen Duft beurteilen und nicht ein Potpourri.

○ Nehmen Sie sich Zeit. Sie wissen, daß Sie warten müssen, bis der Alkohol verdunstet ist, aber das reicht nicht. Parfums ändern sich auf der Haut, und ein Duft, den Sie anfänglich wunderbar finden, entwickelt vielleicht später eine Note, die Sie stört, oder umgekehrt. Sie wollen ja auch wissen, wie gut der Duft haftet.

○ Sehen Sie sich beim Beurteilen der Haftung vor! Wie Sie wissen, ermüdet die Nase schnell. Wenn Sie den Eindruck haben, daß der Duft schnell schwächer wird, kann es an der Erschöpfung Ihrer Nase liegen. Strapazieren Sie sie deshalb nicht zu sehr mit Versuchen, lange hintereinander zu riechen. Schnuppern Sie kurz und schenken Sie Ihrer Nase immer wieder Ruhe.

○ Versuchen Sie vor allem, mit voller Aufmerksamkeit zu schnuppern. Schließen Sie die Augen, vertreiben Sie alle anderen Gedanken, richten Sie Ihren Geist auf den Duft mit der stillen Konzentration eines Blinden, der eine Plastik abtastet und fragen Sie sich: Wie empfinde ich diesen Duft? Woran erinnert er mich? Ist er warm oder kühl, leicht oder schwer, vertraut oder ungewöhlich, blumig oder pudrig, weich oder hart? Auch die Fragen aus meinem Duftseminar (siehe Seite 35) sind sehr hilfreich.

○ Im alten Japan gab es unter den Adeligen ein zeremonielles Spiel, »Kodo«, bei dem es darum ging, an dem Duft eines schwelenden Holzstäbchens die Art des Holzes zu erkennen. Das war sehr schwierig, denn es gab Dutzende unterschiedlicher Holzarten. Man sagte dabei nicht, daß man den Duft »roch«, man »lauschte« ihm. Man sagte »Monko«: »mon« bedeuten lauschen, »ko« Duft. Ein japanischer Kollege erklärte mir, daß das Wort »mon« hier besagt, daß man den Duft nicht passiv hörend über sich ergehen läßt, sondern sich aktiv lauschend aufmerksam mit ihm befaßt.[5] Diese Fähigkeit, sich denkend und fühlend mit einem Duft auseinanderzusetzen, ist eine wesentliche Voraussetzung für die Arbeit des Parfümeurs. Mit ein wenig Geduld und Interesse können auch Sie diese Fähigkeit erwerben. Das ist der allerwichtigste Schritt auf Ihrem Weg zur Duftkennerschaft. Wenn Sie sich so, liebevoll lauschend, mit einem Duft vertraut gemacht haben, können Sie keinen Zweifel mehr haben, ob dieser Duft Sie persönlich anspricht und fesselt.

○ Sollten Sie einen Duft, der Ihnen nicht auf Anhieb gefällt, ablehnen? Je nachdem. Sind Sie unsicher, weil er so ungewöhlich ist, dann sollten Sie ihm und sich selbst eine zweite Chance gönnen. Edmond Roudnitska, der Meisterparfümeur, der *Femme, Diorissimo* und *Eau Sauvage* kreiert hat, sagte einmal, daß man ein großes Parfum an dem fast körperlichen »Schock« erkennt, den man empfindet, wenn man es zuerst riecht.[6] Ich habe diesen Schock auch manchmal gespürt, auch bei Roudnitskas Parfums, und ich rate Ihnen: Lassen Sie sich vom Schock des radikal Neuen nicht abschrecken. Geben Sie sich die Chance, ihn abklingen zu lassen – vielleicht wird es dann Ihr Lieblingsparfum!

○ Wenn Sie aber in einem Parfum etwas finden, das Sie wirklich stört und das Sie beschreiben können, vielleicht eine metallische Note, oder eine, die Sie an eine Speise oder an eine Person, die Sie nicht mögen, erinnert, oder wenn Sie sich beim Schnuppern einfach nicht ganz wohl fühlen – dann legen Sie es beiseite mit dem Entschluß, es niemals zu verwenden. Denn solche Irritationen, auch wenn Sie anfangs nur schwach sind, werden Ihnen, je länger Sie den Duft tragen, immer mehr die Freude verderben. Zum Glück gibt es ja so viele andere …

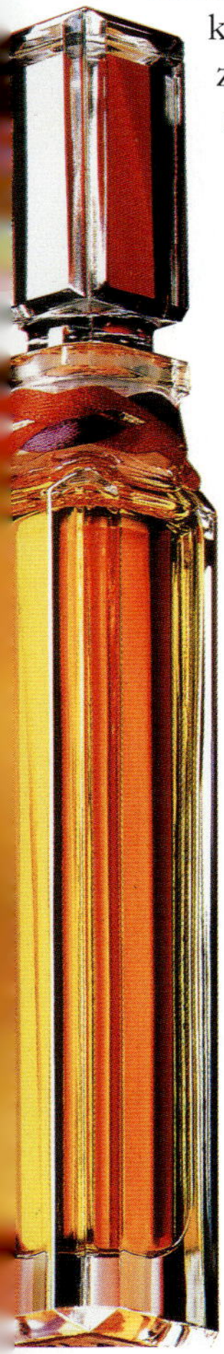

○ Damit sind wir wieder zurück in der Parfümerie. Leider gibt es lange nicht von allen Parfums Pröbchen zum Mitnehmen. Wenn das bei einem Parfum, das Sie interessiert, der Fall ist, gibt es aber vielleicht Rubbelkärtchen oder die »Fragrance burst«-Kärtchen, die Sie auch verwenden können, um den Duft auf Ihre Haut aufzutragen. Notfalls können Sie sich das Parfum auch aufsprühen lassen und es dann in Ruhe anriechen, wenn Sie zu Hause sind. Aber notieren Sie, wie gesagt, welches Parfum Ihnen an welcher Stelle aufgesprüht wurde.

○ Sie können auch ein Musterkärtchen, ein Tüchlein oder eine Feder, die mit dem Duft besprüht wurde, mitnehmen. Natürlich entwikkelt es sich darauf nicht so, wie auf Ihrer Haut, aber auch ein Kärtchen gibt Ihnen einen Eindruck des Duftes. Ist es nicht mit dem Namen des Parfums bedruckt, so bitten Sie die Verkäuferin, ihn darauf zu schreiben, so daß Sie auch später noch wissen, was Sie da riechen. In einem Umschlag bewahrt ein Kärtchen den Duft länger. Aber stecken Sie nicht mehr als ein Duftkärtchen in einen Umschlag oder in Ihre Handtasche, sonst haben Sie bald nur noch ein Potpourri.

○ Testen Sie niemals mehr als zwei oder drei Parfums in einer »Sitzung«. Wenn man an die große Zahl der Düfte denkt, aus der Sie wählen können, klingt dieser Rat vielleicht merkwürdig. Beim Wählen einer Farbe aus Dutzenden Lippenstiften würde es ihnen niemals einfallen, sich zunächst nur auf zwei oder drei zu beschränken. Aber Ihre Nase ist nicht wie Ihr Auge; sie kann nicht in einem kurzen Augenblick eine Reihe von Düften mustern. Und Parfums sind nicht wie Lippenstifte; man kann ihnen nicht mit einem ersten Eindruck gerecht werden.

DIE FREUDEN UND LEIDEN DES SCHNUPPERNS

Wenn Sie sich die schillernde Welt der Düfte erschließen wollen, beschränken Sie Ihre Schnupperpartien nicht nur auf die Momente, in denen Sie beabsichtigen, ein neues Parfum zu kaufen. Gewöhnen Sie sich an, Parfums zu testen, wann immer sich eine Gelegenheit bietet. Nehmen Sie sich beim Einkaufsbummel im Kaufhaus ein paar Minuten Zeit für die Parfümerie-Abteilung, und sprühen Sie sich ein oder zwei Parfums, die Sie noch nicht kennen, aufs innere Handgelenk oder in die Armbeuge. Lassen Sie dabei die Herrenduft-Abteilung nicht immer links liegen, denn auch Herrendüfte können auf Ihrer Haut wunderbar wirken. Bei internationalen Flügen lohnt sich eine Schnuppervisite in die Parfum-Abteilung des Duty Free Shop immer. Tragen Sie den einen oder anderen Duft auf und warten Sie, bis er sich entfaltet, im Flugzeug haben Sie alle Zeit, sich in Ruhe damit zu befassen.

Auf Ihren Schnupperexpeditionen wird Ihnen bestimmt dieses oder jenes Parfum begegnen, das Sie absolut nicht mögen. Waschen Sie es so gründlich wie möglich wieder ab. Hoffentlich haftet es nicht allzusehr! Ich habe einmal einen unvergeßlichen Tag in Stockholm mit einem Parfum verbracht. Um es kennenzulernen, hatte ich es mir auf den Handrücken gesprüht. Reichlich. (Viele Männer würden niemals ein Frauenparfum auftragen, aber Parfümeure kennen diese Scheu nicht.) Und dann konnte ich den Duft nicht los werden; nicht einmal eine lange heiße Dusche im Hotel konnte mich von ihm befreien. Die intensive Süße verfolgte mich den ganzen Tag und raubte mir den Appetit. Seit jenem Tag habe ich zu diesem Parfum eine respektvolle Distanz bewahrt. Bewundern muß ich es aber immer noch, wegen seiner Originalität, seiner Intensität und seiner Haftung.

Sogar eine solche negative Erfahrung ist wertvoll. Sie werden niemals in die Versuchung kommen, ein Parfum, mit dem Sie ein derartiges Erlebnis hatten, zu kaufen, wie wortgewandt die Freundin oder die Verkäuferin, die es Ihnen empfiehlt, auch sein mag.

Nicht nur in Parfümerien gibt es Düfte zu entdecken. Das Badezimmer Ihrer Freundin kann auch eine Fundgrube sein. Andy Warhol, der Düfte liebte, hat gestanden, daß er sich nie verkneifen konnte, ein neues Duftwasser, das er im Badezimmer seiner Gastgeber fand, gleich zu testen. Er ging sogar speziell dorthin in der Hoffnung auf Entdeckungen.

Allmählich lernen Sie, bewußt und fragend zu schnuppern, nach einiger Zeit fällt Ihnen das ganz leicht. Es wird Ihnen immer klarer, was Sie in einem Duft suchen und was Sie ablehnen. Immer wieder schnuppern und dabei Ihre Wahrnehmung und Ihr Urteilsvermögen schärfen: Das ist tatsächlich der einzige Weg, Parfums verstehen und gute von weniger guten unterscheiden zu lernen. Allmählich werden Ihnen immer mehr Parfums vertraut. Die Vielfalt in den Regalen verwirrt Sie nicht mehr. Sie sind Parfumkenner geworden.

DIE GOLDENEN REGELN DER PARFUMWAHL

Der Inhalt dieses Kapitels läßt sich in den vier Goldenen Regeln der Parfumwahl zusammenfassen.

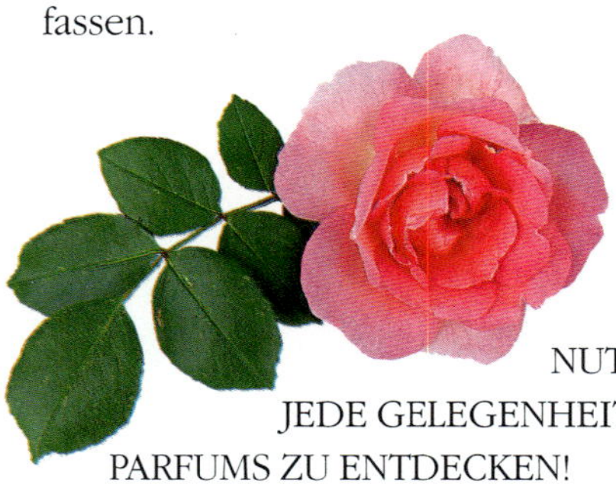

NUTZEN SIE JEDE GELEGENHEIT, NEUE PARFUMS ZU ENTDECKEN!

Schnuppern als Hobby und Leidenschaft ist der beste, ja, der einzige Weg, sich die Schätze der Welt der Düfte zu erschließen.

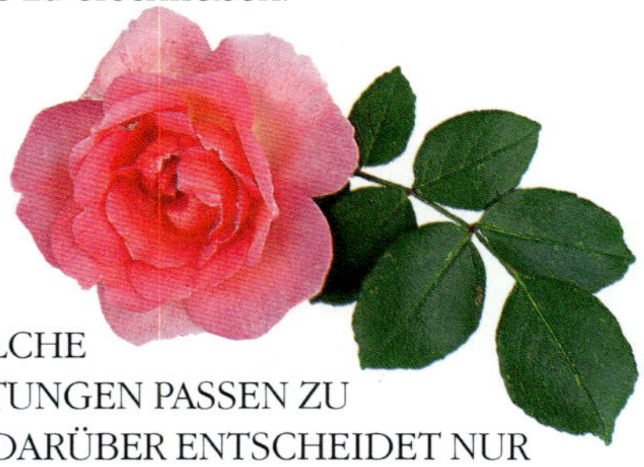

WELCHE DUFTRICHTUNGEN PASSEN ZU IHNEN? DARÜBER ENTSCHEIDET NUR IHR EIGENES EMPFINDEN!

Natürlich schadet es nicht, über Parfums zu lesen, einen amüsanten Test zu versuchen und sich beraten zu lassen. Aber was immer Sie lesen und was immer man Ihnen rät, schließlich kommt es auf *Ihre* Erwartungen, *Ihren* Stil und *Ihren* persönlichen Geschmack an. Und den kennt keiner so gut wie Sie!

Hier gibt es allerdings eine Einschränkung, die wohl selbstverständlich ist. Wie sehr Sie ein Parfum auch mögen, wenn Ihr Partner oder die Mitarbeiterin im Büro sich von dem Duft gestört fühlen, tragen Sie es nicht in ihrer Umgebung.

Weil es auch auf die Chemie und den Duft Ihrer Haut ankommt, lautet die dritte Regel

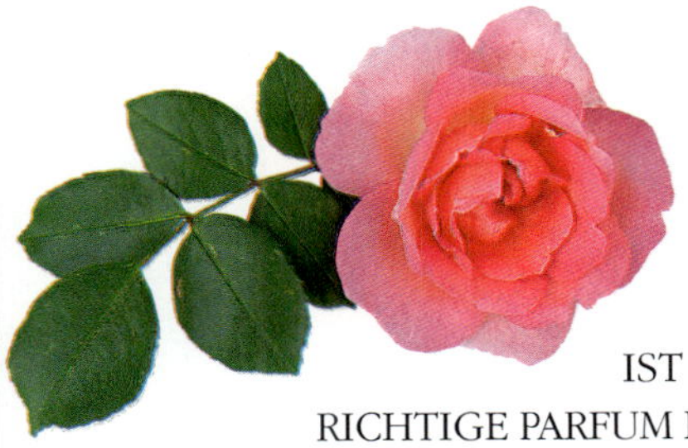

IST ES DAS RICHTIGE PARFUM FÜR SIE? NUR DIE PROBE AUF DER HAUT SAGT ES IHNEN!

Und schließlich: Machen Sie keine Kompromisse,

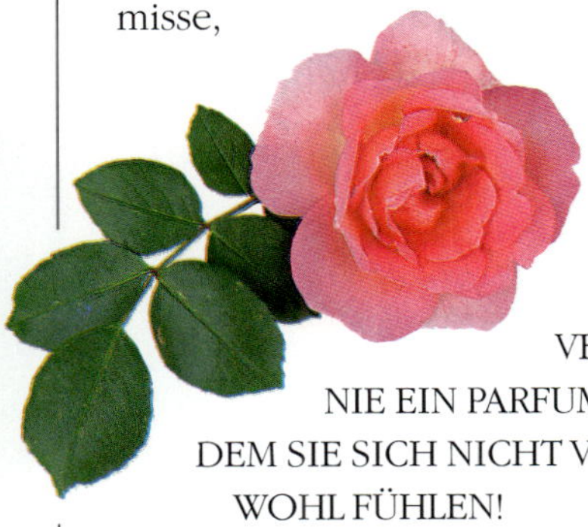

VERWENDEN SIE NIE EIN PARFUM, MIT DEM SIE SICH NICHT VOLLKOMMEN WOHL FÜHLEN!

- Denn Ihr Parfum ist Ihre zweite Haut und es ist die Luft, die Sie atmen. Sie müssen sich mit der Atmosphäre, mit der Sie sich umgeben, eins fühlen.
- Ein Parfum, mit dem Sie sich nicht wohl fühlen, beeinträchtigt auch Ihre Ausstrahlung. Nicht nur, weil Sie, wenn Sie es benutzen, ein wenig Selbstsicherheit aufgeben, sondern auch, weil es Ihre persönliche Aura durcheinander bringt.
- Verwenden Sie ein solches Parfum auch dann nicht, wenn es hochaktuell ist. Sie tragen auch nicht ein modisches Kleid, das Ihnen nicht steht.
- Verwenden Sie es auch dann nicht, wenn ein Mann, der Ihnen wichtig ist, es Ihnen geschenkt hat. Sie tun weder ihm noch sich selbst einen Gefallen, wenn Sie um seinetwillen einen Duft verwenden, der Ihr Stilgefühl verletzt und nicht mit der Chemie Ihrer Haut im Einklang ist.
- Tragen Sie es auch dann nicht, wenn Sie noch eine fast volle Flasche zu Hause stehen haben – und wenn es noch so teuer war. Schenken Sie es lieber einer Freundin, die es gut tragen kann, dann sind Sie beide glücklicher.

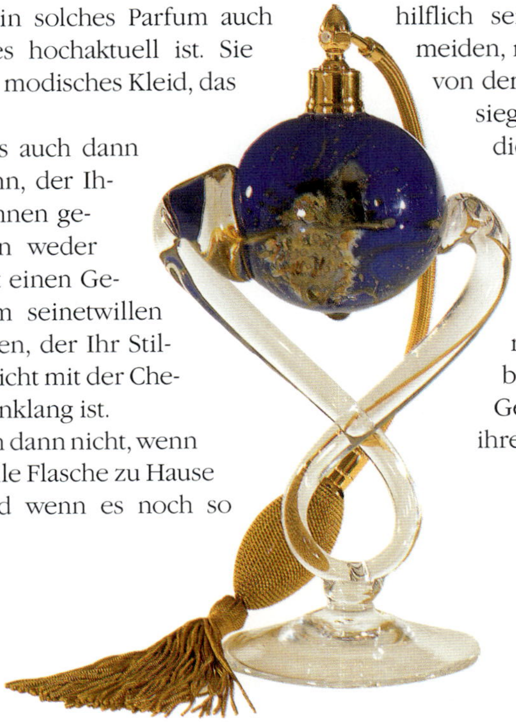

PARFUM ALS GESCHENK

Die Regeln zur Parfumwahl machen das Wählen eines Geschenkparfums für eine Frau zu einer riskanten Angelegenheit. Der sicherste Weg, Enttäuschungen zu vermeiden, ist auch der einfachste: Schenken Sie einer Frau nur ein Parfum, das sie schon mit Freude verwendet oder getestet hat!
Eine charmante Alternative wäre, zusammen mit ihr einen Dufteinkaufsbummel zu machen. Dafür braucht man Geduld, doch wenn Sie diese aufbringen, kann es für Sie beide ein besonderes Erlebnis sein.

GEMEINSAM EIN PARFUM WÄHLEN: EIN INTIMES ERLEBNIS

Wollen Sie trotzdem experimentieren, so kann Ihnen der Duftberater im folgenden Kapitel behilflich sein. Um Enttäuschungen zu vermeiden, rate ich Ihnen aber: Lassen Sie sich von dem Duft ein Pröbchen oder ein versiegeltes Probekärtchen mitgeben, das die Empfängerin ausprobieren kann, bevor sie den Flakon auspackt und anbricht; und bestehen Sie auf ein Umtauschrecht für den Fall des Nichtgefallens der Probe. Denn Sie wollen Ihrer Dame ja schließlich eine Freude bereiten und sie nicht mit einem Geschenk beehren, das unbenutzt ihren Toilettetisch ziert.

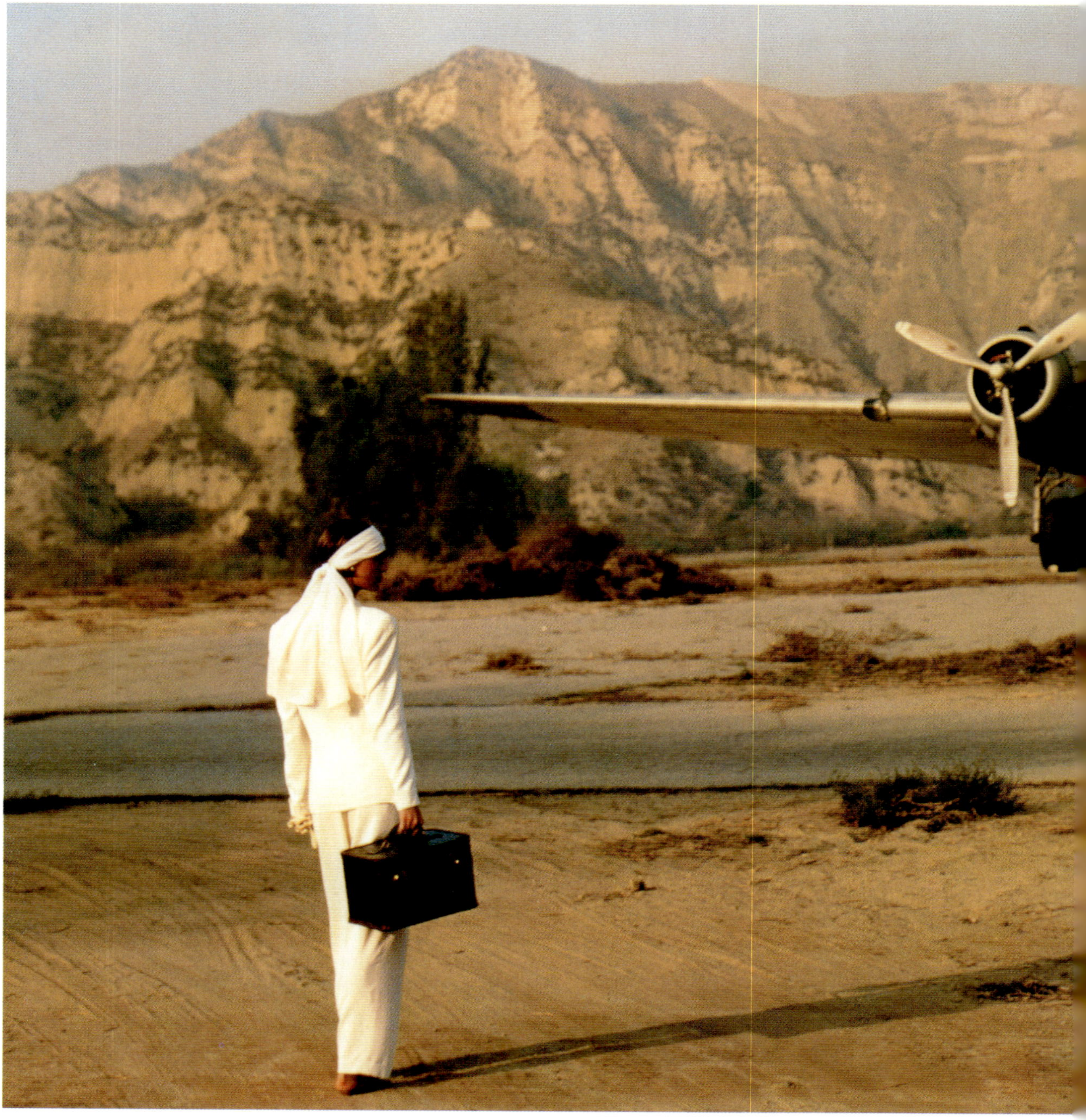

Foto: Parfums Ralph Lauren

DE

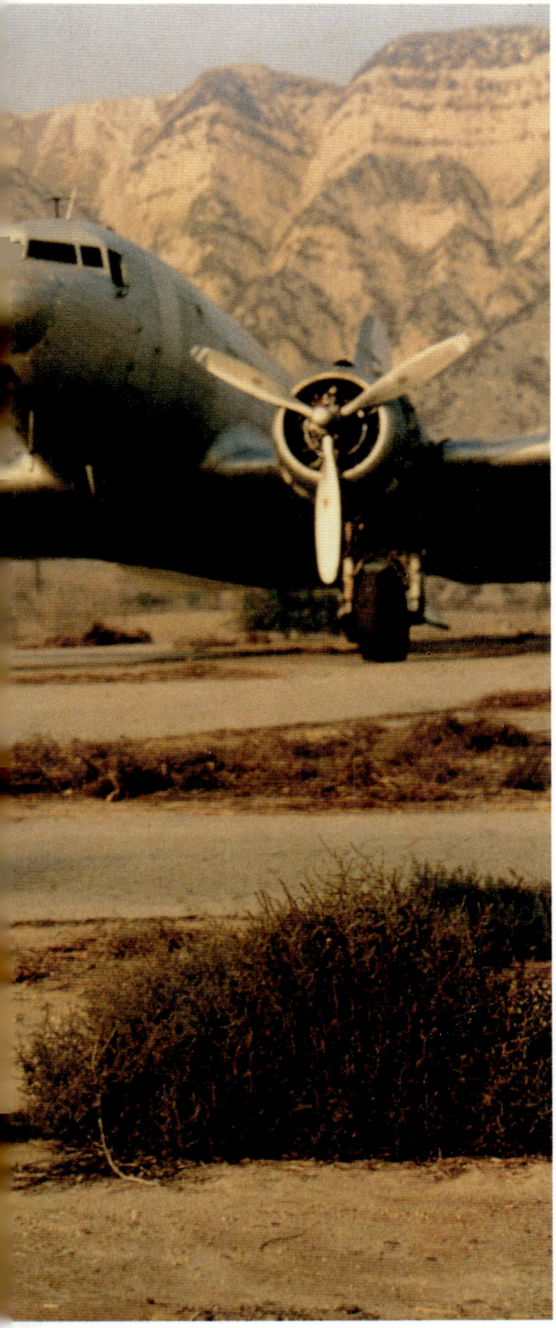

DIE LANDKARTE
R PARFUMS

DER DUFTBERATER ALS ORIENTIERUNGSHILFE

Wollen Sie eine Reise in ein fremdes Land unternehmen, so legen Sie sich zunächst einen Plan zurecht. Sie lesen ein wenig über Land und Leute, Sie entscheiden, welche Regionen Sie besonders interessieren und welche Orte Sie unbedingt sehen wollen. Dann legen Sie Ihre Reiseroute fest, oder Sie wählen zumindest einen Ausgangspunkt für Ihre Entdeckungsfahrten. Das alles geht natürlich nicht ohne Landkarte.

Wäre es nicht schön, wenn es auch für die bunte Welt der Düfte eine Landkarte gäbe, nach der Sie Ihre Entdeckungsreisen planen können? Genau das gibt es jetzt! Sie finden die Landkarte der Parfums auf Seite 54 in diesem Buch. Schlagen Sie diese bitte auf, wir wollen sie uns erst einmal ansehen, um einen Überblick zu gewinnen.

Zunächst springen Ihnen die vielen Parfumnamen ins Auge, die hier eingetragen sind wie die Städte und Dörfer auf einer geographischen Landkarte. Das sieht wie ein wirres Durcheinander aus, doch es beruht auf einer klaren Logik. Denn die Position jedes einzelnen Parfums sagt etwas aus über seinen Duftcharakter, und die Ähnlichkeit der Parfums untereinander wird auf der Landkarte durch die Entfernungen aufgezeigt. Parfums, die einander ähnlich sind, liegen auch nahe beieinander.

Wie auf jeder Landkarte gibt es auch hier die vier Himmelsrichtungen, nach denen alles ausgerichtet ist. Sie zeigen den Grundcharakter der Düfte. Oben, im »Norden«, liegen die kühlen Düfte, unten, im »Süden«, die warmen, sinnlichen. Links liegen die Düfte, bei denen das blumige Element deutlich vorherrscht; rechts die Düfte, die nicht blumig sind.

Aus dem Grundcharakter können Sie schon erste Rückschlüsse auf die emotionale Wirkung der Düfte ziehen; er bestimmt, zu welchen Stimmungen und Anlässen sie besonders gut passen. So wirken die kühl-blumigen Düfte, links oben gelegen, jugendlich, spontan und natürlich. Bewegen wir uns, links bleibend, nach unten, in die wärmeren Regionen, so kommen wir zu den romantischen, sehr femininen Parfums. Das sinnliche, erotische Element ist hier, auf halber Höhe in der Landkarte, verschleiert und zart angedeutet. Je weiter wir uns nach unten bewegen, desto klarer tritt es zutage: Die warm-blumigen Parfums links unten sind Düfte von berauschender Sinnlichkeit.

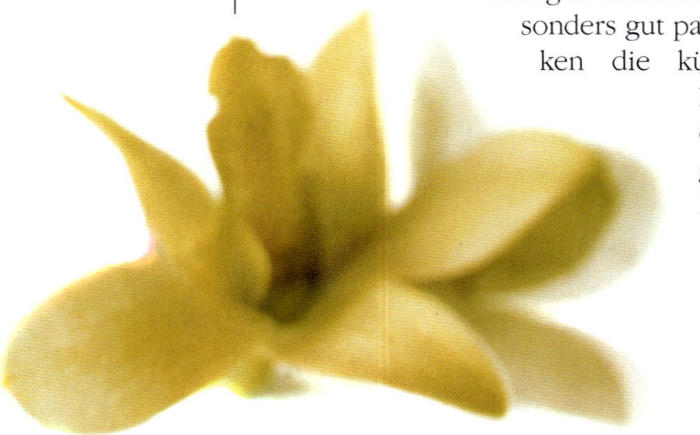

Wandern wir nun, unten bleibend, nach rechts,

AUCH EINE ENTDECKUNGSREISE IN DIE WELT DER DÜFTE MUSS GEPLANT SEIN

so treten in den Parfums neben den blumigen Noten andere Aspekte immer deutlicher zutage: würzige, orientalisch-balsamische Nuancen, Moschus, trockene, pudrig-holzige Noten und der geheimnisvolle, warm-animalische Akkord, für den die Franzosen die schöne Bezeichnung »Ambré«*[1] verwenden. Die Parfums rechts unten erscheinen strahlend, glanzvoll und festlich. Dies sind die Parfums, die eine frühere Generation als »parfums de fourrure«, Pelzdüfte bezeichnet hat.

Im Sektor rechts unten finden wir neben den Damenparfums auch eine Reihe von Herrendüften. Die parfumkundige Frau weiß sehr wohl, daß sie bei der Suche nach Parfums, die nicht zu blumig sind, oft gerade bei den Herrendüften fündig wird. Wie eine Hose oder ein Jackett mit männlichem Schnitt weibliche Reize subtil betont, so kann auch ein Männerduft auf Frauenhaut raffiniert und erotisch wirken. Ich habe die spielerische Verquickung von männlichen und weiblichen Elementen auf der Landkarte mit dem Wort »androgyn« bezeichnet.

Die Düfte rechts oben, kühl und wenig blumig, mit würzigen, aromatischen*, holzigen oder

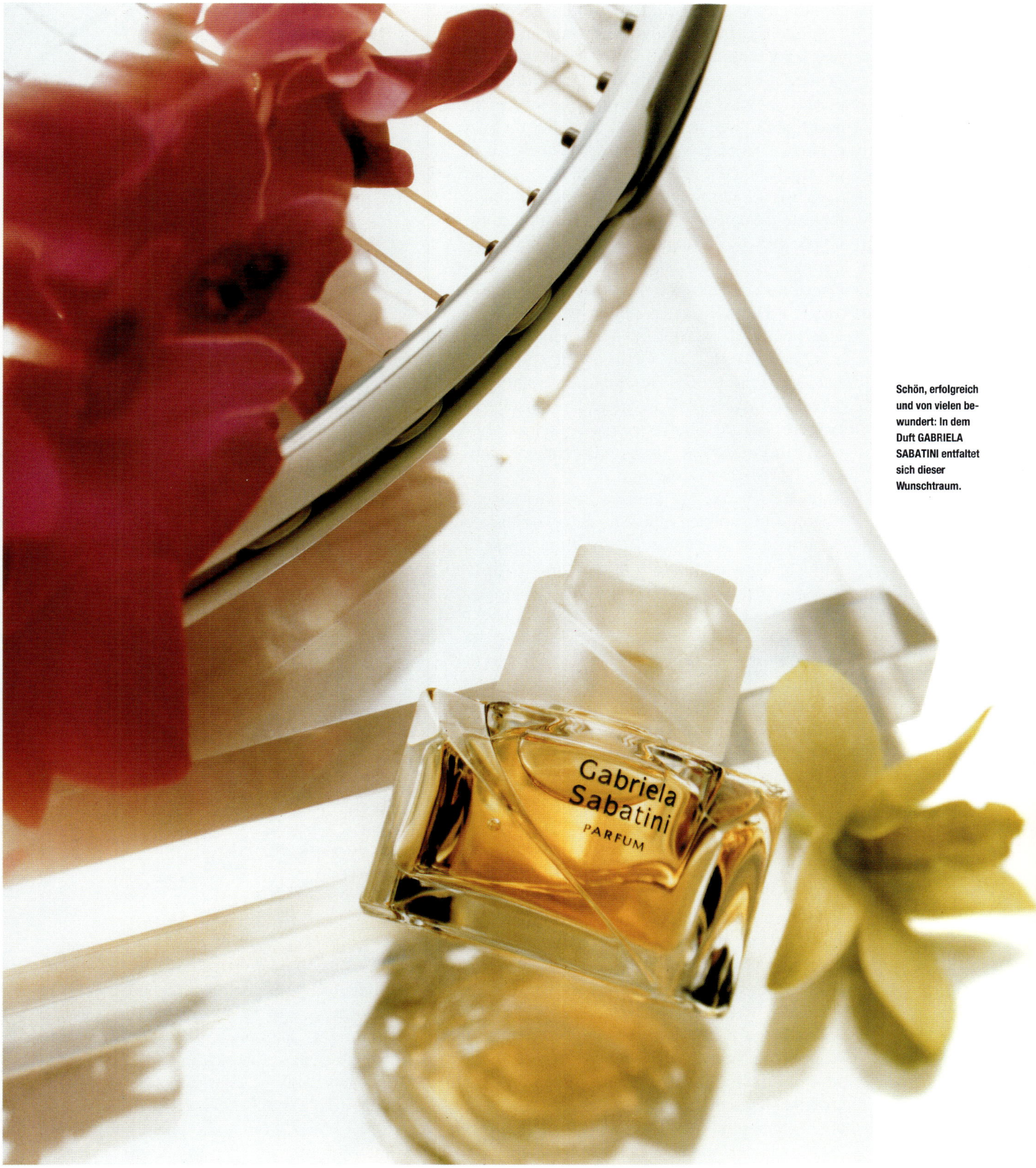

Schön, erfolgreich und von vielen bewundert: In dem Duft **GABRIELA SABATINI** entfaltet sich dieser Wunschtraum.

krautigen Aspekten, sind fast durchwegs Männerdüfte. Sie wirken aktiv und sportlich.
Bestimmt haben Sie die Bezeichnungen der Himmelsrichtungen und der Duftwirkungen bereits in der Umrandung der Landkarte entdeckt. Eine weitere Bezeichnung liegt, etwas versteckt, nahe der Mitte der Karte: Die Parfums, in denen sich die gegensätzlichen Pole, Wärme und Kühle, Blumigkeit und nicht-blumige Aspekte, zu einer ausgewogenen Harmonie vereinen, sind die »Klassischen«, die zu allen Stimmungen und allen Anlässen passen.
Die Himmelsrichtungen und die Bezeichnungen der Duftwirkungen helfen Ihnen, schnell eine Region der Karte und somit eine Gruppe von Parfums zu finden, auf die Sie sich bei Ihren Entdeckungsreisen in der Welt der Düfte konzentrieren wollen. Sie können den Einstieg in eine Region, die Sie besonders anspricht, aber auch auf eine andere Weise vornehmen, nämlich über bestimmte Parfums.
Nehmen wir an, Sie kennen und lieben ein Parfum und wollen herausfinden, ob es andere Parfums gibt, die diesem Duft ähneln. Solche Parfums könnten Sie vielleicht einmal zur Abwechslung tragen, oder vielleicht finden Sie darunter sogar eines, das Ihnen noch besser gefällt. Da auf der Landkarte die Parfums, die sich ähnlich sind, nahe beieinander liegen, geht es also zunächst darum, das Parfum, das Sie lieben, zu finden. Dabei helfen Ihnen das Koordinatenraster, das die Landkarte in 16 Quadratfelder, von A1 bis D4, aufteilt, und das alphabetische Parfumregister, das Ihnen sagt, in welchem Quadratfeld das von Ihnen gesuchte Parfum zu finden ist.

DIE WISSENSCHAFTLICHE BASIS DER LANDKARTE

So einfach die Landkarte scheint, ist sie dennoch das Ergebnis jahrelanger Forschung. In einer Reihe von Tests war mir aufgefallen, daß bei der Beurteilung von Parfums immer einige wenige Merkmale wirklich ausschlaggebend waren. Um der Sache auf den Grund zu gehen, führte ich in Zusammenarbeit mit der wirtschaftspsychologischen Abteilung der Universität München eine großangelegte Studie durch, in der zehn sehr unterschiedliche aktuelle Parfums von 600 Parfumverwenderinnen frei beschrieben wurden.[2]

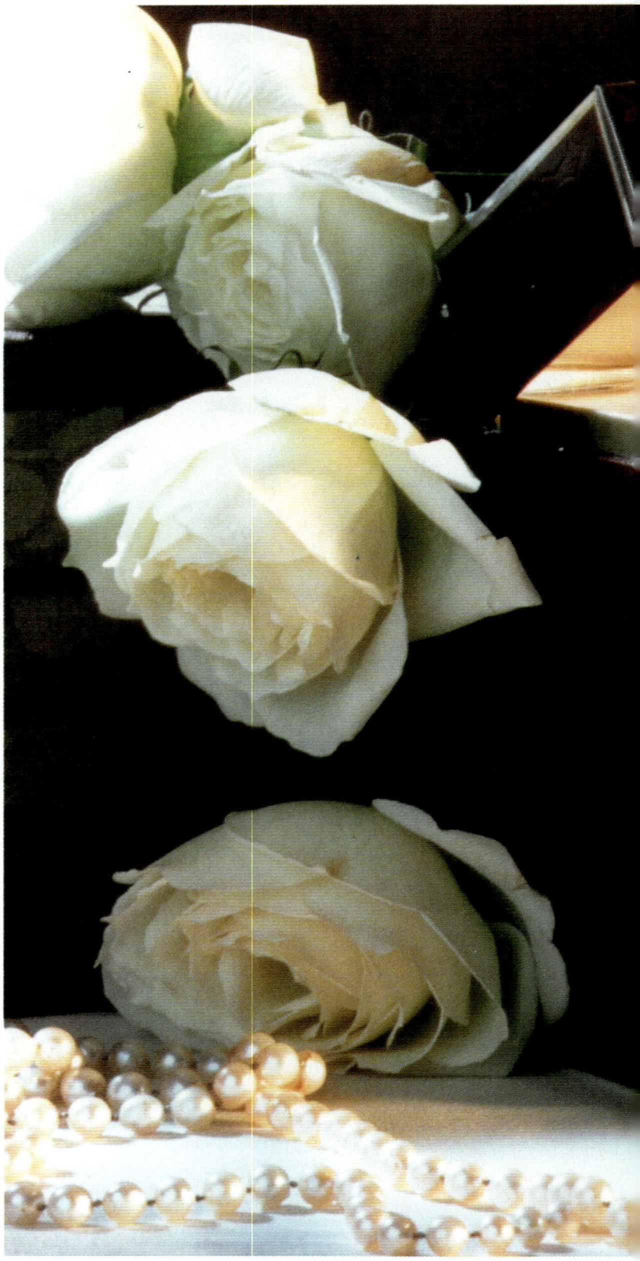

Die Beschreibungen wurden einer statistischen Analyse unterworfen. Dabei kamen zwei Hauptmerkmale zutage, in denen sich die getesteten Parfums im Empfinden der Teilnehmerinnen am deutlichsten unterschieden. Das eine hing mit der Blumigkeit der Parfums zusammen, das andere mit ihrer Schwere und Süße.
Auf diesen beiden Merkmalen beruhen die Himmelsrichtungen der Landkarte, wobei ich

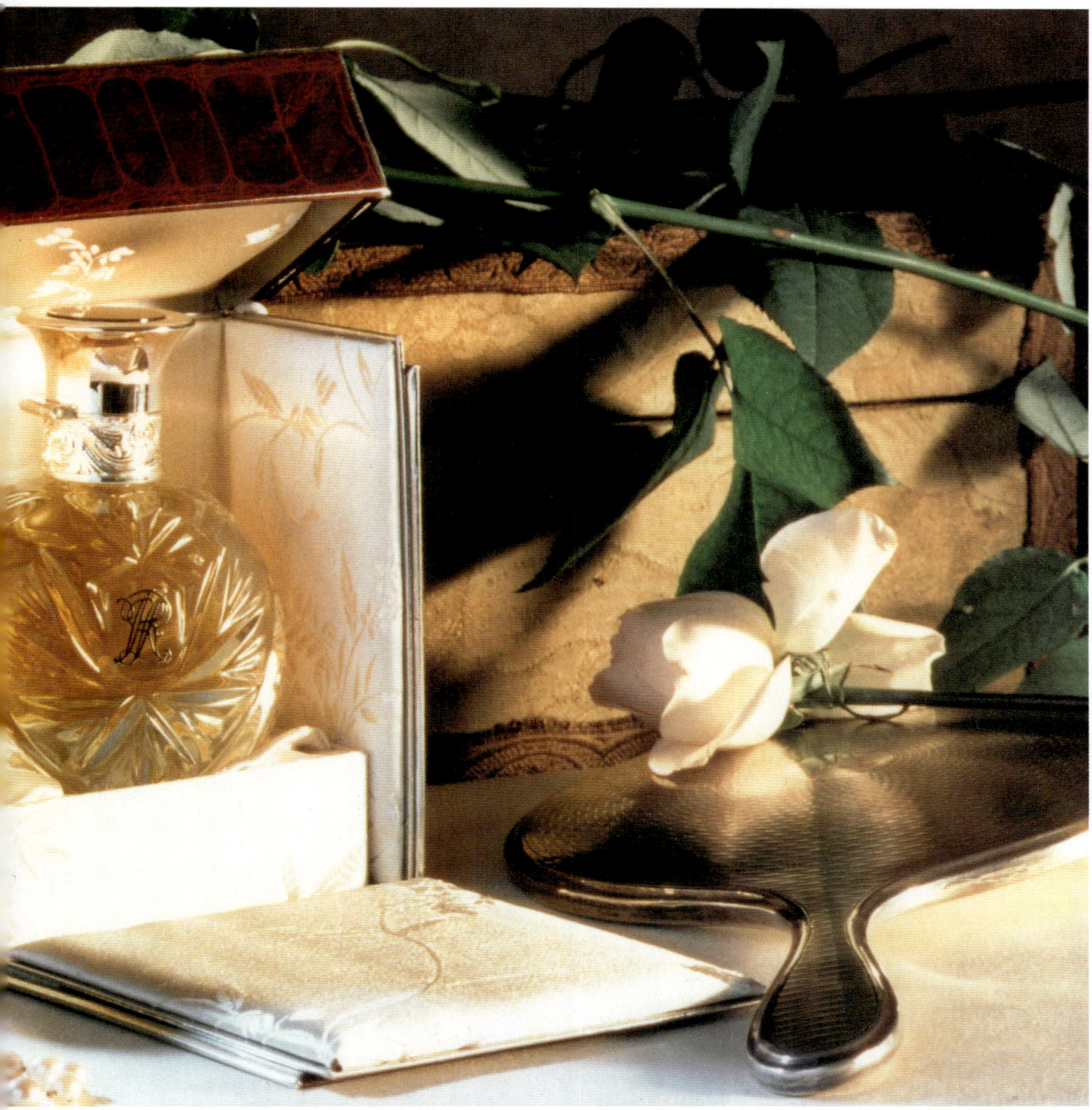

SAFARI – RALPH LAUREN: ein persönliches Abenteuer, ein Lebensstil.

»schwer-süß« durch »warm«, »leicht-frisch« durch »kühl« ersetzte. Die Anregung hierzu kam aus einer umfangreichen linguistischen Analyse französischer Parfumbeschreibungen, bei der sich ebenfalls die Merkmale »blumig« (fleuri) und eben »kühl-warm« (frais-chaud) als wesentliche Unterscheidungselemente erwiesen hatten.[3]
Eine weitere Bestätigung dieser »Himmelsrichtungen« kam aus der Beobachtung, daß sie dem Geruchswirkungsschema entsprachen, welches mein Vater in jahrzehntelangem Studium der Parfumpsychologie entwickelt hatte[4] (siehe dazu Seite 115, Mitte).
Auch die Wahl der Farben der Landkarte war nicht willkürlich. Sie beruht auf den Überlegungen des Farbpsychologen Dr. Frieling über die Farbzuordnung zum Duftwirkungsschema.[5]

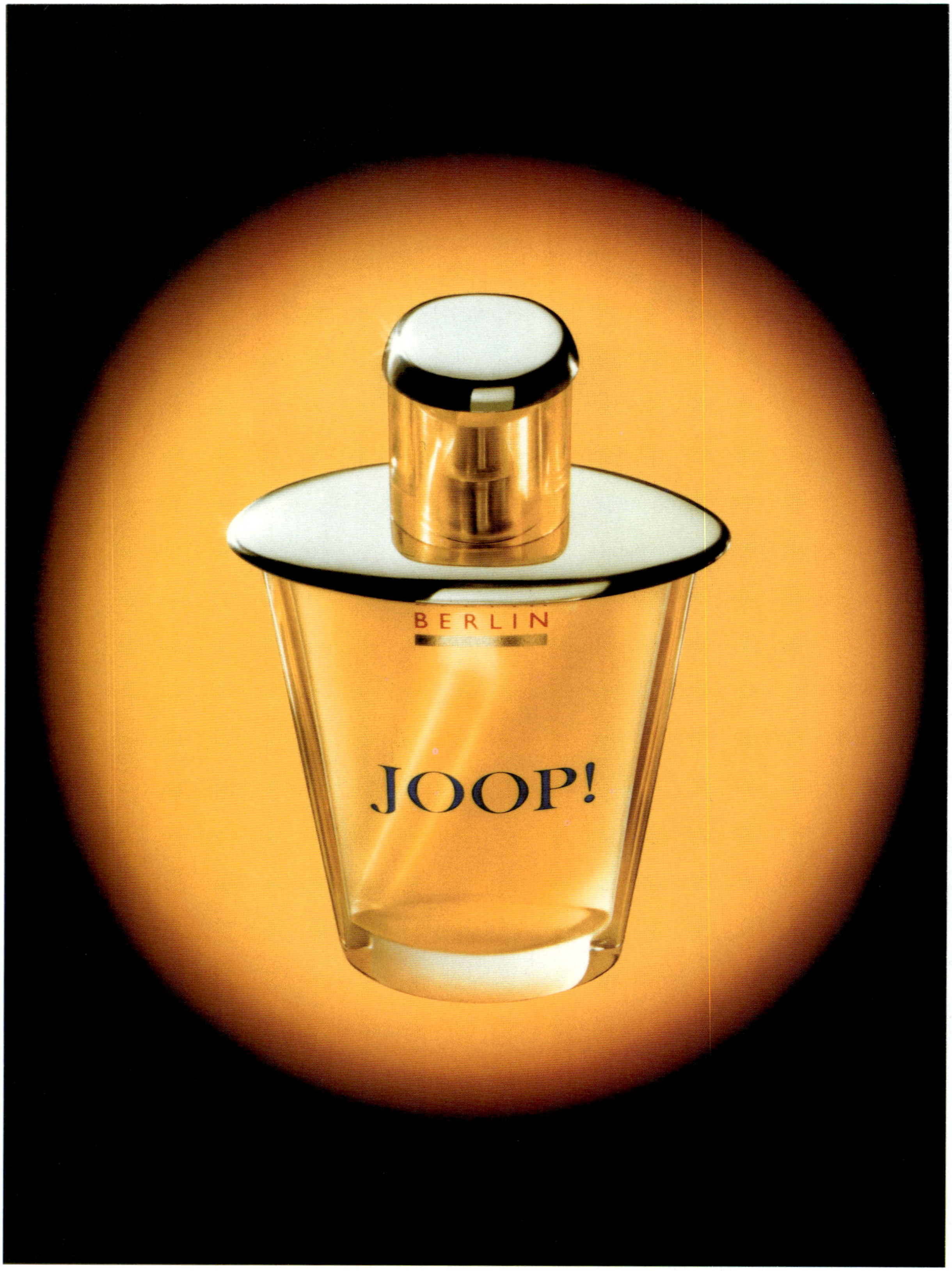

BERLIN – In diesem Parfum fing Wolfgang Joop den Duft »seiner Stadt« ein: klassisch und sinnlich, mutig und modern, leidenschaftlich und elegant.

WO DIE LANDKARTE AN IHRE GRENZEN STÖSST

Die Landkarte will und kann nur als Orientierungshilfe verstanden werden, nicht als allgemeingültige und vollständige Darstellung der Welt der Düfte. Parfums sind zu vielschichtig, als daß sie sich in einer einfachen zweidimensionalen Darstellung einfangen ließen.

Das fängt schon damit an, daß viele Parfums nach dem Auftragen auf der Haut ihren Duftcharakter ändern. Anfangs treten die kühlen Nuancen deutlich in Erscheinung und sind vielleicht sogar vorherrschend, im Laufe der Zeit nehmen die warmen immer mehr überhand. Beim Eintragen in der Landkarte habe ich in solchen Fällen hauptsächlich die Herznote* beachtet, also den Duftcharakter, der zehn bis zwanzig Minuten nach dem Auftragen beziehungsweise Aufsprühen zutage kommt.

Den Duftveränderungen, die durch die individuelle Hautchemie bewirkt werden, konnte ich selbstverständlich nicht Rechnung tragen. Die Einordnungen beruhen auf dem Duft der Parfums auf neutralen Papierstreifen.

Wenn auch Parfums, die einander im Duft ähnlich sind, in der Landkarte nahe beieinander liegen, so bedeutet dies nicht, daß alle Parfums, die nahe beieinander liegen, sich auch im Duft ähneln. Zwei Parfums können durchaus hinsichtlich ihrer Blumigkeit und Wärme ähnlich aber dennoch sehr unterschiedlich im Duft sein.

DIE EINZELNEN PARFUMS

Nach unserem ersten Orientierungsbummel über die Landkarte wollen wir sie nun noch einmal durchwandern und uns die Zeit nehmen, jedes Parfum einzeln kurz zu betrachten. Zu jedem nenne ich das Haus, aus dem es stammt und das Erscheinungsjahr; Sie werden überrascht sein über das ehrwürdige Alter manch hochaktueller Parfums! Bei einigen Düften kommen ein paar Worte zur Geschichte dazu, oder ein Kommentar, den sein Kreateur ihm mit auf den Weg gegeben hat, und zu jedem gebe ich kurzgefaßt meine ganz persönlichen Eindrücke wieder. Es wird nicht ausbleiben, daß Sie manche Düfte ganz anders empfinden – aber hoffentlich macht Ihnen auch und gerade dann die Auseinandersetzung mit meinen Ansichten Spaß. Wieder fangen wir oben an und machen unseren Weg entgegen dem Uhrzeiger um die Karte herum.

C1

Zuerst wollen wir uns den ältesten aller heute noch erhältlichen Düfte ansehen, das *Kölnisch Wasser 4711* (Ferd. Muelhens, 1792). Die Art der Herstellung hat sich in 200 Jahren zwar drastisch geändert, doch der Duftcharakter ist weitgehend der gleiche wie in alten Zeiten, und er ist immer noch aktuell: leicht und erfrischend, beschwingt und belebend, zitronenartig mit feinen krautigen Nuancen.

Im gleichen Feld finden wir *Eau de Guerlain* (1974), eine moderne französische Interpretation des alten Themas, mit Anklängen an Verbena und im Ausklang eine Spur Vanillesüße. Diese frischen Düfte sind unisex; es ist, wie auch bei *Eau Sauvage* und *Trophée* (diese beiden werden wir im Kapitel der Männerdüfte besprechen) und vielen anderen Erfrischungsdüften für den Tag, müßig, sie einem Geschlecht zuzuordnen. Überhaupt ist die Trennung von Düften nach Geschlecht eine Tradition, an die man sich, vor allem als Frau, nicht halten muß. Deshalb finden Sie rechts in der Landkarte überwiegend Männerdüfte. Ich habe sie im Kursivdruck angezeigt und in den meisten Fällen, wie auch bei den Damenparfums, den Zusatz »pour Homme«, »Uomo« bzw. »for Her«, »Donna« etc. weggelassen: Der Lettertyp zeigt Ihnen, um welche Variante es sich handelt.

B1

Wir gehen nach links und begegnen zuerst einigen modernen »Eaux« aus französischen Parfumhäusern. Sie sind dem klassischen *Eau de Cologne 4711* verwandt, doch bleibt bei ihnen nach dem Abklingen der Zitrusnote noch ein Hauch von Blumigkeit auf der Haut. Bei *ô de Lancôme* (1969) kommt dazu noch ein süßaromatischer Hauch von Basilikum und ein herb-moosiger Touch, *Eau de Rochas* (1970) hat einen blumig-pudrigen Hintergrund, und bei *Eau de Givenchy* (1980) in Feld A1 geht die Zitrusfrische über in einen Akkord von Jasminblüten und feinen Teeblättern. Es gibt eine Reihe von »Eaux« und »Eaux fraîches« anderer französischer Hersteller, die diesen Düften ähnlich sind. Sie sind nicht so sehr Parfums als vielmehr duftige, feminine Erfrischungsdüfte, die besonders für die Verwendung am Tag in den warmen Jahreszeiten geeignet sind. Diese »Eaux«

EIN PARFUM WIE EIN ZARTES TUCH, VERHÜLLEND UND DURCHSCHEINEND

findet man nur in der Form des leichten Duftwassers, es gibt keine entsprechenden *Parfums* oder *Eaux de Parfum*.

Obwohl *Quartz* (Molyneux, 1977) im Nachgeruch den Facettenreichtum eines »echten« Parfums hat und heute auch als *Eau de Parfum* angeboten wird, haben wir es wegen seiner Leichtigkeit und dem Vorherrschen des Zitrusakkords in der Nähe der *Eaux* eingetragen. Auch das frische, natürliche *Diorella* (Dior 1972) mit seiner Harmonie aus Zitrusduft, krautigen und grün blumigen Noten, gehört hierher, obwohl es sogar als *Parfum* erhältlich ist und in dieser Form seine Wirkung am schönsten entfaltet.

Ganz eigene Wege geht *New West for Her* (Aramis 1991) mit seiner an Meeresbrise erinnernden Note, eingebettet in ein lebhaft blumiges Bouquet. Der Parfumeur Pierre Blaizot hat einmal scharfsinnig auf die Verwandtschaft dieser Note zur femininen Sexualität hingewiesen.[6]

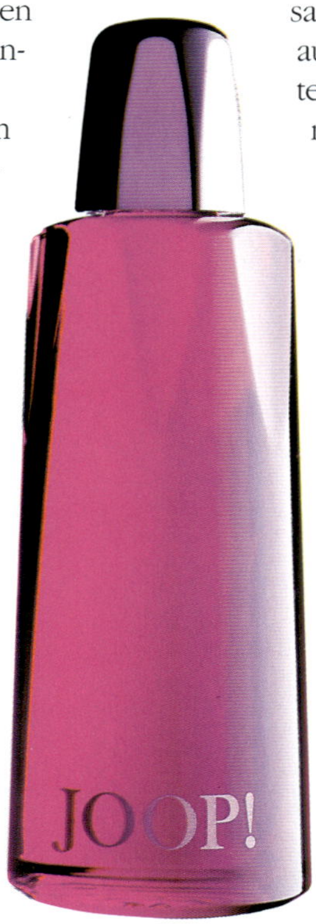

A1

Auch das wunderbar schwebende *L'Eau d'Yssey* des avantgardistischen Designers Issey Miyake enthält diese Note; hier ist sie mit einem frischen und sehr natürlichen Rosenakkord verknüpft. Wahrscheinlich ist dieser Akkord das Ergebnis einer neuen Analysetechnik, genannt »Head Space Gaschromatographie«, mit der man den Duft ganz frisch gepflückter oder sogar lebender Blüten analysieren kann. Diese Technik hat seit Ende der achtziger Jahre viele Parfums mitgeprägt.

Dazu gehört die Gruppe, die sich von *Iceberg* (1989) und *V'E* (Versace, 1989) bis *Parfum d'Elle* (Montana, 1990) und *Wrappings* (Linique, 1990) hinzieht und *Romeo* (Romeo Gigli, 1989), *Moods Donna* (Krizia, 1989), *Cabotine* (Grès, 1990), *Magnetic* (Gabriela Sabatini/Mülhens, 1992) und *Calyx* (Prescriptives, 1987) einschließt. Der frisch-blumigen Herznote fügen diese jugendlich beschwingten Parfums fruchtige Nuancen bei und eine Note, die an feinen grünen Tee erinnert. In *Action Donna* (Trussardi, 1989) ist diese Grünnote besonders ausgeprägt und erinnert an Veilchenblätter. Durch seine klare Maiglöckchennote hat *Parfum d'Eté* (Kenzo, 1992) eine Sonderstellung innerhalb dieser Gruppe. Vom Duftcharakter her könnte man *Cristalle* (Chanel, 1974) als ihren Wegbereiter betrachten, obwohl es 1974 die Head-Space-Technik noch nicht gab.

A2

Auch *Red* (Giorgio, 1989), mit dem schönen Werbespruch »nothing so soft was ever so exciting«, *Kenzo* (1988) und *Tiffany* (1990) sind diesem Typ verwandt, allerdings sind sie wärmer und voller, und der »Weiße-Blüten«-Akkord*, der an subtropische Gärten erinnert, ist vor allem in *Kenzo* stärker ausgeprägt. In *Amarige* (Givenchy, 1991) herrschen Jasmin und Geißblatt vor; sie werden durch holzige Kontrastnoten und würzige Nuancen belebt.

Nina, Anaïs Anaïs und *Fidji* wirken durch ihren zarten, duftigen Aldehyd*-Schleier geheimnisvoll und romantisch, sie spiegeln die verklärte, zart-sinnliche Traumwelt der Fotografie von David Hamilton. In *Nina* (Nina Ricci, 1987) spielt das Maiglöckchen die Hauptrolle, mit einer frühlingshaft grünen Nuance, ganz zart und duftig. Bei *Anaïs Anaïs* (Cacharel, 1979) und auch bei *Fidji* (Guy Laroche, 1966) gemahnt eine erdige Nuance an Hyacinthen. Außerdem hat *Anaïs Anaïs* etwas von dem lauen Tropennachtduft der »weißen Blüten«*, und in *Fidji* ist die warme Würzigkeit von Gartennelken mit im Spiel. Dieser Gartennelkenduft ist noch mehr ausgeprägt in *Ninas* klassischer Schwester aus dem Hause Ricci: *L'Air du Temps* (Nina Ricci, 1947), das schwebend leichte, betörend warme Parfum, das seit über vierzig Jahren der romantische Duft par excellence ist. (Sie finden es in Feld A3).

In *Calandre* und dem ihm verwandten *Rive Gauche* (B2) sind neben einem Rose-Jasmin-Akkord, den man als den Stempel der klassischen französischen Parfümerie zwischen 1920 und 1970 bezeichnen könnte, holzige und wür-

DIE WEISSEN BLÜTEN SUBTROPISCHER NÄCHTE

zige Nuancen erkennbar. Das verleiht *Rive Gauche* (Yves Saint Laurent, 1971) ein sprühendes, gallisches Temperament und führt in dem mehr verhaltenen *Calandre* (Paco Rabanne, 1969) zu klassisch-eleganter Harmonie. *Calandre*, einst das Leibparfum von Evita Peron, ist eines der Parfums, die sich, bei aller eindrucksvoller Präsenz, nie aufdrängen und immer geheimnisvoll bleiben.

Diorissimo (Dior, 1956) ist einzigartig, weil es klar und direkt, natürlich und dabei äußerst kunstvoll, den betörenden Duft des Maiglöckchens zum Ausdruck bringt. So würden Maiglöckchen duften, blühten sie im Paradies.

A3

Eine moderne amerikanische Duftrichtung hat die Tradition von *L'Air du Temps* und *Fidji* aufgegriffen und umgeprägt. Die amerikanischen Parfums sind weniger zart und geheimnisvoll, direkter, geradliniger, intensiver: Sie spiegeln den Geist von New York, nicht den von Paris. Von mehreren erfolgreichen Beispielen aus dem Hause Estée Lauder sind zwei in der Landkarte angeführt: *White Linen* und *Beautiful*. In *White Linen* (1978) wirken etwas seifige Duftaspekte nicht negativ. Der Duft besitzt, in den schönen Worten von Luca Turin[7], die »refraktierte Strahlung der Sonne auf Schnee«. In *Beautiful* (1986) sind die fruchtigen und pudrigen Aspekte stärker ausgeprägt. *Paris* (Saint Laurent, 1983) und *Trésor* (Lancôme, 1990), *Woman No. 4* (Jil Sander, 1990) und *Volupté* (Oscar de la Renta, 1992) sind dieser Ausrichtung verwandt. Mit seinem feinen Rosen-Veilchen-Akkord ist *Paris* eine Brücke zwischen dem klassisch-französischen und dem modern-amerikanischen Stil. *Trésor* ist trotz der Herkunft aus

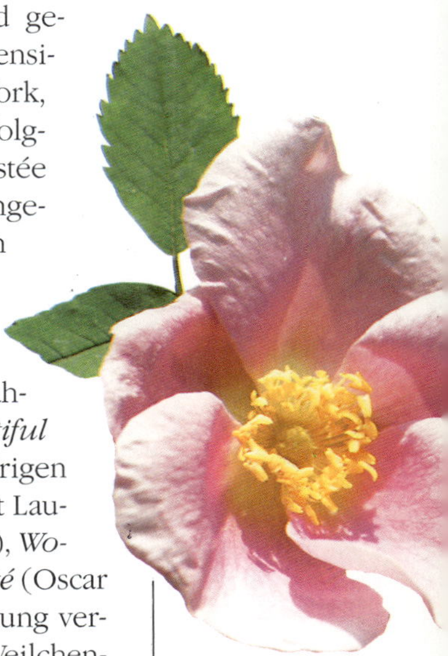

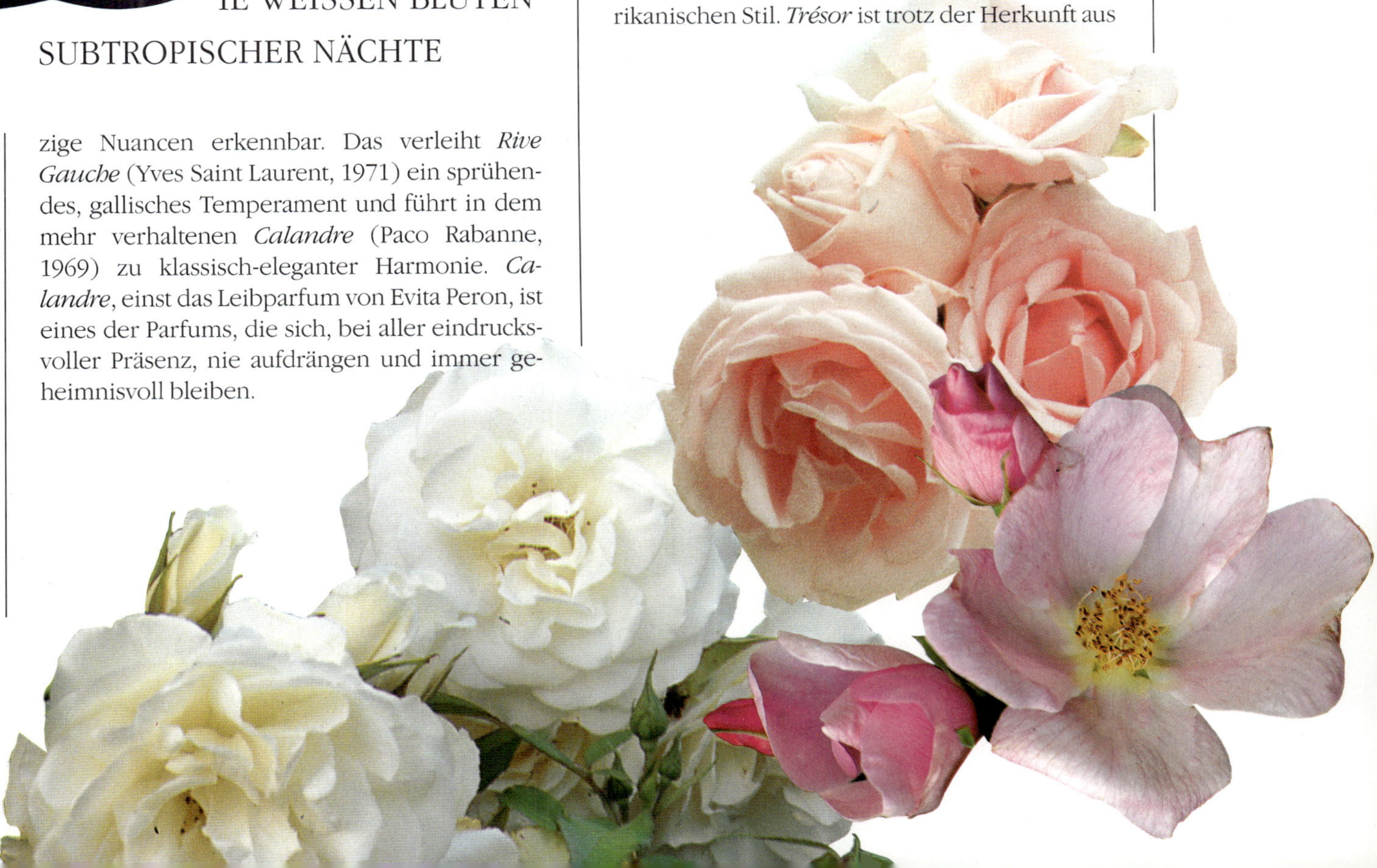

einem französischen Haus resolut amerikanisch im Duftstil. *Woman No. 4* variiert das *Fidji*-Thema mit einem Hauch von Vanille und macht es damit moderner, wärmer und mehr haftend. *Volupté* besticht durch eine feine Maiglöckchennote.

Daß auch *Spellbound* (Lauder, 1991), *Giò* (Armani, 1992) und *Chloé Narcisse* (Lagerfeld, 1992) diesem Dufttyp verwandt sind, merkt man ihnen nicht auf Anhieb an, denn durch die Überlagerung durch kräftige, warme Blütenakkorde – Nelken bei *Spellbound*, Jasmin bei *Gió* und Narzissen bei *Narcisse* – wirken sie zunächst extravertierter. Auch *Betty Barclay* (1992) greift das Duftthema Gartennelke auf und behandelt es auf seine eigene Weise, leichtherzig, sommerlich und natürlich.

Der Charakter von *Chloé* (Lagerfeld, 1975) und *Carolina Herrera* (Puig, 1988) wird durch die berauschende Ausstrahlung der Tuberose geprägt. Die Stammutter dieser Duftfamilie, *Fracas* (Piguet, 1955) war jahrzehntelang schwer erhältlich und ein Geheimtip unter Kennern.

B2

Bevor wir uns mit den berauschend sinnlichen Parfums im tiefen Süden der Landkarte befassen, wollen wir uns zunächst den Düften in den Feldern B2, B3 und C3 zuwenden. Die drei Kreationen oben in Feld B2 haben zweierlei gemeinsam: einen frisch-grünen* Duftaspekt und eine nach Jahrzehnten immer noch erstaunliche Originalität. *Chanel No. 19* (1970) ist, bei aller Raffinesse, spontan und lebhaft. Eine herbe Note, die an Mohnsamen erinnert, prägt den ersten Eindruck; dahinter liegt die muntere Natürlichkeit von Sommerblumen. *Vent Vert* (Balmain, 1945) ist ein Duftschlager aus den Nachkriegsjahren des Zweiten Weltkriegs, der unlängst neu gestaltet wurde. Das Parfum beginnt mit einer wahren Explosion von »grünem« Duft, wie frisch geschnittene Blumenstengel. Bald nach dem Auftragen übernimmt ein frisch-fruchtiger Rosen-Maiglöckchen-Akkord die Hauptrolle in diesem unbekümmerten Parfum. In *Alliage* (Estée Lauder, 1972) verschmelzen herb-krautige, blumige und holzige Nuancen zu einem vollkommen einheitlichen und charakteristischem Duftakkord. Ein einziges Parfum im Handel kommt ihm nahe, der Herrenduft *Devin* (C3), ebenfalls aus dem Hause Lauder, der die Ambranote* stärker betont und würzige Elemente hinzufügt.

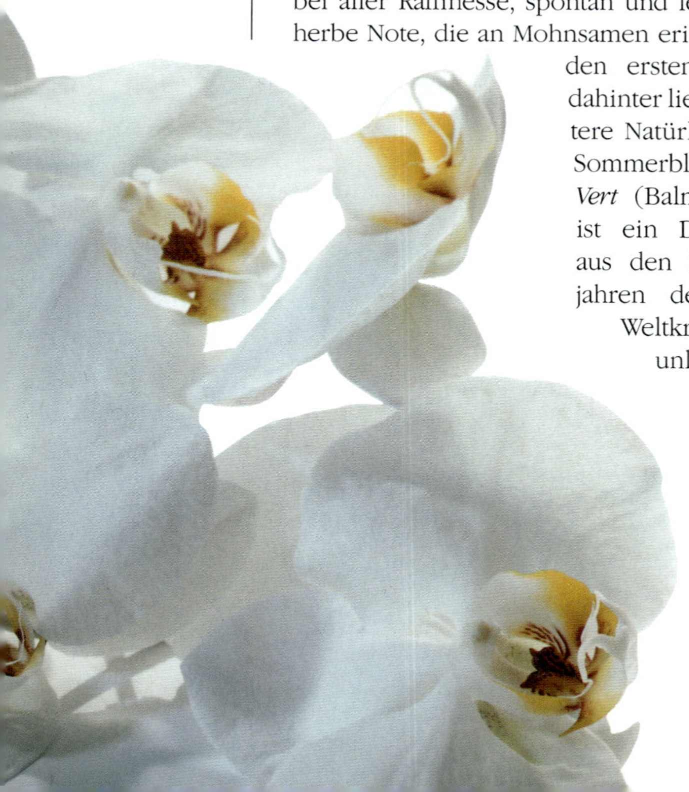

Safari (Ralph Lauren, 1990) vereint einen funkelnden Blumenkomplex mit herb-fruchtigen und warm-holzigen Nuancen zu einem Duft von raffinierter Natürlichkeit, exotisch, doch ohne Schwere.

Weiter unten in B2 finden wir vier Kreationen, die den modernen italienischen Stil verkörpern: Klassisch-blumig im Grundansatz, dabei beschwingt und sportlich-elegant durch wohldosierte Zitrus-Glanzlichter, holzige und würzige Nuancen. *Trussardi Donna* (1984) ist raffiniert und eher zurückhaltend, *Armani* (1982) und *Gucci No. 3* (1984) sommerlich-blumig.

L'Arte di Gucci (1991) fängt den Duftzauber einer Sommerwiese in einem Akkord von klassischer Eleganz ein.

Ganz unten in diesem Quadrat liegen *Chanel No. 5* (1921) und *Madame Rochas* (1960). Beide verkörpern den klassischen französischen Typ schlechthin: ein Blumenakkord, der die edle Kühle der Rose mit der sinnlichen Wärme von Jasmin und Ylang-Ylang* verbindet, in vollkommenem Gleichgewicht mit einem trocken-pudrigen Komplex, in dem die Duftnoten von Iriswurzel und Edelhölzern verschmelzen. Darüber liegt, wie zarter kühler Nebel über einer Herbstlandschaft, eine Aldehydnote*, die die Konturen mit einem Hauch von Geheimnis verschleiert. In ihrer Nähe finden wir *Calèche* (Hermès, 1961), in dem das pudrige Element stärkere Betonung findet, und das feine, mehr blumige *Valentino* (1979).

C2

In den Düften in diesem Feld treten die blumigen Aspekte gegenüber den holzigen wei-

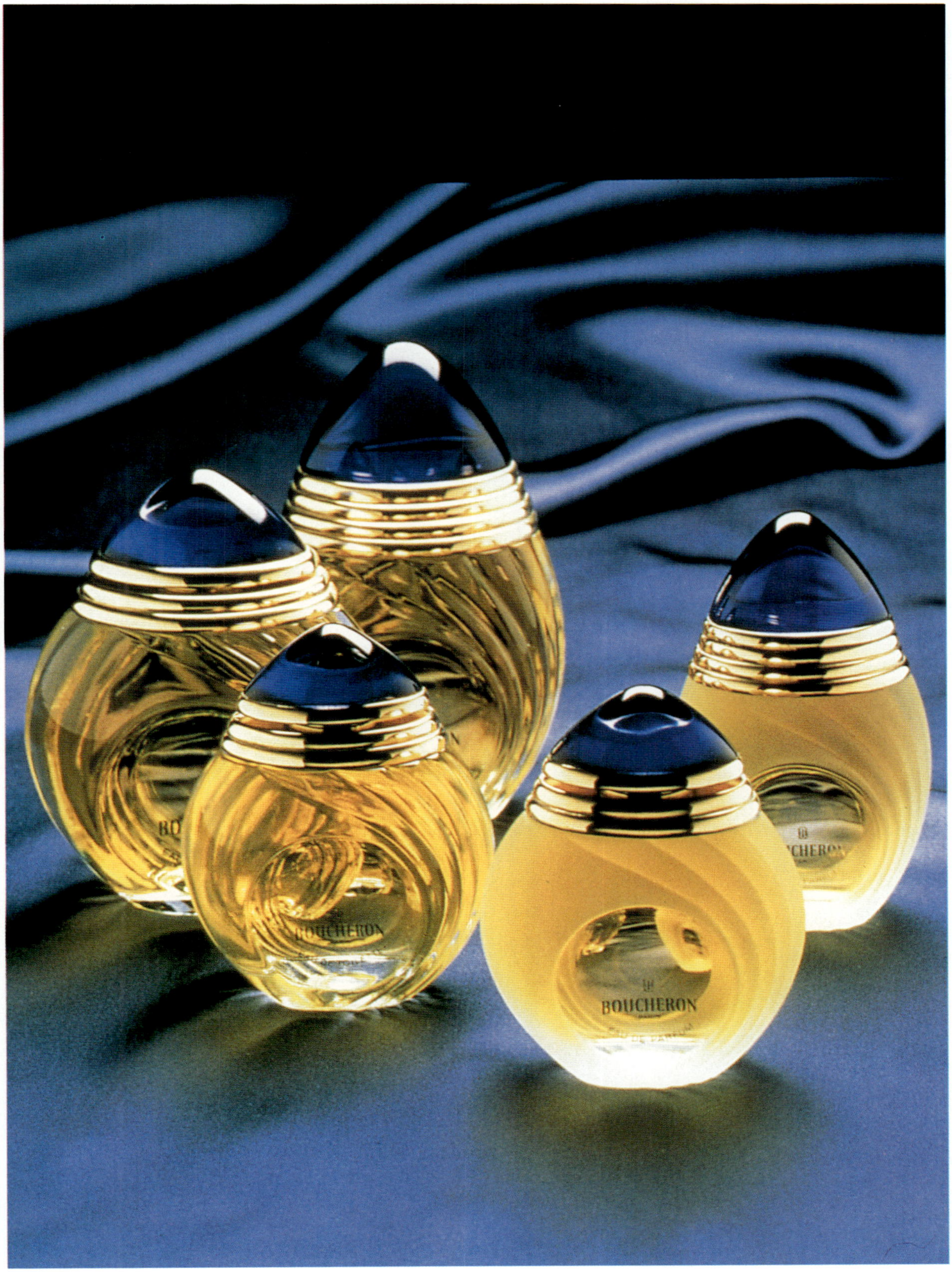

Die halborientalisch-blumige Damenduft-Création des französischen Juweliers Alain Boucheron.

DUFTBERATER
Landkarte der Parfums

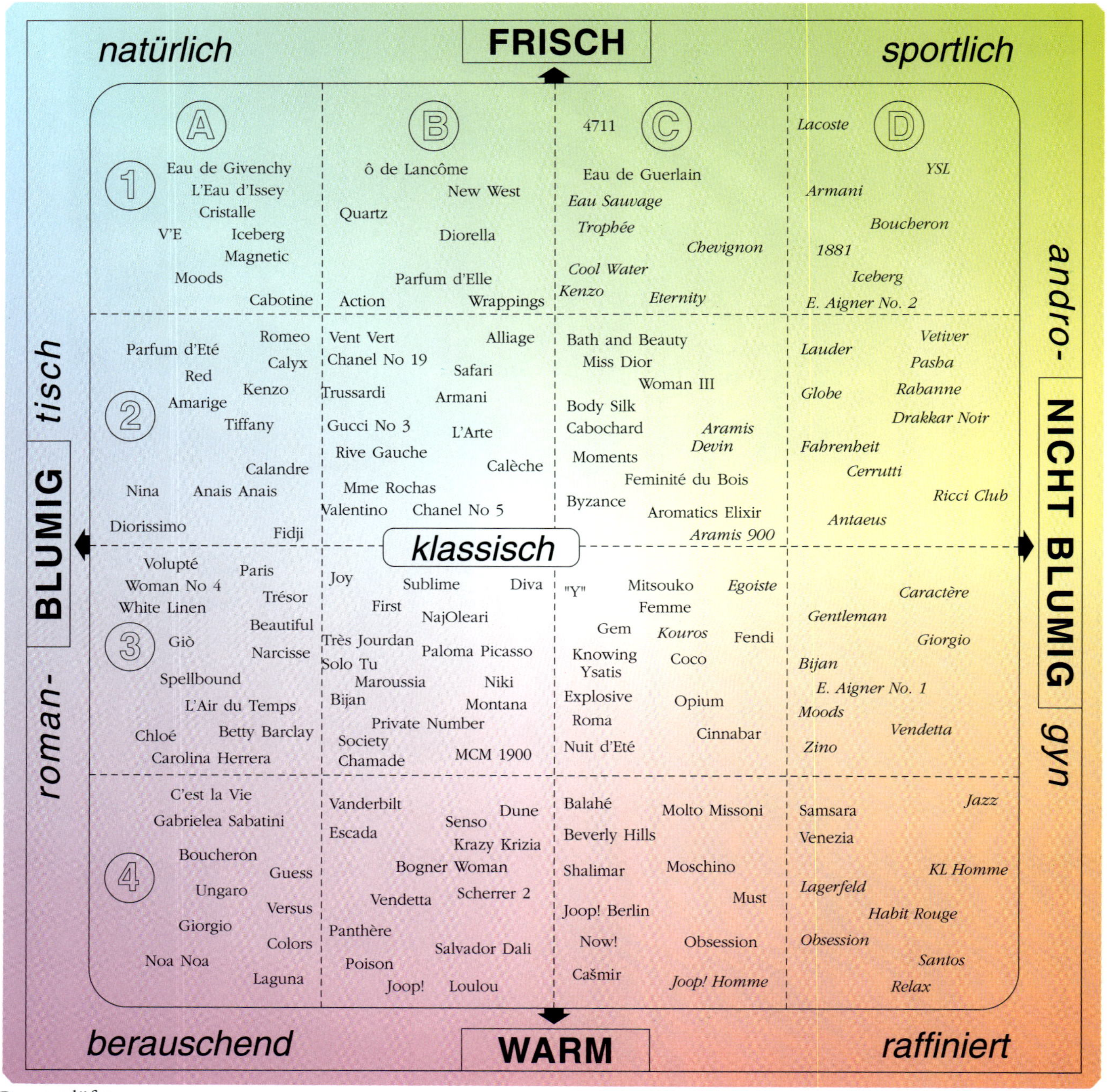

Damendüfte

Männerdüfte

ter zurück. So entsteht die Duftfamilie der Chypres*, von deren kühlerer Spielart die fünf Parfums oben links typische Vertreter sind. (Die schwereren Chypres werden wir in C3/B3 finden.) Klassiker des Genres sind *Miss Dior* (1947) und *Cabochard* (Grès, 1958). Der Name *Miss Dior* ist irreführend: Dies ist kein Duft für junge Mädchen! Das Parfum teilt mit den besten Schöpfungen der Nachkriegsjahre die lebhafte Ausstrahlung und die kompromißlose Originalität, die vor allem aus dem Wechselspiel zwischen einer wolkig weichen Aldehydnote* und einem stabilen Holzkomplex entsteht. Das gleiche Kontrastspiel finden wir bei *Bath and Beauty* (Jil Sander, 1981), das *Miss Dior* nahesteht, und bei dem dunkleren *Byzance* (Rochas, 1987). *Moments* (Priscilla Presley, 1990) ist blumiger, weniger betont aldehydisch und sehr ausgewogen.
Cabochard ist zurückhaltender, mit einer feinen Ledernuance, die später *Aramis* und manch andere Herrennote inspirieren sollte. Das Grundthema dieses Duftes wurde in *Body Silk* (La Perla, 1987) neu interpretiert.
Die drei Düfte rechts in Feld C2 haben, abgesehen von dem Zurücktreten der blumigen Elemente zugunsten der holzigen, wenig gemeinsam. *Woman III* (Jil Sander, 1986) erinnert im Angeruch an *Eau Sauvage*, wird dann holziger und ein wenig würzig und klingt leise in Moschus aus. Es ist ein ruhig-selbstbewußter Duft von stilvollem Understatement im Geist von Jil Sanders Mode. *Feminité du Bois* (Shiseido, 1992) ist zweifellos eines der originellsten Parfums der letzten Jahre, ein eigenartig schillernder Akkord aus Zedernholz, Iriswurzeln und Veilchenblüten. *Aromatics Elixir* (Linique, 1972) ist der seltene Fall eines Parfums, das fast ohne Werbung zum Welterfolg und Evergreen wurde, ein Duft von großer Präsenz, doch ohne Schwere, raffiniert und komplex, mit vollkommener Charaktertreue vom Augenblick des Auftragens an bis zum Verklingen nach vielen Stunden.

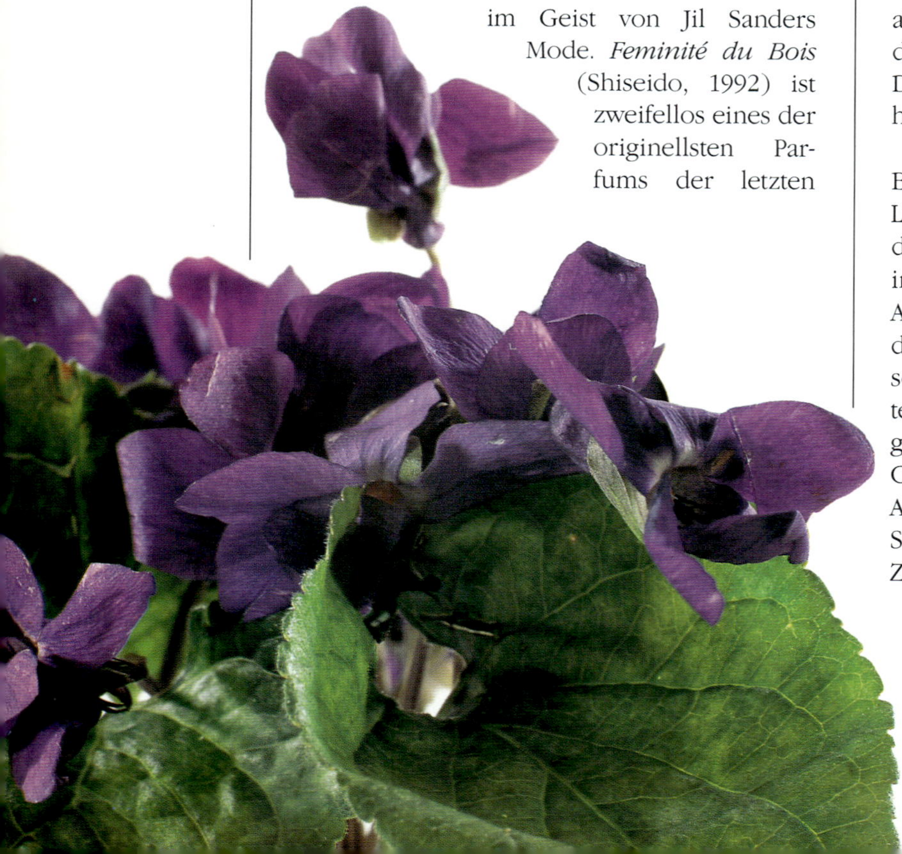

C3
Auf unserem Weg nach unten treffen wir nun auf zunehmend wärmere und schwere Parfums der Chyprefamilie. Mit *Mitsouko* (1921) schuf Guerlain bereits im ersten Viertel des Jahrhunderts einen Seitenarm dieser Familie, der durch eine süße Pfirsichnote gekennzeichnet ist. *Mitsouko* vermeidet ein Überwiegen der süßen Elemente durch eine krautige Kontrastnote; im kompromißlos originellen *Femme* (Rochas, 1944) und im klaren, mehr zurückhaltenden *Gem* (Van Cleef & Arpels, 1987) geschieht dies durch eine starke Betonung der holzigen Note. *»Y«* (in Feld C3) erreicht durch die Ausprägung des Rose-Jasmin-Akkords klassische Harmonie. *Knowing* (Lauder, 1988), *Ysatis* (Givenchy, 1984), *Explosive* (E. Aigner, 1986) und *Montana Parfum de Peau* (1986) gehören einer Duftfamilie an, die aus dem Ausspielen starker Kontrastwirkungen lebt, einerseits zwischen blumigen und holzigen Akkorden, andererseits zwischen der Frische des einleitenden Citrusakkords und der immer stärker hervortretenden Sinnlichkeit der animalischen Basisnote. Dies sind ausdrucksstarke Parfums, die man heiß liebt oder nicht ausstehen kann.

B3
Links von dieser Gruppe liegen ebenfalls dramatische, doch weniger kontroverse Düfte, in denen die Kontraste durch die geringere Ausprägung der animalischen Elemente und die stärkere Betonung des Blumigen entschärft sind. So entstehen anspruchsvolle, temperamentvolle Duftkreationen für den großen Auftritt.
Oft greifen diese Parfums in ihrem blumigen Akkord das klassische Rosen-Jasmin-Thema auf: So *Diva* (Ungaro, 1983), geprägt durch den Zweiklang eines fruchtig schillernden Rose-Jas-

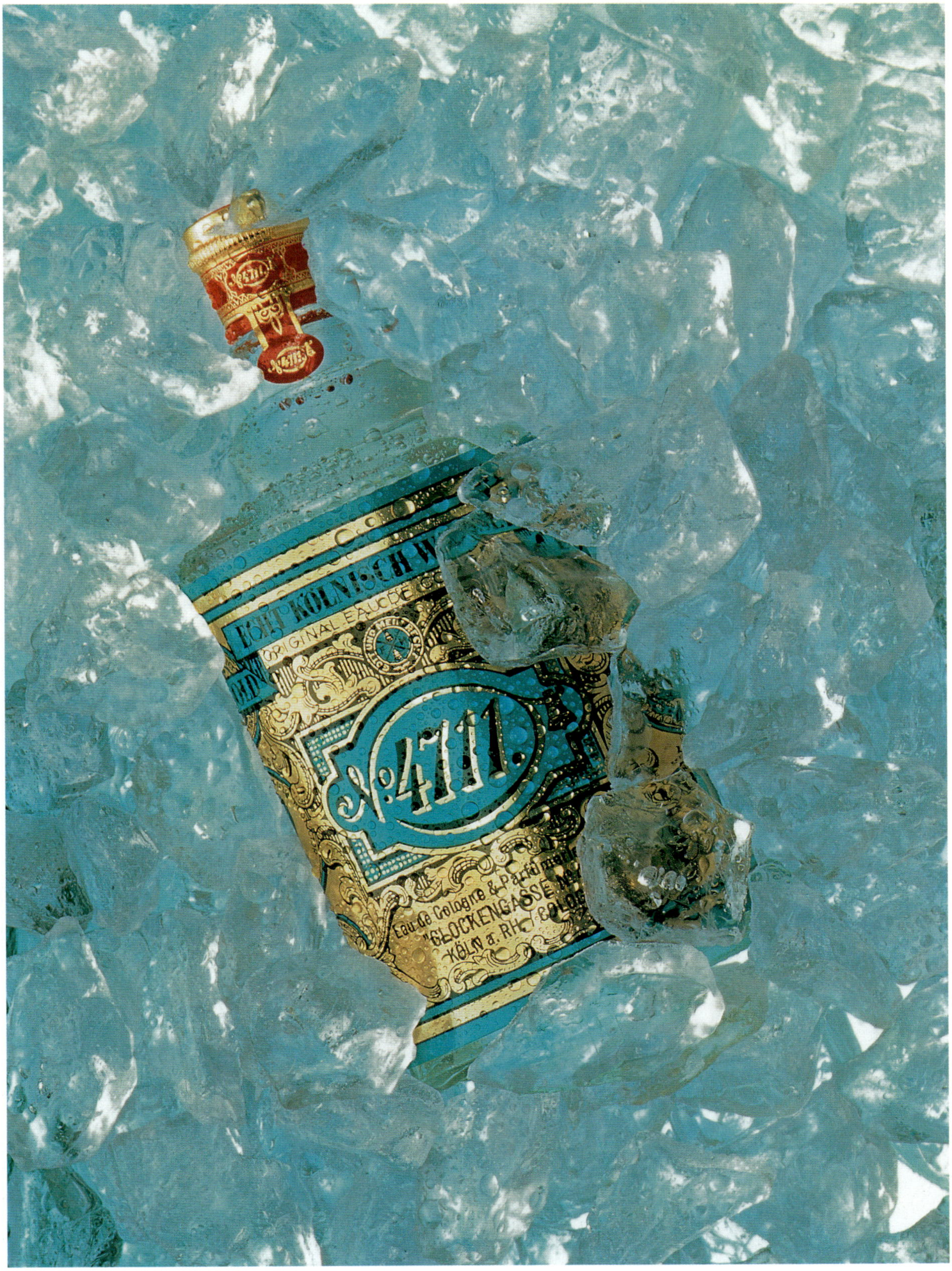

Frische und Belebung für Körper und Geist – 4711 ECHT KÖLNISCH WASSER seit 200 Jahren weltberühmt.

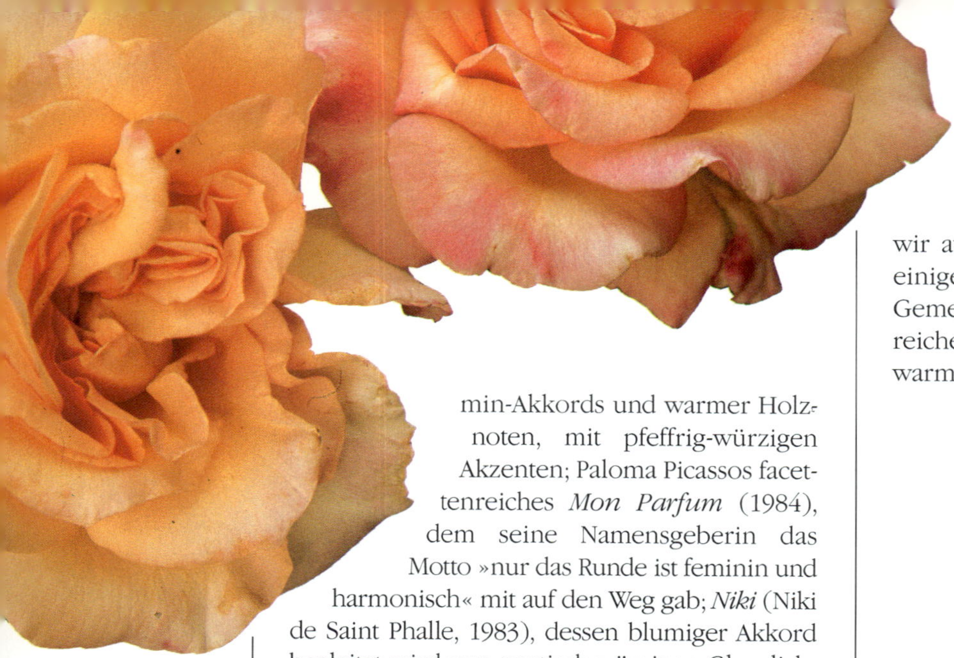

min-Akkords und warmer Holznoten, mit pfeffrig-würzigen Akzenten; Paloma Picassos facettenreiches *Mon Parfum* (1984), dem seine Namensgeberin das Motto »nur das Runde ist feminin und harmonisch« mit auf den Weg gab; *Niki* (Niki de Saint Phalle, 1983), dessen blumiger Akkord begleitet wird von exotisch-würzigen Glanzlichtern von Ingwer und Kardamom; das klassisch ausgewogene *Solo Tu* (Tristano Onofri, 1991) und das temperamentvolle *Maroussia* (Slava Zaïtser, 1992), würzig akzentuiert und pudrig-warm durch Iriswurzeln und Vanille.

Auch *First* (Van Cleef & Arpels, 1976), ein Bouquet von strahlender, haftender Intensität, greift den Rose-Jasmin-Akkord auf. Eine süße Himbeernuance, eine ausgeprägte Aldehydnote*, ein herber Akzent, der an Grapefruit erinnert und ledrige Aspekte im Nachgeruch verleihen diesem Parfum seinen unverwechselbaren Charakter.

Eine leichtere, beschwingtere Reinkarnation dieses Klassikers, ohne den aldehydischen Aspekt, bietet *Naj-Oleari* (1990). *MCM 1900* (1992) setzt durch die reiche Ausgestaltung des Fruchtakkords einen modernen Akzent. *Très Jourdan* (1992) betont den Fruchtakkord noch stärker und vereinfacht das Blumenbouquet zur Rose.

Seine üppigste und klarste Ausprägung findet der Rose-Jasmin-Akkord im klassischen *Joy* (Patou, 1935). In *Joys* junger Schwester *Sublime* (Patou, 1992) wird dieser Akkord aufgehellt durch herb-fruchtige Akzente von frischer Ananas und schwarzen Johannisbeeren und durch einen »grünen« Duftkomplex. Dieser erinnert nicht, wie die Grünnoten der Parfums in den oberen Regionen der Landkarte, an Melonen oder grünen Tee, sondern eher an rohe grüne Paprika.

Den Einsatz eines solchen grünen Akkords als aufhellende, aktivierende Kontrastnote finden wir auch in *Paloma Picasso* und *Niki* und in einigen der Parfums links unten in Feld B3. Die Gemeinsamkeit dieser Gruppe liegt in der Anreicherung des Blumenkomplexes durch die warmen Akkorde weißer Blüten*. Der Klassiker

Moderne Kreationen, selbstbewusst ausstrahlend

dieser Gruppe ist *Chamade* (Guerlain, 1969), grün und aldehydisch in der Kopfnote, mit einer strahlenden Herznote von Rosen und weißen Blüten und einem pudrig-warmen Ausklang. *Society* (Burberry's, 1991) vereint eine glanzvolle fruchtige Jasminnote mit warmen Akzenten weißer Blüten*. *Bijan* (Bijan, 1987) umgibt den Lilienduft von Tuberosen mit bittergrünen und himbeersüßen Aspekten, im Ausklingen tritt der weiche Glanz von Moschus hervor. *Private Number* (Etienne Aigner, 1991) vereint den Blütenakkord mit einer erdig-herben Grünnuance und fruchtigen Glanzlichtern. Im Hintergrund Weihrauch und die Wärme von Moschus und Sandelholz.

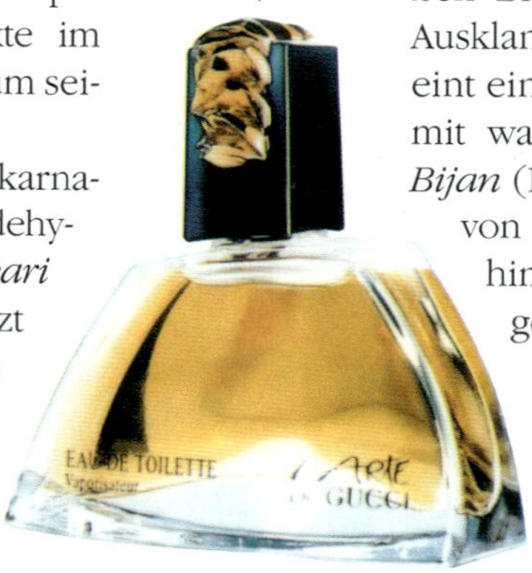

In vielen blumigen Bouquets, die wir in allen Regionen der Landkarte antreffen können, wird eine Spur Vanille eingesetzt; sie verleiht der Komposition Ausstrahlung und Wärme. Das Besondere an den Parfums, die die südwestliche Region der Landkarte beherrschen, ist, daß hier die Vanille neben den blumigen Akkorden zum prägenden Element des Duftes avanciert. Sie zählen somit zur heute so aktuellen Familie, die in Fachkreisen als »süß blumig«, »blumig orientalisch« oder auch »floriental« (kurz für floral-oriental) bezeichnet wird.

A4

C'est la vie! (Christian Lacroix, 1990) verdank seinen besonderen Charakter dem strengen und nostalgischen Aroma der Akazienblüte. Die Vanillenote verleiht dem Parfum Wärme, die bis in den Zitrusfruchtakkord der Kopfnote hineinreicht. *Gabriela Sabatini* (Mülhens, 1989), *Noa Noa* (Otto Kern, 1990) und *Escada* (Margareta Ley, 1990) sind anfänglich blumig, und mit ihren Noten von weißen Blüten*, grünem Tee und kühlen Früchten der Gruppe im Nordwesten der Landkarte verwandt, doch dann bricht allmählich immer mehr die strahlende Süße von Vanille und die exotische Wärme von Balsamen durch.

Auch *Boucheron* (1988) und *Ungaro* (1990) vereinen weiße Blüten und Vanille, doch herrscht bei ihnen von Anfang an eine berauschende, sinnliche Wärme vor. Eine grüne* Kontrastnote verleiht *Boucheron* Spannung; *Ungaro* wird durch Ylang Ylang*, Mango und Pfeffer belebt. Wer diese Parfums trägt, bleibt nicht unbemerkt! Englisch könnte man sagen: »You will know who is wearing it«, und genau das war der Werbespruch von *Giorgio* (1981), die Duftsensation der frühen achtziger Jahre, die von einer Prestige-Boutique in Los Angeles aus Amerika eroberte, ein Duft von einmalig intensiver charakeristischer Ausstrahlung und Haftung. Im ähnlich haftenden *Laguna* (Salvadore Dali, 1991) ist der Blütenakkord weich und einschmeichelnd. *Guess* (G. Marciano, 1991) wirkt anfänglich als klassischer Rose-Jasmin-Akkord, wird jedoch bald von einer süßen Vanille-Karamel-Note, die von animalischen Aspekten begleitet ist, überlagert.

In *Colors* (Benetton, 1987) und *Versus Donna* (Versace, 1992) finden wir Ansätze eines neuen Trends, der kulinarische Aspekte nicht mehr verbirgt, sondern klar zum Ausdruck kommen läßt. Er ist in diesen Parfums verköpert in der Vereinung fruchtige Aspekte (Erdbeere bzw. Himbeere) mit Vanille und Karamel. Ein Weißer-Blüten-Komplex* rundet das Duftbild bei *Colors* ab, bei *Versus* eine Rosennote.

B4

Vanderbilt (1981) entwickelt seinen edlen, etwas zurückhaltenden Charakter aus dem Zusammenspiel der fast strengen, nostalgischen Blütennoten von Akazie und Mimose mit der Wärme der Vanille. *Senso* (Ungaro, 1987) gehört der gleichen Duftfamilie an, doch ist es würziger, üppiger, strahlender, mit Akzenten von Ingwer und tropischen Früchten.

Die Parfums links unten in Feld B4 vereinen die berauschende Wärme subtropischer Blüten mit pudrigen und würzigen Akzenten. *Poison* (Dior, 1985), der trendprägende Dufterfolg der mittachtziger Jahre, schillert dunkel-fruchtig. *Panthère* (Cartier, 1986) entspricht mit seiner Raubkatzengrazie seinem Namen wunderbar. *Bogner Woman* (1990) vereint eine fruchtige, einschmeichelnde Weiße-Blüten-Note* mit würzig-süßen Balsamen zu einem verführeri-

EIN DUFT VON GROSSER PRÄSENZ DOCH OHNE SCHWERE

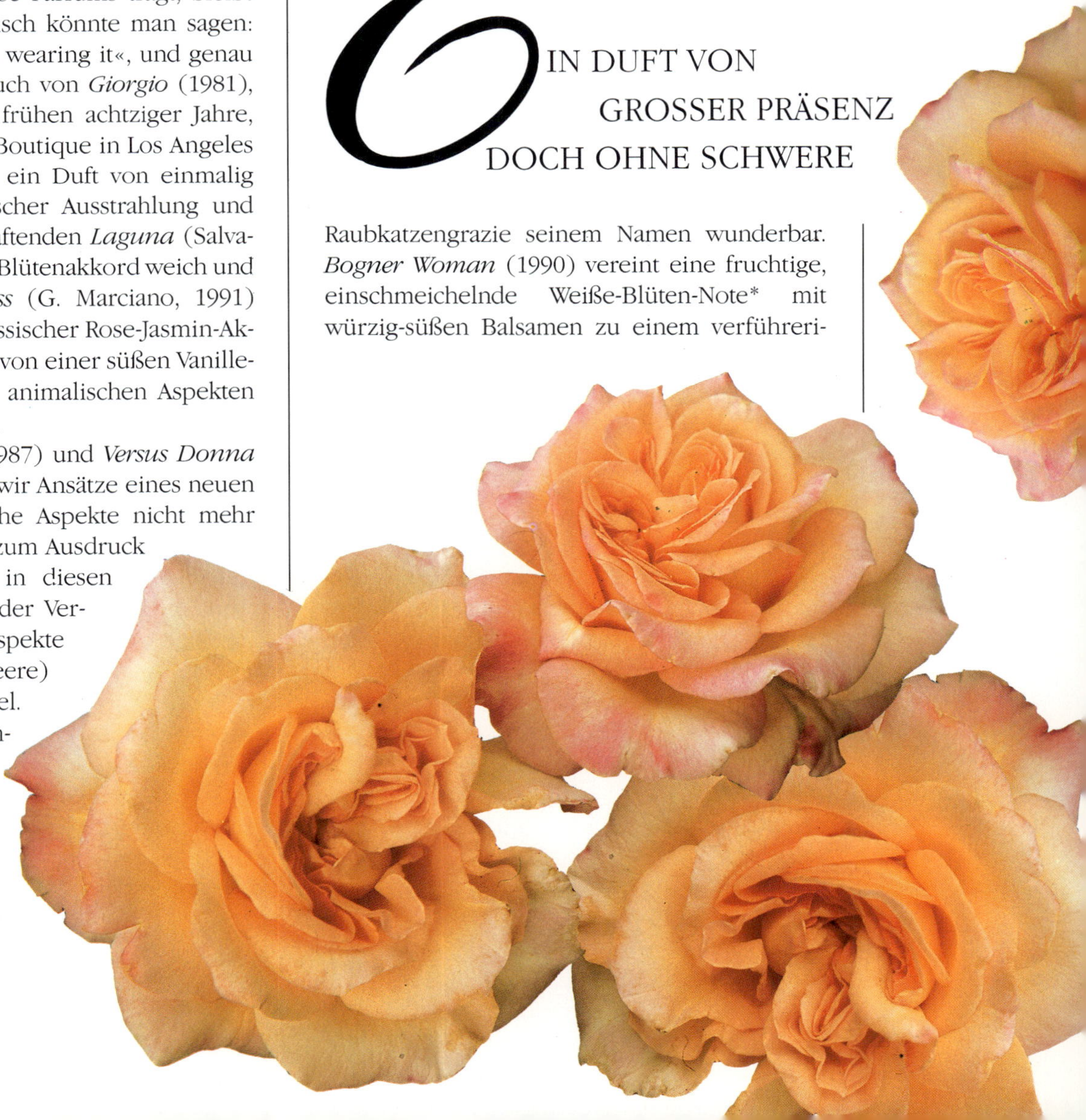

schen Akkord. *Escada* (Margareta Ley, 1990) verschmilzt einen haftenden Weißen-Blüten-Akkord* mit fruchtigen und lebhaften Gewürznuancen zu einer ausgewogenen Komposition. *Vendetta* (Valentino, 1991) entspricht einem aktuellen Trend durch die Verschmelzung des kokosartigen Aspekts der Tuberose mit Vanille und Karamelnoten zu einem Akkord, der an süßes Gebäck erinnert.
In *Joop!* (Joop, 1987) verschmelzen zart-blumige, zimtig-pudrige und Weihrauchnoten zu einem charaktervollen Akkord von großer Haftung und Ausstrahlung. In *Loulou* (Cacharel, 1987) mischt sich der strenge und betäubende Duft von Lilien und Orchideen mit der exotischen Süße von Balsamen zu einem schillernden und bestimmt nicht unschuldigen Parfum. In *Salvador Dali* (1986) werfen Akzente von Weihrauch und Myrrhe dunkel-kühle Schatten. *Scherrer 2* (1986) wirkt durch seinen klassisch-blumigen Akkord, mit trocken-pudrigen Nuancen, anfänglich zurückhaltend – dann bricht der warme Ambré-Grundton durch wie ein süßes Lächeln.
In *Dune* (Dior, 1991) kommt die Wärme von Ambra, Vanille und Balsamen erst zum Durchbruch, nachdem schwebend-blumige Noten und ein Hauch von Meeresduft, die dem Parfum einen geheimnisvollen Reiz geben, verklungen sind. Auch *Krazy-Krizia*, (1991) weckt in seiner Anfangsnote flüchtige Assoziationen mit dem Meeresstrand. Durch Zitrusfruchtnoten, holzige und krautige Akzente wirkt es lebhaft und extravertiert.

SO VIELDEUTIG SCHILLERND IST NUR EIN BESONDERES PARFUM

C4
Wir bewegen uns weiter ostwärts und kommen nun in Bereiche, in denen der Ambréakkord mit seinen vanilleartig süßen, zimtig-würzigen und animalischen Aspekten immer mehr ins Zentrum des Duftbildes rückt. Im Stammvater des Genres, *Shalimar* (Guerlain, 1925), finden wir diese Note noch umspielt von allen klassischen Aspekten des Parfums, von blumigen, holzigen und würzigen Noten, und vor allem, als Einleitung und Kontrast, von einem Zitrusakkord. Die modernen Metamorphosen dieses Dufttyps mit Ausnahme von *Balahé* (Léonard, 1983) und des Parfums *Must* (Cartier, 1981) haben den Zitrusakkord aufgegeben. (Hier ist ausdrücklich nur das *Parfum* gemeint; das Eau Toilette des gleichen Namens ist völlig anders, leicht und beschwingt.) In manchen, so in *Beverly Hills* (Gale Hayman, 1990) und *Cašmir* (Chopard, 1991) wird der blumige Aspekt durch einen Weißen-Blüten-Akkord* gebildet. Andere wie *Obsession* (Calvin Klein, 1985), *Moschino* (1987) und *Molto Missoni* (1990) erreichen durch die fast ausschließliche Betonung der trocken-holzigen Aspekte, mit leichter Andeutung frischer und würziger Nuancen, eine lapidare, sehr haftende Duftwirkung, die über lange Zeit auf der Haut fast unverändert bleibt.
Joop! Berlin (1990) umspielt den Ambréakkord mit einer krautig-blumigen Kopfnote; in *Now!* (Bogner, 1992) ist die Anfangsnote fruchtig. In beiden, wie auch in *Cašmir,* entwickelt sich der Duft bald zu einer intensiven Vanillenote mit zimtigen und karamellartigen Aspekten. Sie entsprechen somit dem aktuellen Trend der Parfums mit kulinarischer Note.

C3
Bei unserem ersten Weg durch dieses Feld sind wir an der Gruppe der Parfums rechts und unten im Feld vorbeigegangen. Dies sind die warm-temperamentvollen Düfte, bei denen holzige und würzige Aspekte besondere Betonung finden. Wenn auch bei einigen dieser Düfte die Werbung die sinnlichen oder romantischen Aspekte betont, so haben sie sich dennoch, diskret als Eau de Toilette eingesetzt, durchaus auch im Berufsalltag bewährt. *Opium* (Yves Saint Laurent, 1977) und *Cinnabar* (Lauder, 1978) ähneln sich, doch *Opium* ist komplexer

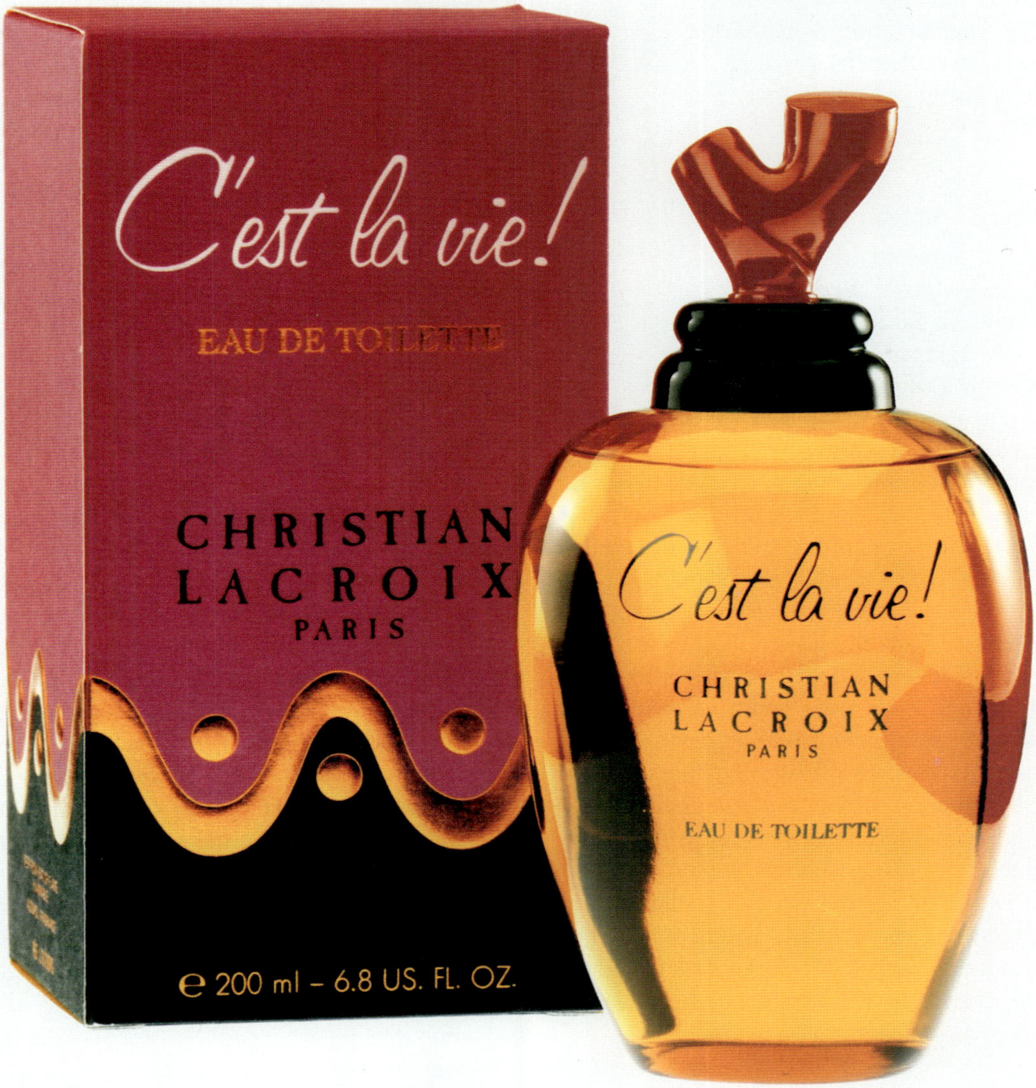

Ein Schwung, ein Lächeln, Spritzigkeit. Lebhaft und strahlend durch ein völlig neues Blumenbouquet, vielschichtig und sinnlich durch zarte Ambra-Noten: Ein Parfum des Lebens!

und sinnlicher, *Cinnabar* klarer und kühler. *Coco* (Chanel, 1984) und *Fendi* (1985) sind klassisch blumig in ihrer Herznote; bei *Coco* ist die warme Ambrénote* stärker ausgeprägt, bei *Fendi* die trocken-holzige Nuance.
In *Roma* (Laura Biagiotti, 1988) verbinden sich die blumigen, die würzigen und die warmen Ambréaspekte zu einem völlig ausgewogenen Dreiklang. Das sehr intensive und haftende *Nuit d'Eté* (Joop, 1990) hat auch die fruchtigen Nuancen von altem Portwein.

D4
Das Haus Guerlain leitete 1989 mit *Samsara*, in dem eine ausgeprägte Moschusnote und ein Sandelholzkomplex die Hauptrollen spielen, eine neue Duftrichtung in der Luxusparfümerie ein. Zu den Parfums, die diesen Impuls aufgegriffen und weiterentwickelt haben, zählt *Venezia* (Laura Biagiotti, 1992), das eine zimtige Nuance hinzufügt. Auch der Herrenduft *Jazz* (Yves Saint Laurent), der *Samsara* voranging, basiert auf dieser Verschmelzung von Moschus und Sandelholz.
Weil Sie bei Ihrer Suche nach Parfums, in denen Blumennoten nicht oder kaum vertreten sind, weitgehend auf Männerdüfte angewiesen sind, habe ich eine Auswahl dieser Düfte, die mir auch für Frauen besonders geeignet erscheinen, im rechten Teil der Landkarte mit aufgenommen. Selbstverständlich sollten Sie sich beim Durchforsten der Welt der Männerdüfte aber nicht auf diese beschränken! Wir wollen uns in einem Kapitel, das dieser Welt gewidmet ist, eingehend mit den Männerdüften befassen.

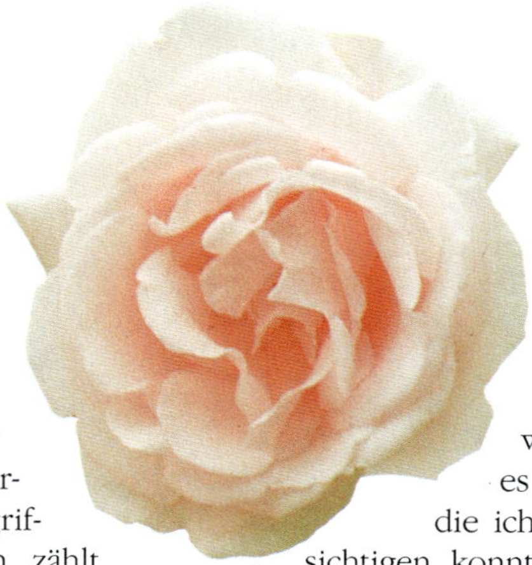

DIE LANDKARTE IN IHREM KOPF

Aus Platzgründen ist hier nur eine beschränkte Auswahl der Herrendüfte vertreten; Sie finden eine reichere Auswahl auf der Landkarte der Männerdüfte. Aber auch bei den Damendüften ist die Landkarte bei weitem nicht vollständig. Ich habe zwar versucht, die Mehrzahl aller Parfums aufzunehmen, die im Jahr 1992 in den großen deutschen Parfümerien angeboten wurden. Aber weniger gängige Parfums sowie Düfte, die hauptsächlich in Drogerien zu finden sind, werden Sie vergeblich suchen. Auch viele Parfums, die Sie auf Ihren Auslandsreisen finden, sind hier nicht vertreten. Und wenn Sie dieses Buch lesen, gibt es bestimmt schon neue Parfums, die ich beim Verfassen nicht berücksichtigen konnte. Die Welt der Düfte ist so vielfältig und lebendig, daß an Vollständigkeit nicht zu denken ist.
Haben Sie aber einige Zeit mit der Landkarte gearbeitet und Düfte, die Sie darin gefunden haben, versucht und verwendet, so werden Sie die Einordnung der Düfte immer selbständiger nachvollziehen können. Sie werden sich beim Schnuppern an einem Duft, den Sie in der Karte nicht finden, Ihre eigene Meinung bilden, ob er kühl oder warm ist, blumig oder mehr würzig, und ob er vielleicht einem Duft ähnelt, den Sie schon in der Landkarte gefunden haben. Es wird auch der Tag kommen, an dem Sie über die Landkarte schimpfen, weil Sie finden, daß der eine oder andere Duft an der falschen Stelle steht.
Wenn Sie so weit sind, haben Sie die Landkarte »in der Nase« oder, wenn Sie so wollen, »im Kopf«. Dann sind Sie zum Parfumkenner avanciert und die Welt der Düfte verwirrt Sie nicht mehr wie einst. Sie sind bei Ihren Abenteuern mit schönen Düften nicht mehr auf Beratung angewiesen, Sie können sogar Ihre Freundinnen beraten. Und Parfums bereiten Ihnen tieferen Genuß als Sie jemals geträumt hätten.

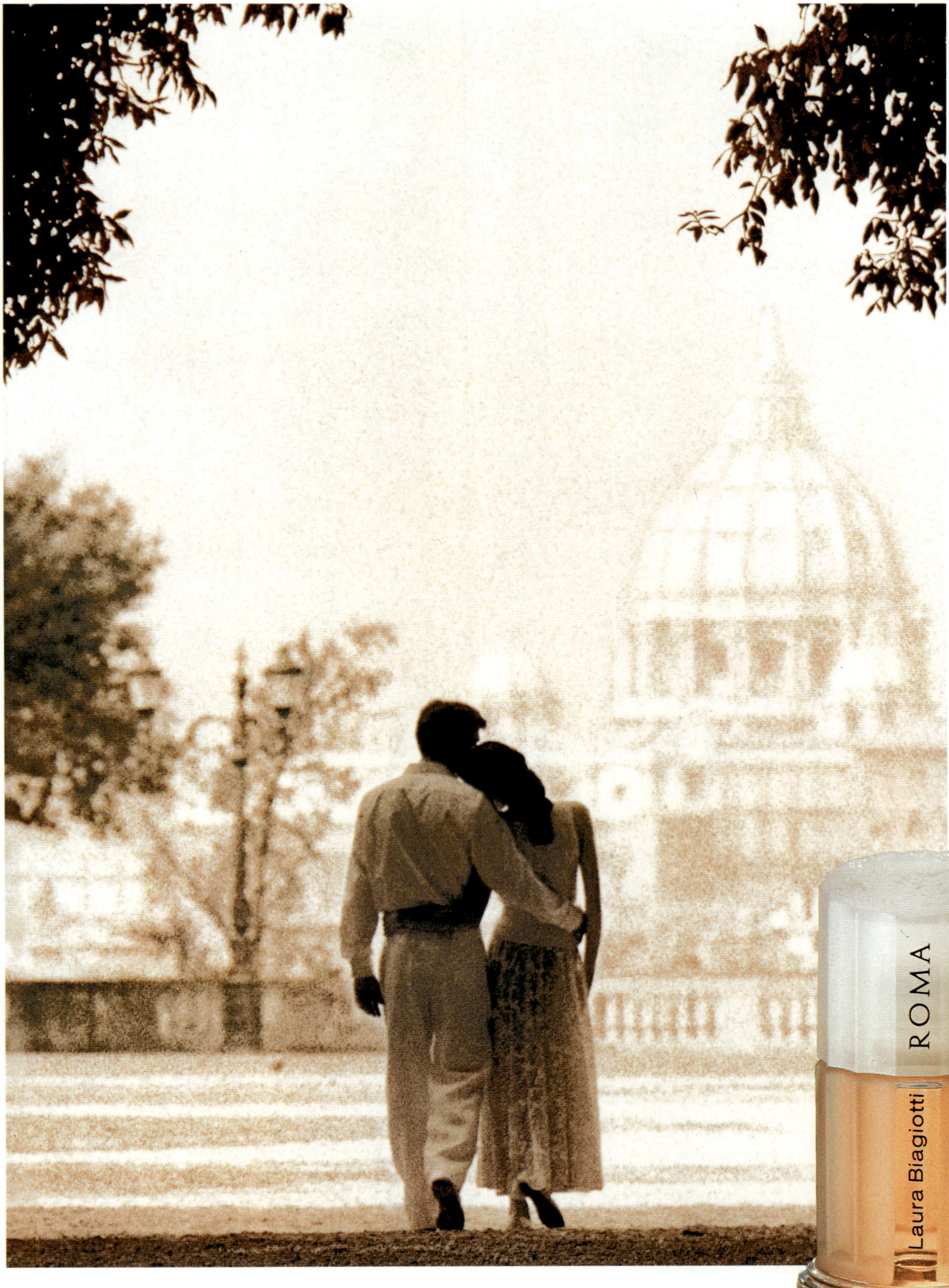

Laura Biagiotti ROMA. Ein Hauch von Ewigkeit. Ein geheimnisvoller, femininer Duft im Stil römischer Tradition.

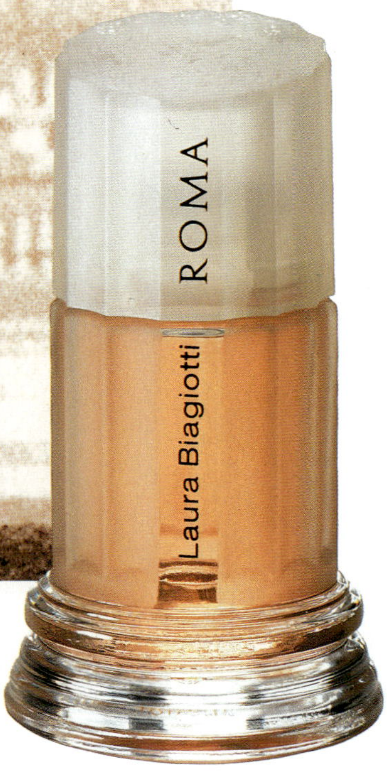

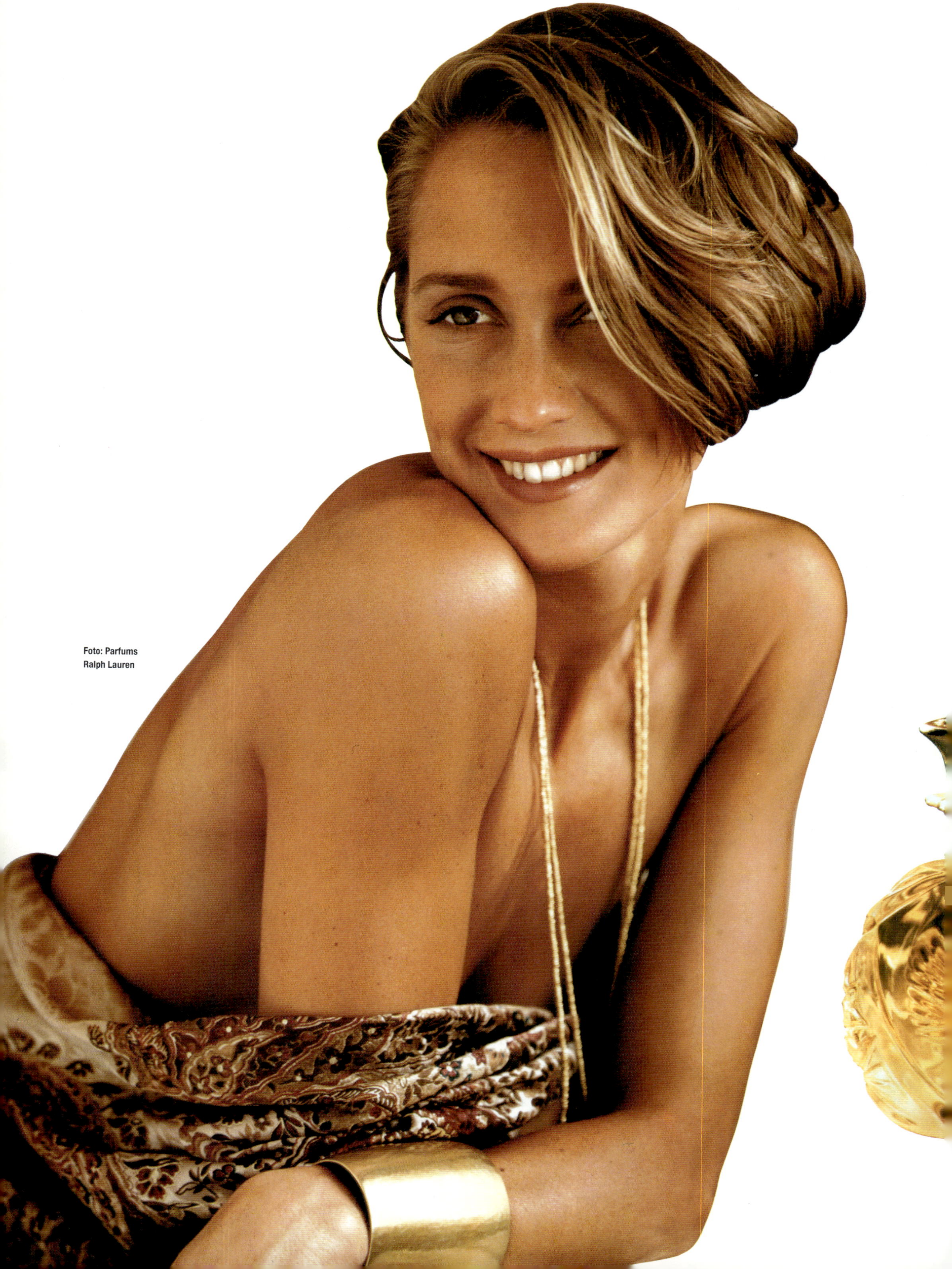

Foto: Parfums
Ralph Lauren

FRAGEN ZUM TRAGEN

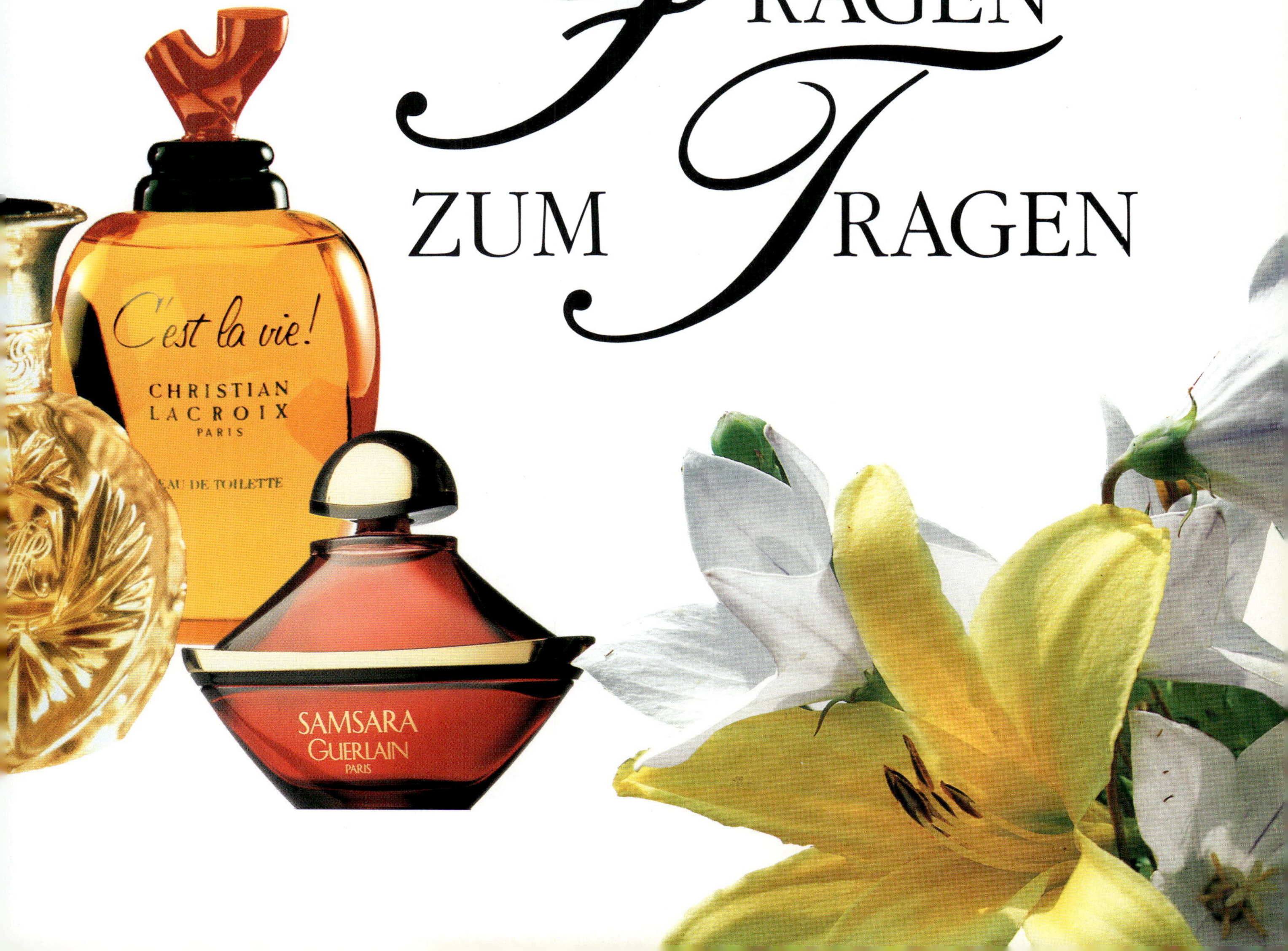

DIE ARTEN DER DUFTPRODUKTE

Sie schaffen Ihre Duftaura durch die Wahl Ihres Parfums und durch die Weise, wie Sie es verwenden. Wirkt es mutig oder intim, offen oder geheimnisvoll, haftet es lange? Das alles hängt vom Parfum ab, aber auch davon, wie und wie reichlich Sie es verwenden und welche Art Sie benutzen: das *Parfum* oder das *Eau de Toilette*, das *Eau de Parfum* oder das *Spray Cologne*?

Alle diese Arten bestehen im wesentlichen aus Parfumkonzentrat, Alkohol und Wasser. Sie unterscheiden sich in den Mengenverhältnissen dieser drei Hauptbestandteile. Bisweilen werden Kleinstmengen von Farbstoffen und Antioxidantien zugesetzt, doch diese beeinflussen den Duft nicht. Leider ist es um die Bezeichnungen der verschiedenen Arten recht verwirrend bestellt, denn sie werden in verschiedenen Ländern unterschiedlich gehandhabt. Außerdem haben sich die Gepflogenheiten im Laufe der Zeit geändert.

Am konzentriertesten und intensivsten sind die Düfte, die französisch als *Parfum* oder englisch als *Perfume* bezeichnet werden; eine weitere, etwas veraltete Bezeichnung für die gleiche Form ist *Extrait*. Sie werden in kleinen Flakons angeboten, die zumeist 7 ml oder 15 ml (in Amerika entspricht dies ¼ oz. bzw. ½ oz.) enthalten. Der Anteil an Duftkonzentrat liegt hier üblicherweise zwischen 20 und 30 Prozent, bei Parfums, die seit 1970 auf den Markt gekommen sind, gelegentlich noch höher. Das *Parfum* ist die kostbarste Form eines Duftes, man verwendet dafür die raffinierteste Packung, den exquisitesten Flakon. Sein Duftöl enthält oft besonders hohe Anteile der teuersten natürlichen Blütenessenzen, die in den anderen Arten zum Teil durch Nachschöpfungen ersetzt werden. Diese Nachschöpfungen kommen den natürlichen Vorbildern allerdings in ihrem Duft so nahe, daß nur geübte Nasen den Qualitätsunterschied entdecken. Das *Parfum* ist das edelste Geschenk, das Statussymbol par excellence, und das Flaggschiff der Duftserie.

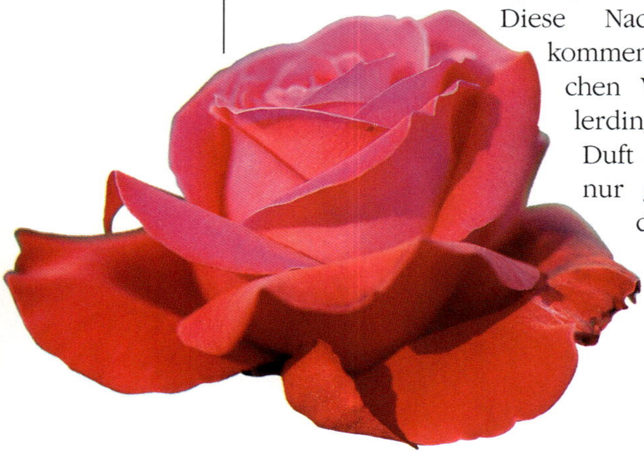

Mit der Bezeichnung *Parfum* fängt die Verwirrung der Begriffe schon an, weil ja im normalen Sprachgebrauch das Wort »Parfum« oft für Duft ganz allgemein, nicht nur für die konzentrierteste Form, benutzt wird. Ich folge diesem Brauch auch in diesem Buch, habe aber versucht, Unklarheiten dadurch zu vermeiden, daß ich, wenn ich speziell die konzentrierte Form meine, das Wort *Parfum* kursiv schreibe.

DAS PARFUM IST DIE KOSTBARSTE FORM EINES DUFTES

Das *Eau de Parfum* ist die zweitstärkste Art; hier liegt der Duftölanteil normalerweise zwischen 15 und 25 Prozent. Einige Hersteller wandeln diese Bezeichnung ab zum Beispiel in *Parfum de Toilette* oder (bei Dior) in *Esprit de Parfum*. Rochas bietet neben dem *Eau de Parfum* das noch konzentriertere *Eau de Parfum Intense* an. Das *Eau de Parfum* und seine Varianten sind optimal für die Frau, die regelmäßig einen Duft verwendet und Wert darauf legt, daß er »wirkt«, daß er haftet und Ausstrahlung hat.

Es folgt das *Eau de Toilette* mit einem Duftölanteil, der üblicherweise zwischen 10 und 20 Prozent liegt. Hier wie überall gibt es seit etwa 1970 einen Trend hin zu höheren Konzentrationen. Die gleiche Bezeichnung wird auch häufig bei Herrendüften verwendet. Dort liegen die Duftölkonzentrationen etwas niedriger, etwa bei 6 bis 12 Prozent, ebenfalls mit steigender Tendenz bei den neueren Marken. Bedingt durch den geringeren Konzentratanteil wirkt das *Eau de Toilette* diskreter, leichter als das *Eau de Parfum* und das *Parfum*. Oft wird diese

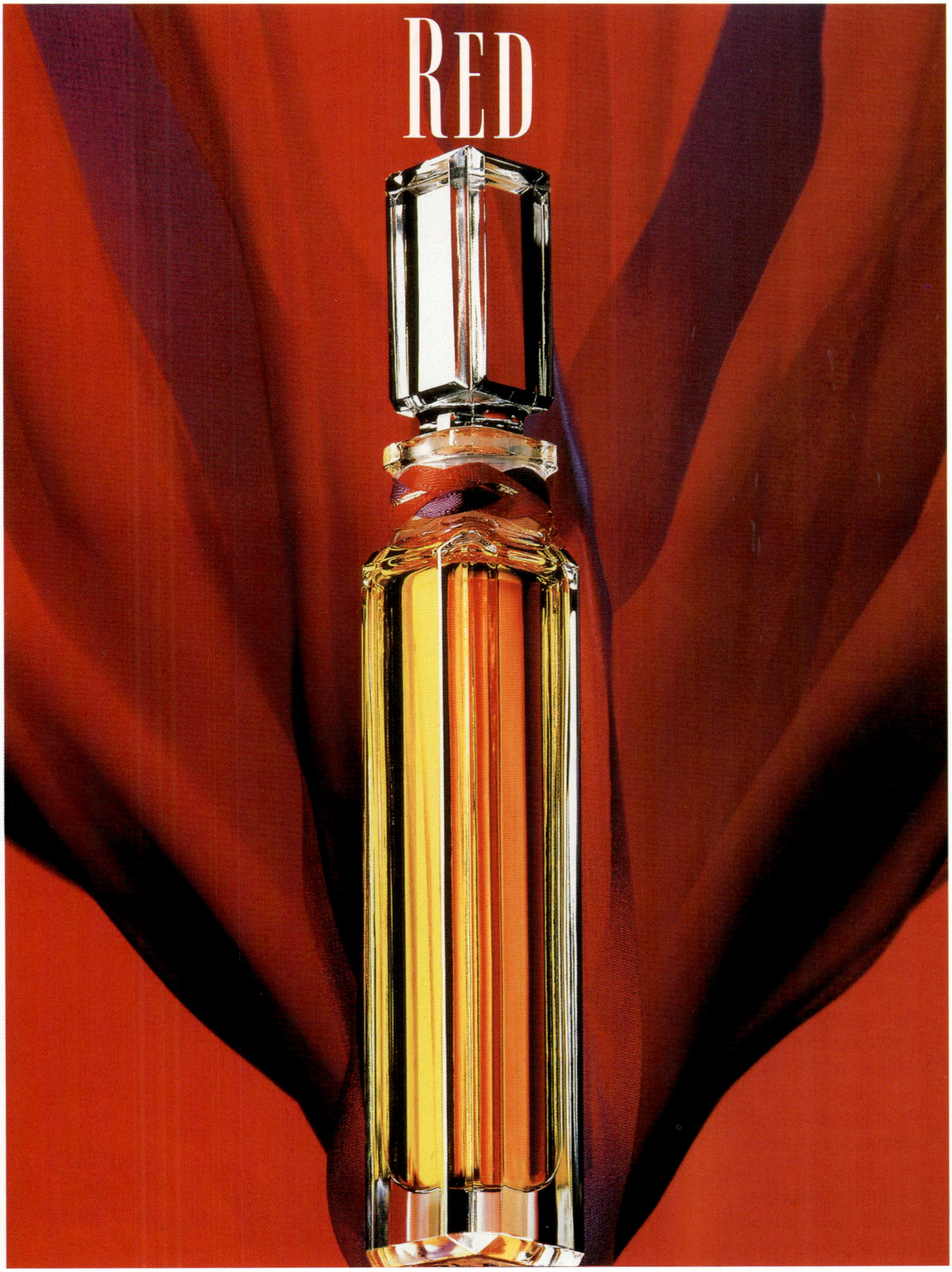

RED von Giorgio Beverly Hills – noch nie war Sanftes so aufregend!

Wirkung noch durch Änderungen in der Zusammensetzung des Konzentrats verstärkt: Der Anteil der leichteren, frischeren Duftkomponenten wird angehoben und der der warmen und besonders haftenden zurückgenommen. Bei einigen Kreationen der jüngsten Zeit ist der Unterschied zwischen dem *Eau de Toilette* und dem *Parfum* besonders ausgeprägt, so bei *Must de Cartier* und bei *Diva*, wo das *Eau de Toilette* in *Eau de Séduction* umgetauft wurde.

Die Bezeichnung *Eau de Cologne* findet man heute vornehmlich bei den Herrendüften. Sie ist hier gleichbedeutend mit *Eau de Toilette*. Vereinzelt verwendet man sie auch bei Düften für Damen; hier bezeichnet sie die leichteste Form des Duftes. Im Bereich der Unisex-Düfte wird der gleiche Ausdruck für Erfrischungswässer mit frischem, citrusbetontem Duftcharakter verwendet.

SPRAYS HABEN DEN VORTEIL FAST UNBESCHRÄNKTER HALTBARKEIT

Bei Düften, die aus den USA stammen, wird häufig der Ausdruck *Cologne* verwendet. Hier bezeichnet er eine Konzentration, die normalerweise zwischen 12 und 25 Prozent liegt und dem französischen *Eau de Parfum* oder *Eau de Toilette* entspricht. Bei *Men's Cologne* liegt die Konzentration weniger hoch, meist zwischen 7 und 12 Prozent. (Nach der deutschen Rechtslage wird die Bezeichnung *Cologne* allerdings als Hinweis auf die Stadt Köln verstanden und nicht als Kurzbezeichnung für *Eau de Cologne*.) Weil die Amerikanerinnen großen Wert auf starke Haftung und intensive Duftausstrahlung legen, finden Sie gerade unter den *Colognes* amerikanischen Ursprungs (zum Beispiel bei den Düften von Estée Lauder, Giorgio of Beverly Hills und Calvin Klein) besonders intensive Düfte.

In der französischen Parfümerie gibt es auch Duftwässer, die schlicht mit *Eau* bezeichnet werden. Von diesen Düften gibt es allerdings nur diese eine Form, also kein entsprechendes *Parfum* oder *Eau de Parfum*. Eau ist Teil des Namens, wie zum Beispiel in *Eau de Rochas* oder *Eau Sauvage*; in *ô de Lancôme* nimmt es eine eigenwillige Schreibweise an. Diese *Eaux* haben üblicherweise die Konzentration eines leichten *Eau de Toilette*. Sie sind frisch und vor allem für die Verwendung tagsüber, nach dem Sport usw. bestimmt.

Zu erwähnen wäre noch die *After Shave Lotion*, meistens verkürzt *After Shave* genannt, in Frankreich *Après Rasage*. Diese leichteste Form, mit Duftölkonzentrationen von 2 bis 4 Prozent, gibt es selbstverständlich nur bei den Herrendüften.

Alle bisher erwähnten Duftarten haben gemeinsam, daß sie als Flüssigkeit auf die Haut aufgetragen werden. Von den meisten gibt es zusätzlich noch Varianten, die man durch Versprühen aufträgt. Diese erkennen Sie an den Zusatzbezeichnungen *Spray, Natural Spray, Atomiseur* oder *Vaporisateur*.

Dabei bezeichnet *Spray* ein Aerosol, also eine Lösung, die mit Treibgas unter Druck abgefüllt wurde. Wenn man den Ventilknopf betätigt, versprüht sich der Duft von selbst. Die Sprays sind in schlechten Ruf gekommen, seitdem man die Schädigung der Ozonschicht der Atmosphäre durch Fluorchlorkohlenwasserstoffe (FCKWs) entdeckt hat. Heute werden als Treibgase aber nicht mehr FCKWs eingesetzt, sondern nur noch solche Gase, die keinen schädlichen Einfluß auf die Umwelt haben. Man kann diese *Sprays* also ohne Bedenken verwenden. Sie bieten eine besonders feine Versprühung des Duftes und haben den Vorteil fast unbeschränkter Haltbarkeit, da in ihnen die Parfumlösung völlig vor Kontakt mit der Luft geschützt ist. Deshalb eignen sie sich besonders für die Frau, die viele Parfums gleich-

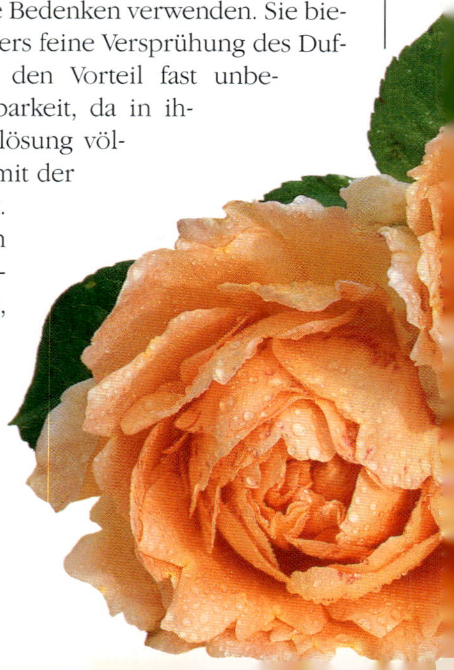

zeitig in Verwendung hat und jedes einzelne nur langsam aufbraucht. Aus technischen Gründen ist die Form der Flakons bei den *Sprays* oft weniger phantasievoll als bei den anderen Arten.

Die Duftölkonzentration ist bei den *Sprays* in etwa die gleiche wie bei den entsprechenden Produkten ohne Sprühvorrichtung. Trotzdem kommt in ihnen das Parfum anders zur Geltung, vor allem unmittelbar nach dem Auftragen. Durch die Vernebelung der Flüssigkeit ist der Duft von Anfang an voll präsent, während er sich bei den flüssigen Arten erst allmählich durch die Wärme der Haut entfaltet. Deshalb brauchen Sie, wenn Sie ein Parfum beurteilen wollen, bei den *Sprays* nicht so lange zu warten wie bei den flüssigen Arten.

Als *Natural Spray* werden Flakons bezeichnet, die mit einer Sprühpumpe versehen sind. Sie enthalten kein Treibgas; die Versprühung wird durch die Pumpwirkung des Ventilkopfes erzeugt und ist weniger fein als beim *Aerosol Spray*. Die Haltbarkeit des Parfums ist hier die gleiche wie bei den Parfums ohne Pumpvorrichtung, und die Duftentfaltung ist langsamer als bei den Sprays mit Treibgas.

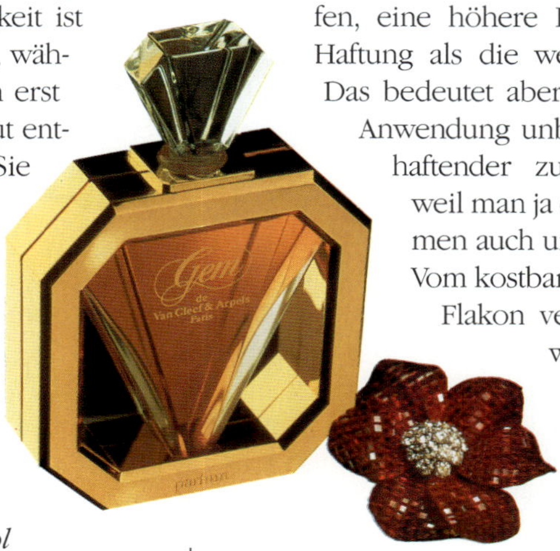

Leider werden die französischen Bezeichnungen *Atomiseur* und *Vaporisateur* nicht mit der gleichen Konsequenz eingesetzt wie die englischen. Meistens entspricht der *Atomiseur* dem *Spray* und der *Vaporisateur* dem *Natural Spray*, aber manchmal ist es auch umgekehrt. Sehen Sie sich deshalb, wenn Sie unbedingt eine dieser Formen haben wollen und nicht die andere, den Flakon genau an. Kann man die Pumpvorrichtung abschrauben, dann handelt es sich um ein *Natural Spray*.

Die italienischen und spanischen Parfumhäuser verwenden meistens die französischen Artenbezeichnungen, die englischen und die deutschen Häuser eher die amerikanischen. Dabei geht man allerdings in der Sprachwahl leider ebenfalls nicht immer konsequent vor; so gibt es oft genug in einer Serie ein *Perfume Spray* und ein *Eau de Toilette*.

Innerhalb einer Duftserie haben die stärker konzentrierten Formen, Tropfen für Tropfen, eine höhere Intensität und längere Haftung als die weniger konzentrierten. Das bedeutet aber nicht, daß sie in der Anwendung unbedingt intensiver und haftender zur Geltung kommen, weil man ja die verschiedenen Formen auch unterschiedlich benutzt. Vom kostbaren *Parfum* im kleinen Flakon verwenden Sie fast unwillkürlich weit weniger als vom *Eau de Parfum* oder vom *Eau de Toilette* im größeren Flakon mit der größeren Öffnung. Das *Spray* regt zur besonders großzügigen Verwendung an. Frauen, die ihren Duft gerne intensiv tragen, verwenden meistens nicht das *Parfum* sondern das *Spray Cologne* oder das *Eau de Parfum Vaporisateur* oder *Atomiseur*.

DIE DUFTSERIEN

Von den meisten Parfums gibt es neben den flüssigen Formen und den Sprays noch eine ganze Reihe anderer Produkte: Deodorants, Seifen, Körperlotionen, Puder, Schaumbad und anderes mehr. Wenn man einen Duft liebt, ist es schön, sich mit Produkten zu umgeben, die diesen Duft tragen. Dabei spielen Deodorant, Körperlotion und Puder eine besondere Rolle, denn sie bleiben auf dem Körper, und ihr Duft ist oft recht intensiv.

Die Deodorants sind zwar funktionelle Produkte, aber sie werden oft hauptsächlich wegen ihres Duftes verwendet, speziell die sogenannten *Parfum Deos, Deodorant Colognes* und ähnliches mehr; in Frankreich enthalten Produkte dieser Art oft gar keinen Deowirkstoff und wirken ausschließlich durch den Duft. Die *Parfum Deos* enthalten preisgünstigere Fassungen

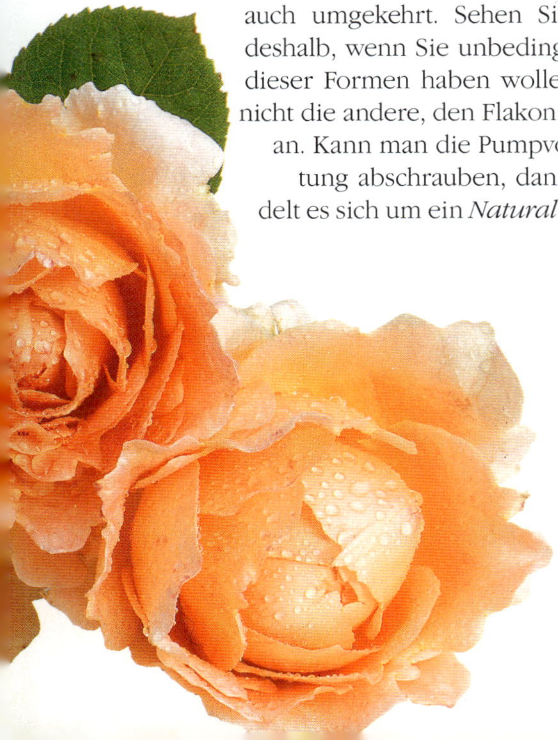

des Duftes der Serie. Sie bieten gleichzeitig Duft, Erfrischung und Hygiene und sind das moderne Gegenstück der klassischen *Eaux de Cologne*.

Neben den Deodorants, die Teil einer Duftserie sind, gibt es auch *Parfum Deos* beziehungsweise *Deodorant Colognes*, die für sich alleine stehen. Hier werden unter Markennamen wie *Impulse, Dané* oder *Limara* eine Reihe von Duftnoten angeboten, die oft mehr oder weniger deutlich von beliebten Luxusparfums inspiriert wurden. *Parfum Deos* stellen den preiswertesten Weg, einen Duft zu tragen, dar.

Die Körperlotion ist eine besonders schöne Ergänzung zum Duftwasser. Die in einer Lotion enthaltenen Öle und Emulgatoren bewirken, daß der Duft sich eng mit der Haut vereint und durch das Auftragen der Lotion am ganzen Körper entsteht eine Duftaura, die eine klare Präsenz hat ohne aufdringlich zu wirken. Das Ritual des Eincremens nach dem Bade und das Wissen, daß der ganze Körper in Duft gehüllt ist, machen das Verwenden einer feinen Körperlotion zum besonders genußvollen Erlebnis.

Badeöle sind zwar in erster Linie für das Badewasser bestimmt, aber man kann sie auch direkt auf die Haut auftragen. Der Duft kommt so noch intensiver zur Geltung als bei der Körperlotion, weil die Duftölkonzentration im Badeöl sehr hoch ist. *Youth Dew*, das erste Erfolgsparfum von Estée Lauder, gab es über viele Jahre gar nicht als Parfum oder Cologne, sondern nur als Badeöl. Es war ein Geheimtip unter den amerikanischen Stewardessen und Sekretärinnen, daß man sich mit diesem Öl bei sehr erschwinglichem Kostenaufwand wunderbar intensiv parfümieren konnte. Auch *Dioressence* war ursprünglich ein Badeöl.

Gesichts- und Körperpuder spielten zu Anfang unseres Jahrhunderts eine ganz wichtige Rolle als Duftträger. Seitdem sind sie in dieser Rolle weitgehend in Vergessenheit geraten, doch gibt es neuerdings Anzeichen einer Renaissance. Man hat Puderformulierungen entwickelt, die einen Duft auf der Haut besonders fein und wirkungsvoll zur Geltung bringen.

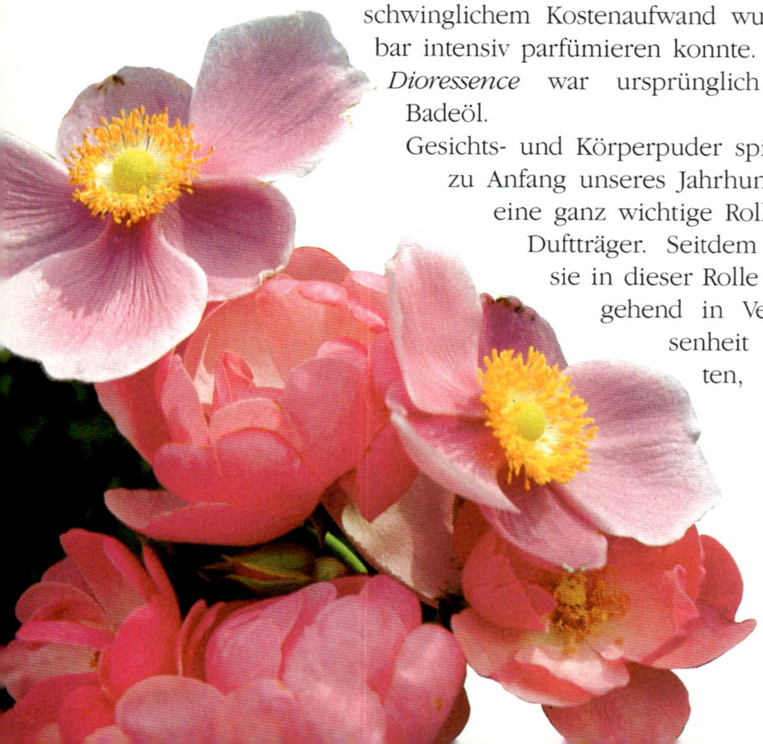

TRAGE DEIN PARFUM DORT AUF, WO DU GEKÜSST WERDEN WILLST« (COCO CHANEL)

So schön es ist, von einem Duft, den man liebt, die ganze Serie einzusetzen, vom Eau de Parfum bis hin zur Seife und zum Schaumbad, man ist in der Praxis oft nicht so konsequent; neben dem Duftwasser verwendet man ganz unterschiedliche Marken von Körperpflegeprodukten, die alle ihren eigenen Duft haben. Ich bin oft gefragt worden, ob das nicht schlecht sei. Führt es nicht zu einem Duftmischmasch? Die Gefahr besteht tatsächlich. Aber Sie können sie weitgehend vermeiden, indem Sie bei Ihren Hygieneprodukten und Körperpflegemitteln Marken wählen, deren Duft nicht zu intensiv und zu haftend ist, und eher neutral als allzu charakteristisch. Die meisten modernen Qualitätsmarken entsprechen diesen Anforderungen.

DIE KUNST, DUFT ZU TRAGEN

Coco Chanel soll behauptet haben, man müsse das Parfum dort auftragen, wo man geküßt werden will. Die übliche, weniger provokative Empfehlung lautet: Trage den Duft an den Stellen auf, wo das Blut dicht unter der Hautoberfläche pulsiert, an der Innenseite des Pulses, hinter den Ohren, im Dékolleté.

Estée Lauder empfiehlt: »Bringe einen exquisiten Duft an die Körperstellen, die sich bewegen – das Innere des Ellbogens, die verletzliche, weiche Rückseite der Knie, den Puls, die Handfläche – und Du wirst alle in Deiner Nähe erfreuen.«[1]

Die natürliche Bewegung der Glieder bewirkt,

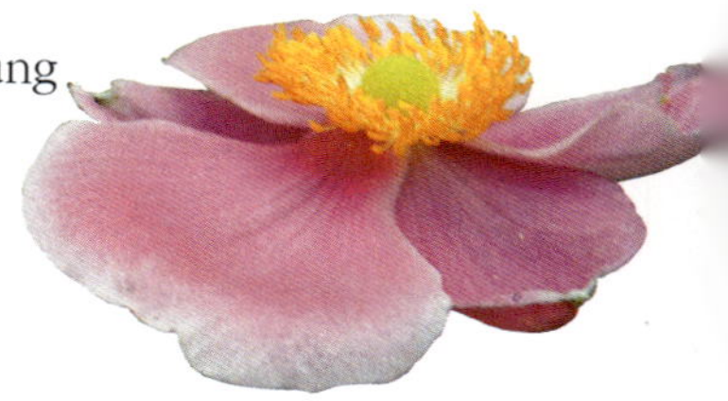

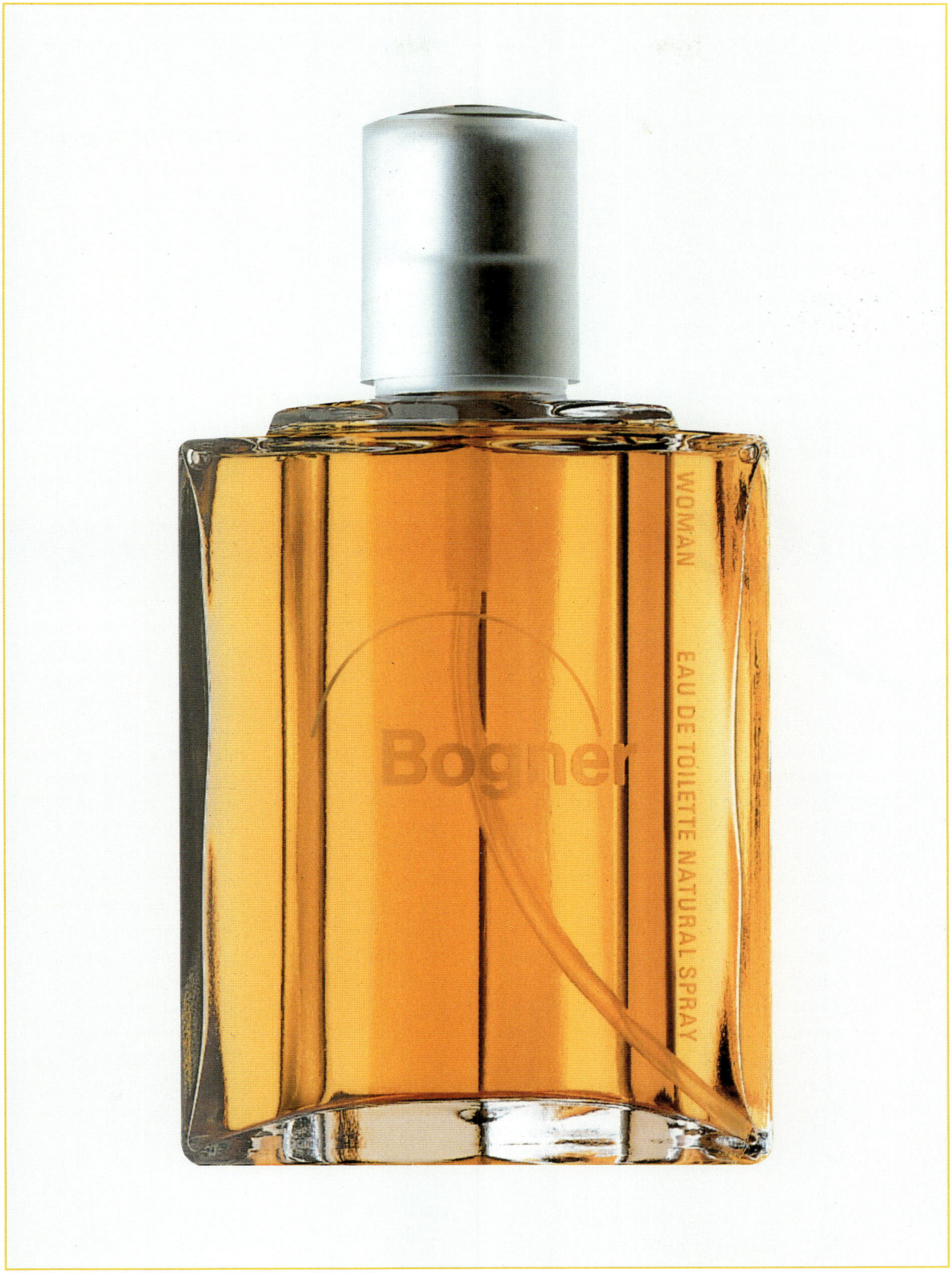

Eine verführerische, exotische Duftkomposition für Frauen, die gerne ihre Gefühle zeigen und einen schönen Auftritt zu genießen wissen.

daß sich der Duft von Moment zu Moment in seiner Ausstrahlung ändert. Das macht ihn lebendig.
Beverly Sassoon sagt: »Ich trage ein wenig Parfum in einem Bogen vom oberen Rand des Backenknochens (dort kann man den Pulsschlag spüren) über und hinter das Ohr auf, am Puls und an den Ellbogen, hinter den Knien, am Schenkel, zwischen und unter dem Busen. Bringe den Duft an den Stellen an, wo man schwitzt, dann bringt ihn der Körper allmählich zur Entfaltung.«[2] Sie empfiehlt: »Verwende Parfum, Cologne, Duftöl, jeden Duft gleich nach dem Bad, wenn der Körper noch warm und feucht ist. Er scheint dann besser und länger zu haften.«[3]

IN DIE WOLKE VON VERSPRÜHTEM DUFT HINEINGEHEN

Cathérine Deneuve verwendet ihr Parfum »im Haar, im Genick, unter der Kleidung«.[4] Das Haar ist bei vielen Völkern, zum Beispiel in Polynesien und in Afrika, der bevorzugte Duftträger. Auch unsere Urgroßväter verwendeten hauptsächlich Haarwässer, Bartwichsen und Pomaden, um sich zu beduften.
Früher war es üblich, den Duft auf dem Taschentuch aufzutragen; die englische Bezeichnung für das Extrait war damals Handkerchief Perfume, Taschentuchparfum. Der alte Trick, einen duftgetränkten Wattebausch in den BH zu stecken, ist auch heute noch aktuell.
Mit einem Duftspray können Sie sich auch die Kleidung besprühen; vergewissern Sie sich aber erst, daß es keine Flecken hinterläßt. Auf Naturstoffen, vor allem auf Wolle, haftet der Duft weit länger als auf Synthetikfasern. In Pelz kann er über Monate zurückbleiben. Von Estée Lauder stammt eine bemerkenswerte Empfehlung: »Die beste Weise, einen Duft zu verwenden ist ... ihn vor sich in die Luft zu sprühen und dann hineinzugehen. Duft tragen ist wie die Liebe: Man darf nicht knauserig sein. Man muß sich voll und ganz geben, nicht ein wenig hier und da.«[5]
Sehen Sie sich beim Sprühen von Duft vor: Nehmen Sie erst Ihren Schmuck ab! Parfums können den Glanz von Perlen, Bernstein und anderen Steinen verderben.
Die Verwendung auf dem Haar, auf der Kleidung oder dem Taschentuch ist besonders dann zu empfehlen, wenn Sie ein Parfum lieben, das sich nicht gut mit Ihrer Haut verträgt.
Beschränken Sie die Verwendung Ihres Parfums nicht auf Körper und Kleidung. Um Estée Lauder noch einmal zu zitieren: »Gebe abends ein paar Tropfen auf das Schlafkissen und Du wirst nicht länger schlaflos sein. Bedufte die Glühlampen und Deine Räume werden sich in einen Garten verwandeln. Lege die leere Parfumflasche zu Deiner Unterwäsche und füge dem Spülwasser ein paar Tropfen Duft zu und Du wirst von der untersten Kleidungsschicht an süß duften.«[6] Und natürlich: ein Tropfen auf dem Briefpapier gibt dem Empfänger das Gefühl, Sie ganz in seiner Nähe zu spüren. Dem Erfindungsgeist sind keine Grenzen gesetzt.

MUTIG ODER INTIM?

Es gibt in jeder Kultur ungeschriebene Regeln über die Distanz, die die Menschen je nachdem, wie sie »zueinander stehen«, zwischen sich wahren. Der amerikanische Anthropologe Edward T. Hall hat diese Regeln studiert;[7] auf Seite 73 finden Sie eine Tabelle der Distanzzonen, die er für die bürgerliche Klasse in den nordöstlichen Vereinigten Staaten in den sechziger Jahren gefunden hat. Zu einem Fremden »bewahrt man Abstand«, vor allem wenn er Autorität verkörpert. Wenn man sich besser kennenlernt, »kommt man sich näher«. Wenn einem ein Mensch aber »auf die Pelle rückt« oder gar »zu nahe tritt«, respektiert er den Wunsch nach Abstand nicht; das wird als störend empfunden. Die körperliche Berührung gesteht man nur einem Menschen zu, der »einem nahe steht«. Manchmal, vor allem im Gedränge der Großstadt, läßt sich eine Verletzung dieser Regeln nicht vermeiden, zum Beispiel im Fahrstuhl oder in einem vollen Bus.

DISTANZEN ZWISCHEN MENSCHEN UND WAS SIE AUSSAGEN

Distanzzone	*Grenzen*	*Aussage*
Intim – Nah	weniger als 15 cm	Die Distanz der Liebe und des Ringens, des Trostes und des Schutzes
Intim – Fern	15–45 cm	Fremden gegenüber unschicklich, aufdringlich
Persönlich – Nah	45–75 cm	Die Schutzzone, die man zwischen sich und den Mitmenschen wahrt. Die Ehefrau darf innerhalb dieser Zone bleiben, aber wenn eine andere Frau es tut . . .
Persönlich – Fern	75–120 cm	So weit läßt man Fremde an sich herankommen. Die Grenze der körperlichen Beherrschung (Armlänge).
Gesellschaft – Nah	1,20–2,10 m	Die Distanz zwischen Mitarbeitern und zwischen Teilnehmern an einem informellen Treffen.
Gesellschaft – Fern	2,10–3,70 m	Formelle gesellschaftliche oder geschäftliche Versammlung. Ohne grob zu sein, kann man den Kontakt meiden, wahren oder brechen.
Öffentlich – Nah	3,70–7,50 m	Außerhalb der Kontaktsphäre. Man spricht sich im formellen Stil an.
Öffentlich – Fern	mehr als 7,50 m	Die Distanz, die gegenüber wichtigen Persönlichkeiten gewahrt werden soll. Distanz zwischen Menschen, die sich fremd bleiben sollen.

Die Distanzzonen nach Edward T. Hall (aus »The Hidden Dimension«, Doubleday, New York 1969, Kap. 10)

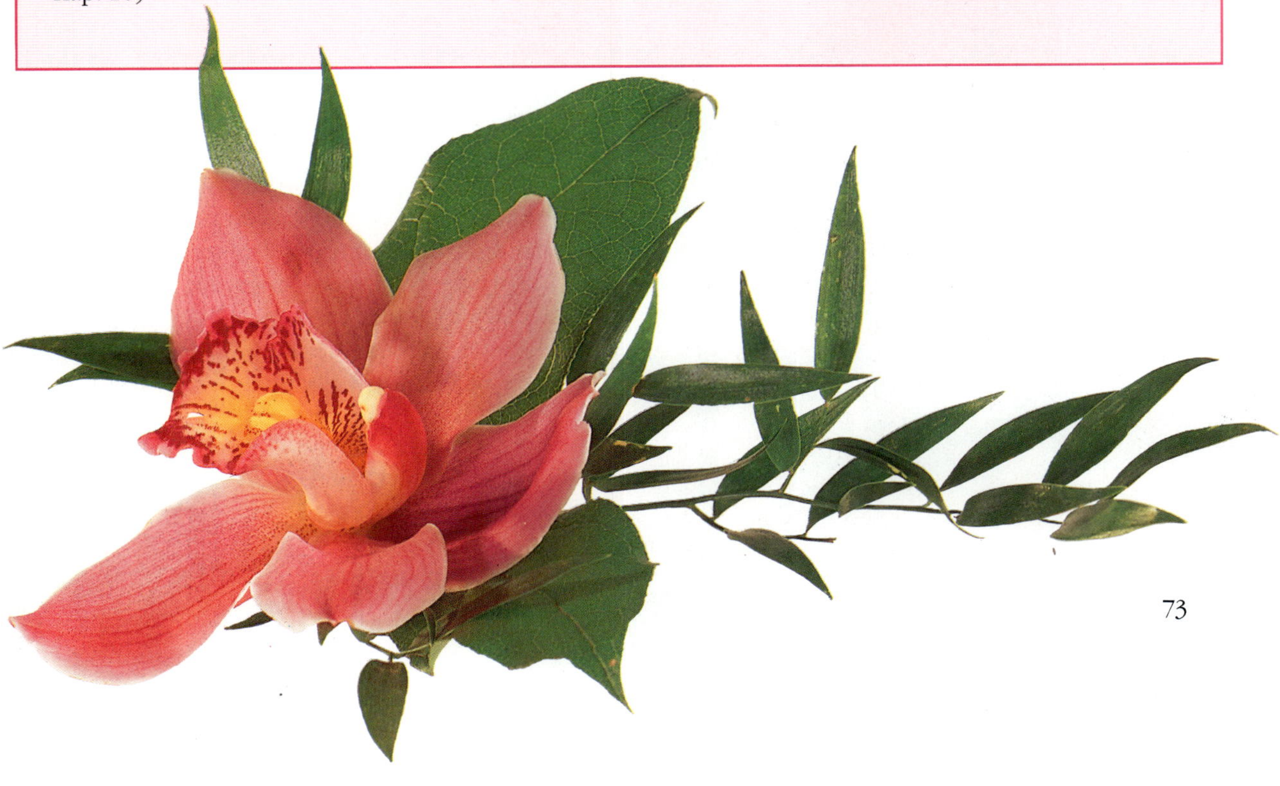

Mit einem Duft, der über eine größere Distanz bemerkbar ist, sagen Sie aus, daß Sie Fremde auf sich aufmerksam machen wollen – ob sie es so meinen oder nicht. Deshalb dürfen in konservativ geprägten Gesellschaften Frauen kein starkes Parfum tragen, und so war im viktorianischen Zeitalter eine Dame, die sich deutlich wahrnehmbar parfümierte, keine Dame. Dieses Tabu galt übrigens in Spanien bis in die jüngste Zeit.
Das hat möglicherweise auch zur Folge, daß ein stark ausstrahlender Duft auf einen Menschen, der Ihnen nahe steht, irritierend wirkt. Er fühlt sich als der nicht eigentlich Angesprochene; es ist, als ob Sie im persönlichen Gespräch mit ihm zu laut reden würden.
Dazu fällt mir ein Erlebnis aus alten Zeiten ein. Ich hatte eine schöne Frau kennengelernt und interessierte mich für sie. Bei unserem nächsten Treffen war es offensichtlich, daß das Interesse gegenseitig war. Sie hatte sich verführerisch gekleidet und trug Parfum. Leider so viel, daß der schwere, intensive Duft wie eine Mauer zwischen uns stand. Dieser Duft löschte in mir alles Verlangen nach ihr. Ich war zu jung und zu dumm, ihr den Grund meines merkwürdig distanzierten Verhaltens zu erklären, und sie verstand es natürlich nicht. Wir blieben Freunde, nicht mehr.
Es schwingt bei der Duftausstrahlung auch immer ein gewisser Herrschaftsanspruch mit. Das ist bei den Tieren, die »ihr« Territorium mit ihrem individuellen Duft markieren, klar erkennbar. Dieselbe Vorstellung steckt im Klischeebild des reichen Bankiers mit seiner dikken Zigarre, und das ist auch beim Parfum so. In manchen der von Männern dominierten Gesellschaften, in denen Frauen (vor allem verheiratete) keinen starken Duft verwenden dürfen, gehen die Männer viel freizügiger mit Duft um. Das war im viktorianischen Europa der Fall und das ist auch heute bei manchen afrikanischen Stämmen noch so.[8]

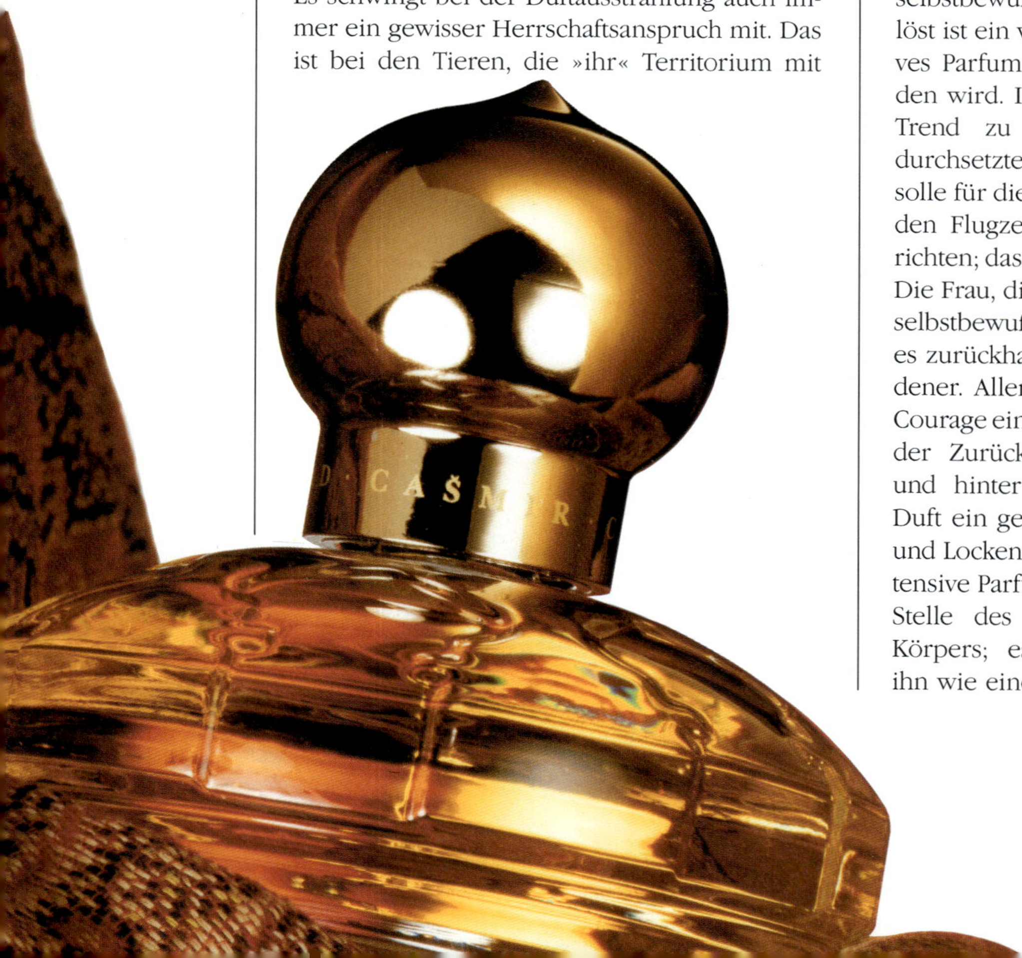

INTENSIV GETRAGEN SAGT DAS PARFUM KLAR: HIER BIN ICH!

Die intensiv parfümierte Frau sagt mit ihrem Duft klar und deutlich: Hier bin ich! Daß diese selbstbewußte Geste nicht immer Freude auslöst ist ein weiterer Grund, weshalb ein intensives Parfum manchmal als irritierend empfunden wird. In den achtziger Jahren, als sich ein Trend zu extrem ausstrahlenden Parfums durchsetzte, wurde die Forderung laut, man solle für die Verwenderinnen dieser Parfums in den Flugzeugen gesonderte Abteilungen einrichten; das war nicht nur spaßhaft gemeint.
Die Frau, die ihr Parfum intensiv trägt, gibt sich selbstbewußt und couragiert. Die Frau, die es zurückhaltend trägt, gibt sich bescheidener. Allerdings kann sich hinter der Courage eines intensives Duftes eine Art der Zurückhaltung verbergen, und hinter einem subtilen Duft ein geheimes Werben und Locken. Denn das intensive Parfum tritt an die Stelle des Duftes Ihres Körpers; es überdeckt ihn wie eine Maske. Da-

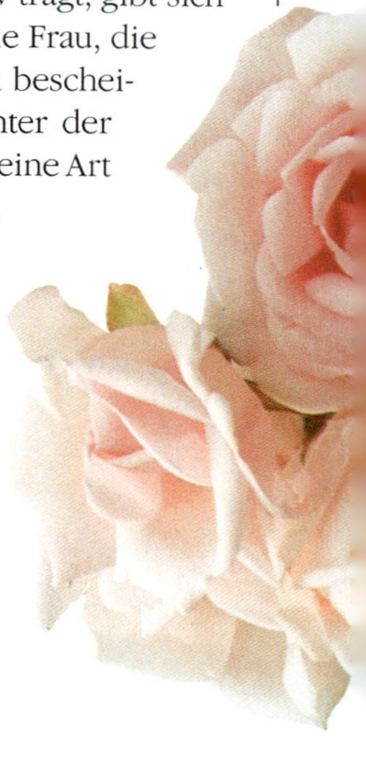

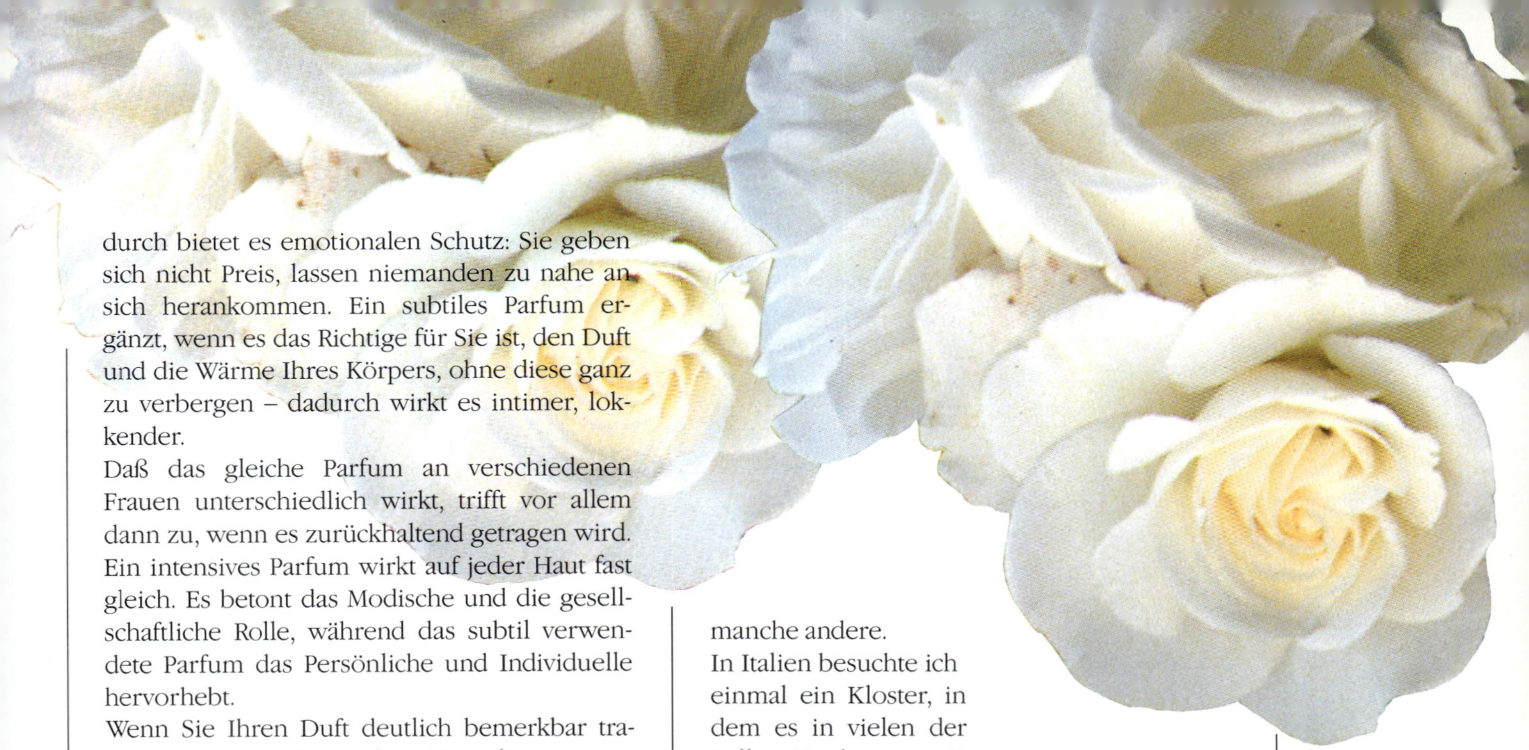

durch bietet es emotionalen Schutz: Sie geben sich nicht Preis, lassen niemanden zu nahe an sich herankommen. Ein subtiles Parfum ergänzt, wenn es das Richtige für Sie ist, den Duft und die Wärme Ihres Körpers, ohne diese ganz zu verbergen – dadurch wirkt es intimer, lokkender.

Daß das gleiche Parfum an verschiedenen Frauen unterschiedlich wirkt, trifft vor allem dann zu, wenn es zurückhaltend getragen wird. Ein intensives Parfum wirkt auf jeder Haut fast gleich. Es betont das Modische und die gesellschaftliche Rolle, während das subtil verwendete Parfum das Persönliche und Individuelle hervorhebt.

Wenn Sie Ihren Duft deutlich bemerkbar tragen, wird man Ihnen dazu Komplimente machen. Tragen Sie es zurückhaltend, so wird man nicht Ihr Parfum, sondern Ihre Schönheit und Ihren Charme bewundern.

Fremde auf sich aufmerksam machen oder Nahestehende still umschmeicheln; sich durchsetzen oder sich zurückhalten; sich hinter dem Duft verbergen oder ihn, wie die Werbung von *Madame Rochas* sagt, zur »Musik des Körpers« machen; modisch oder individuell wirken: Die Wahl liegt in Ihrer Hand! Dabei spielt selbstverständlich auch der Charakter Ihres Parfums eine Rolle. Manche eignen sich mehr dazu, intensiv getragen zu werden, andere eher zur intimen Verwendung. Das wird Ihnen beim Testen auf der Haut schnell deutlich werden.

Von Zeit zu Zeit werden Sie ein Parfum finden, das Ihnen die Wahl fast erspart; denn es gibt Duftkreationen, die eine große Ausstrahlung haben, ohne aus der Nähe zu intensiv zu wirken. Hierin liegt nach meiner Ansicht ein wesentliches Merkmal des hervorragenden Parfums. Ich finde es in einer Reihe von klassischen europäischen Parfums und auch in den amerikanischen Parfums aus jüngster Zeit, die ich die »New American Florals« genannt habe: *Calyx, Liz Claiborne, Red* und manche andere.

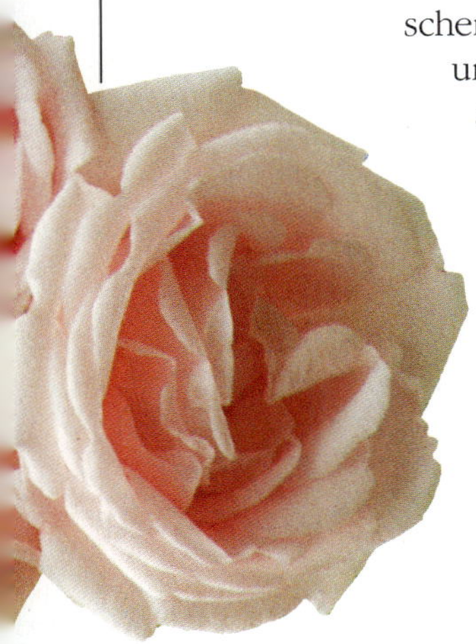

In Italien besuchte ich einmal ein Kloster, in dem es in vielen der Zellen Fresken von Fra Angelico gibt. Vor mir war eine Frau gegangen. In manchen der Räume war ihr Parfum noch deutlich wahrnehmbar, in anderen gab es keine Duftspur; dort war sie offensichtlich nicht gewesen. Als wir uns beim Ausgang begegneten, war der Duft in ihrer Nähe kaum intensiver als in den Räumen, die sie längst verlassen hatte. Ich habe nie erfahren, welches Parfum sie trug, aber das Erlebnis bleibt mir unvergeßlich.

Andererseits werden Sie auch auf Parfums treffen, die Ihnen beim ersten Anriechen gut gefallen, doch bei denen Sie nie die richtige Dosierung finden. Sie wirken auf Ihrer Haut immer entweder zu stark oder zu schwach. Verwenden Sie solche Parfums besser nicht; sie passen nicht zu Ihnen.

Wieviel Parfum man verwenden soll, hängt immer auch vom Anlaß ab und von der Umgebung, in der man sich befindet. In großen Räumen soll man mehr Parfum verwenden als in kleinen. Es ist kein Zufall, daß in Japan, wo die Menschen auf engem Raum zusammenleben, starke Düfte verpönt sind. Sie wissen selbst, wie aufdringlich ein Parfum im Auto oder im Fahrstuhl wirken kann. Andererseits darf man in warmen Ländern, wo sich das gesellschaftliche Leben oft im Freien oder in Räumen mit offenen Fenstern abspielt, nicht zu sparsam mit Parfum umgehen. Verwenden Sie morgens weniger Parfum als abends; wir sind früh am Tag gegen starke Reize empfindlicher als später am Abend.

Zu Anlässen, bei denen das Essen im Mittelpunkt steht, empfiehlt es sich, nicht zuviel Parfum zu verwenden. Wenn das Parfum der Tischnachbarin den Duft der Speisen überdeckt, empfindet man das als unerfreulich, es sei denn, die Nachbarin ist so reizvoll, daß man ihr alles verzeiht.
Auch zu sportlichen Anlässen sollten Sie sich mit der Verwendung von Parfum zurückhalten. Nicht nur, daß das Parfum auf der von körperlicher Aktivität erwärmten Haut besonders intensiv zur Geltung kommt – Sport und intensiver Parfumduft passen auch psychologisch schlecht zusammen.

TÜCKEN DER NASE

Haben Sie schon einmal bei einem Parfum, das Sie seit längerem verwendet haben, das Gefühl gehabt, es hätte seinen Duft verloren? Hat man Ihnen schon einmal gesagt, Ihr Parfum sei sehr stark, und Sie hatten selbst nichts davon gemerkt?
Das sind ganz natürliche Folgen einer Eigenart des Geruchssinnes, die jeder Parfumverwenderin bekannt ist: man nimmt nach einiger Zeit das eigene Parfum nicht mehr oder kaum noch wahr.
Diese Tücke macht sich beim Versuch, das eigene Parfum richtig zu dosieren, unangenehm bemerkbar, aber sie entspricht einer biologischen Notwendigkeit. Der Geruchssinn ist ein Jagdsinn und ein Warnsinn. Er versetzt uns in die Lage, auf Änderungen in unserer Umgebung, auch wenn sie unsichtbar und unhörbar sind, sehr feinfühlig zu reagieren. Das setzt aber voraus, daß wir die Gerüche, von denen wir ständig umgeben sind, aus der Wahrnehmung ausklammern. Beim Geruchssinn gibt es zwei Formen des Ausklammerns: die Kurzzeit- und die Langzeitadaptation.
Die Kurzzeitadaptation, die schon nach wenigen Atemzügen eintritt, kann bewirken, daß Sie Ihr Parfum, bald nachdem Sie es aufgetragen haben, kaum noch wahrnehmen. Sie meinen, es haftet nicht – doch das entspricht vielleicht gar nicht den Tatsachen.
Auch der Eindruck, daß sich ein Parfum nach dem Auftragen schnell im Charakter ändert, beruht zumeist auf einer Täuschung. Diese tritt vor allem beim Versuch auf, das Parfum durch einen Kraftakt schnellen, intensiven Schnupperns kennenzulernen. Einen Duft erforschen will ruhige Konzentration und Geduld.
Durch die Langzeitadaptation können Sie von einem Parfum, das Sie täglich verwenden, mit der Zeit den Eindruck bekommen, es werde schwächer, und sie benutzen unwillkürlich immer mehr und schließlich zu viel. Oft haben Frauen mir von einem Parfum gesagt: »Ich finde es zwar sehr schön, aber es hält sich nicht. Wenn die Flasche halb leer ist, riecht es fast nicht mehr.« Das ist reine Illusion, Adaptation.

EINEN STÄNDIG PRÄSENTEN DUFT NIMMT MAN NICHT WAHR

Manchmal kommt es bei sensiblen Frauen auch zur entgegengesetzten Fehleinschätzung. Die Befürchtung, aufdringlich zu wirken, macht sie für ihr Parfum überempfindlich, und sie verwenden so wenig, daß es kaum zur Geltung kommt.

Aus der Unzuverlässigkeit der Nase ergibt sich die letzte der Goldenen Regeln:

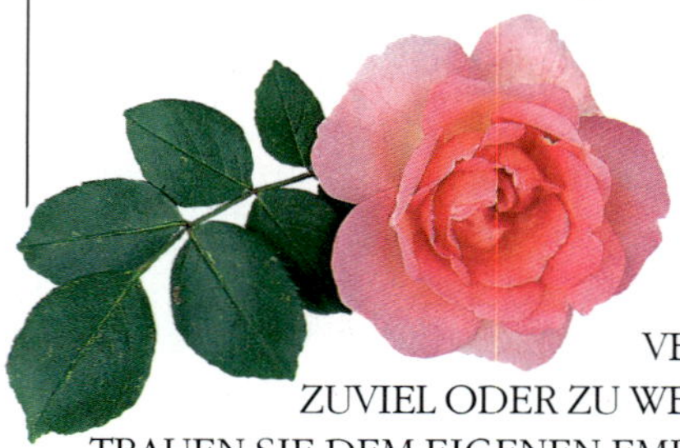

VERWENDEN SIE ZUVIEL ODER ZU WENIG? TRAUEN SIE DEM EIGENEN EMPFINDEN NICHT. HÖREN SIE AUF IHRE FREUNDE!

Warten Sie dabei nicht auf spontane Kommentare. Ist Ihr Duft zu stark, so will man Sie viel-

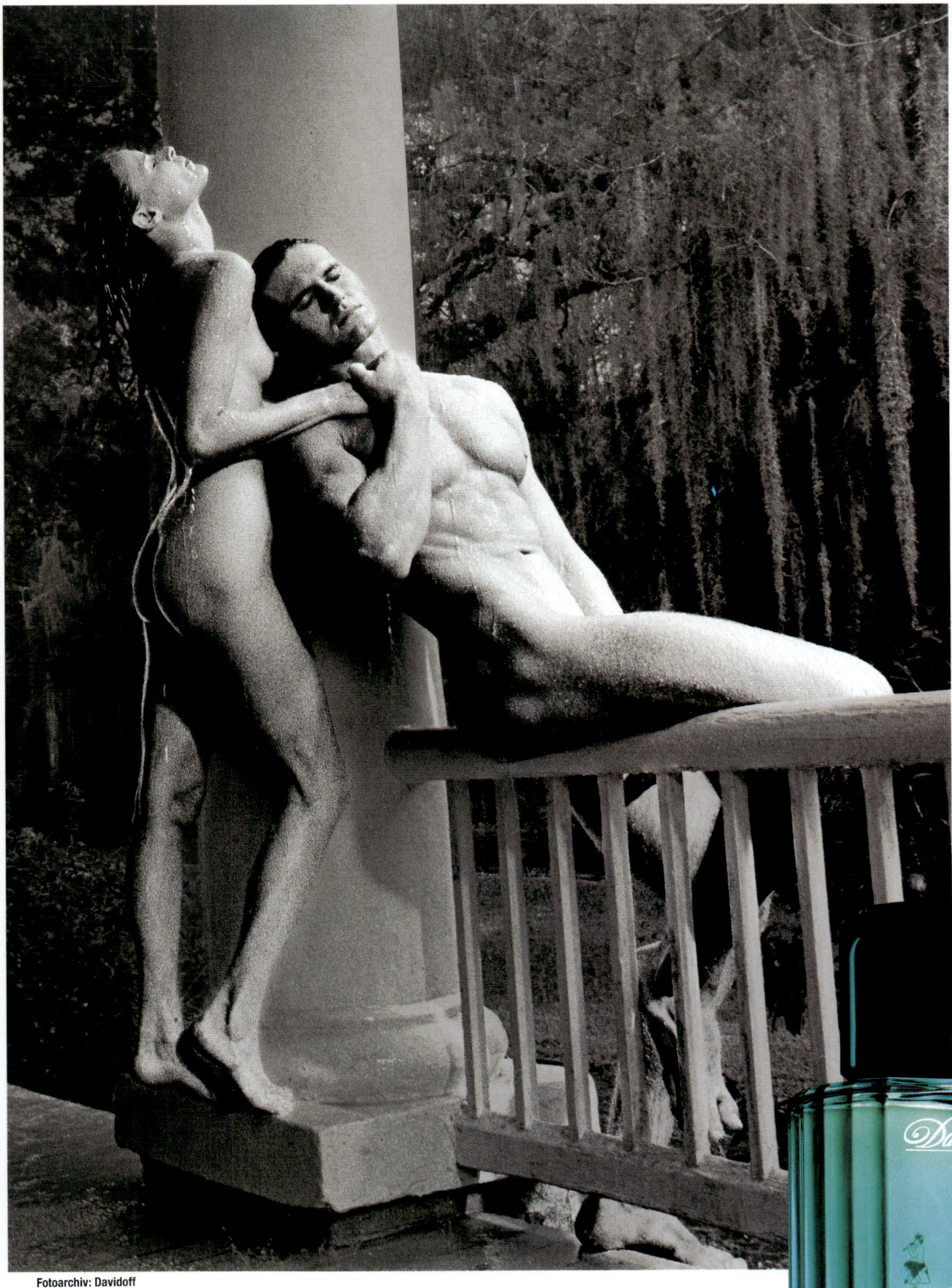

Fotoarchiv: Davidoff

Entspannend, erotisch und einhüllend wie ein weiter, schützender Mantel, der das Gefühl von Geborgenheit vermittelt.

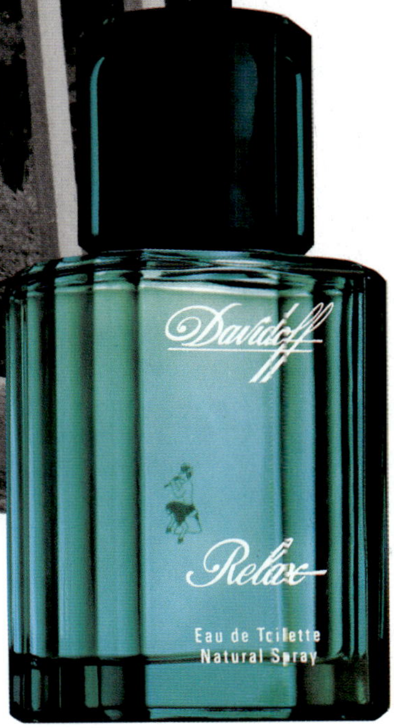

leicht nicht durch Kritik verletzen. Und ist er zu schwach, dann gibt es keine Kommentare, eben weil er gar nicht auffällt. Fragen Sie also eine Freundin oder einen Freund, der ehrlich ist und es gut mit Ihnen meint, ganz direkt, wie er Ihren Duft empfindet. Nur so können Sie sicher sein, daß Sie nicht mehr oder weniger Duft verwenden, als Sie beabsichtigen.

Es liegt ein scheinbarer Widerspruch darin, bei der Wahl eines Parfums nur auf das eigene Empfinden zu achten, und bei seiner Verwendung auf die Kommentare der Freundinnen. Aber es ist eine Tatsache, daß sich hinter diesem Widerspruch natürliche Logik verbirgt.

WECHSELHAFT ODER TREU?

Ein guter Weg, die Abstumpfung dem eigenen Parfum gegenüber zu vermeiden, besteht im häufigen Wechsel. Der Wechsel entspricht auch dem Geist unserer Zeit. Viele Frauen haben heute drei oder vier Parfums auf ihrem Toilettentisch, manche verwenden sogar noch mehr Düfte gleichzeitig.

ERFOLGSREZEPT SEITENSPRUNG

Das ist schön und macht Spaß. Und doch kann ich eine gewisse Nostalgie nicht verhehlen nach der guten alten Zeit, als die kultivierte Frau ein einziges Parfum verwendete, »Ihr« Parfum, und diesem über Jahre oder ein Leben lang treu blieb. Der Duft war ihr Erkennungszeichen und ihre Aura. Wenn man an eine solche Frau denkt, schwingt die Erinnerung an ihren Duft mit.

Es läßt sich nicht vermeiden: je häufiger Sie wechseln, desto oberflächlicher und unverbindlicher ist Ihre Beziehung zu jedem Duft, den Sie tragen. Und darin liegt ein Verlust.

Vielleicht gibt es hier einen glücklichen Kompromiß. Bleiben Sie einem Parfum, das Sie lieben, treu. Verwenden Sie es immer wieder, aber nicht ausschließlich. Zwischendurch, zu speziellen Anlässen, oder um an einer rasanten neuen Mode teilzunehmen, oder einfach zur Abwechslung, verwenden Sie andere Düfte nach Lust und Laune... aber dann kommen Sie wieder zu »Ihrem« Parfum zurück. Es ist wie das etwas unmoralische Rezept, eine Ehe durch gelegentliche Seitensprünge lebendig zu halten. Ein weiser Mann hat gesagt, die Mode sei »ein Abenteuer ohne Risiko«;[9] das gilt ebenso für das Parfum. Seitensprünge im Duft sind stimulierend, sie helfen Ihnen, Ihr »eigenes« Parfum bewußter wahrzunehmen und zu schätzen, und sie sind nicht einmal unmoralisch.

ÄNDERN SICH DIE PARFUMS?

Haben Sie schon einmal versucht, ein Parfum, das Sie früher liebten, wieder zu verwenden? Waren Sie dabei ein wenig enttäuscht? Hatten Sie das Gefühl, als hätten sein Glanz und seine Ausstrahlung nachgelassen? Häufig ist ein Parfum, zu dem man nach Jahren zurückkommt, nicht mehr so, wie man es in Erinnerung hat. Was ist passiert? Hat es sich geändert?

Manche Parfums ändern sich tatsächlich. Rezepturen werden abgewandelt, gezwungenermaßen oder um dem Wandel der Zeiten gerecht zu werden. Ein Zwang, die Rezeptur zu ändern, kann dadurch entstehen, daß ein Bestandteil nicht mehr erhältlich ist. Durch die strenger werdenden Anforderungen in bezug auf Hautverträglichkeit werden eine Reihe von Riechstoffen heute nur noch beschränkt eingesetzt; auch daraus ergeben sich Zwänge zur Rezepturänderung.

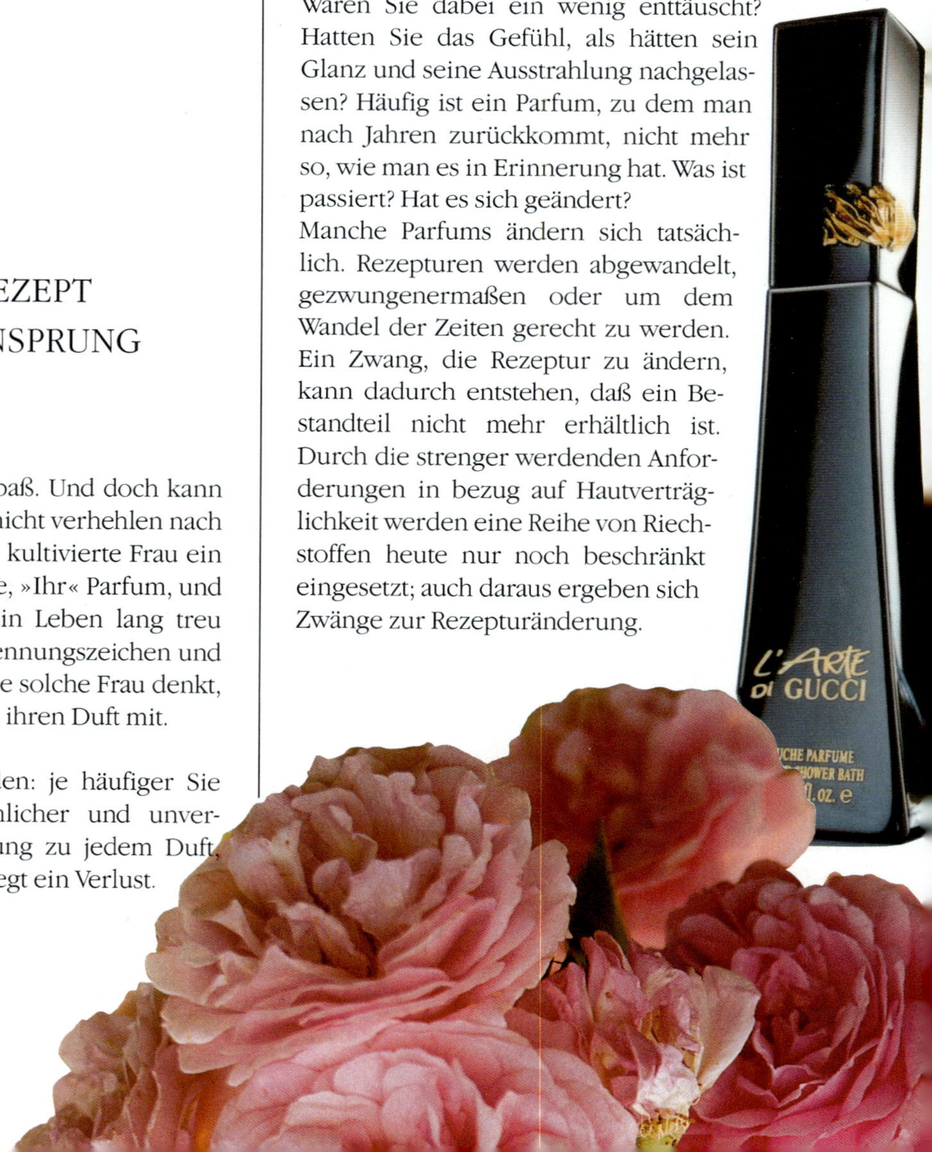

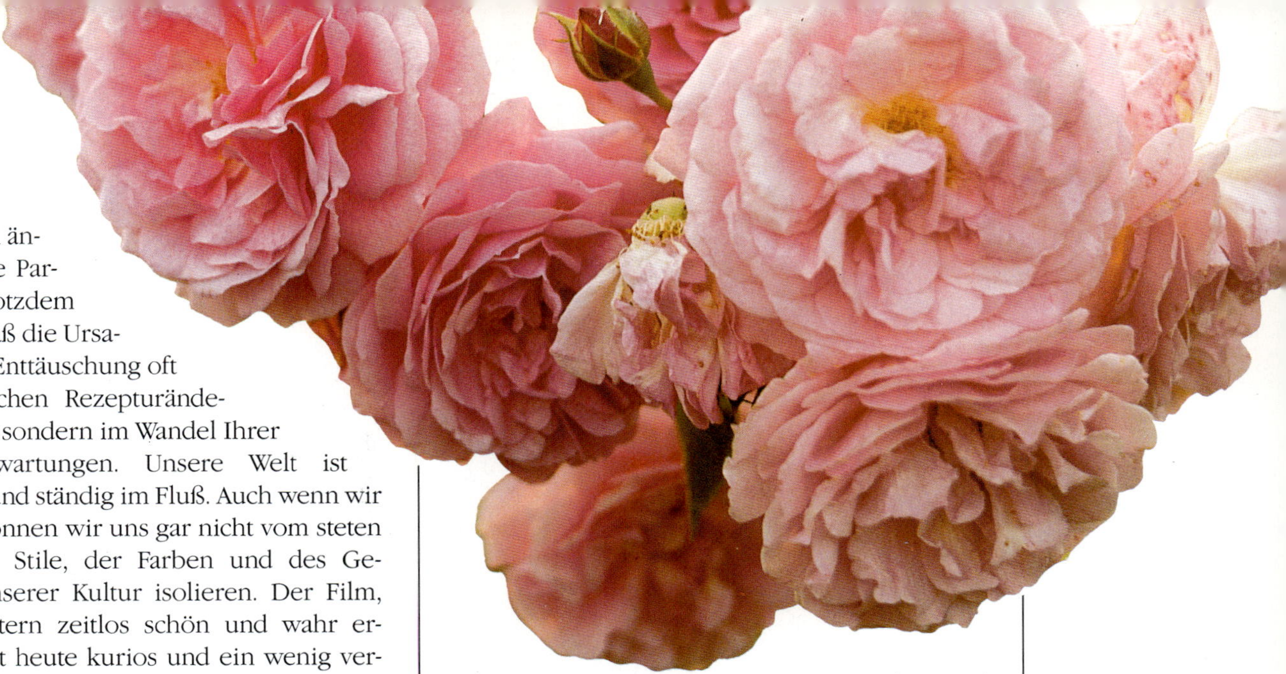

Ja, manchmal ändern sich die Parfums. Trotzdem meine ich, daß die Ursache für Ihre Enttäuschung oft nicht in solchen Rezepturänderungen liegt, sondern im Wandel Ihrer eigenen Erwartungen. Unsere Welt ist schnellebig und ständig im Fluß. Auch wenn wir es wollen, können wir uns gar nicht vom steten Wechsel der Stile, der Farben und des Geschmacks unserer Kultur isolieren. Der Film, der uns gestern zeitlos schön und wahr erschien, mutet heute kurios und ein wenig verstaubt an. Das Kleid, das vor zwanzig Jahren der letzte Schrei war, wirkt heute nostalgisch. Parfums sind in den letzten zwei Jahrzehnten stärker, direkter, plakativer geworden. Das beeinflußt, ob Sie es wollen oder nicht, Ihre eigenen Maßstäbe und Ihre Wahrnehmung des Duftes, den Sie früher so sehr geliebt haben.

Die Parfumhersteller sind sich dieses Wandels im Zeitgeschmack wohl bewußt. Manche haben deshalb versucht, Ihre Kreationen behutsam den neuen Erwartungen anzupassen, sie intensiver und haftender zu machen. Wo Parfums längere Zeit beinahe oder völlig aus den Parfumerien verschwunden waren und dann wieder zurückkommen, zum Beispiel bei *Quelques Fleurs,* und *Femme*, sind es überarbeitete, modernisierte Fassungen. Wenn Sie dann meinen, das Parfum riecht nicht mehr wie früher, haben Sie ganz recht.

Ob es also angepaßt wurde oder nicht, das Parfum wirkt tatsächlich anders als damals. Man kann die Zeit nicht zurückdrehen. Da gibt es nur eines: wahren Sie Ihr Parfum von gestern in glanzvoller Erinnerung, und suchen Sie einen neuen Duft, der für Sie heute so schön und aufregend ist wie es der andere damals war...

PARFUM FRISCH HALTEN

Verwenden Sie mehrere Parfums zur gleichen Zeit, dann stehen auf Ihrer Frisiertoilette angebrochene und halb aufgebrauchte Flakons. Sehen Sie sich vor: Ein Parfum ist nicht unbeschränkt haltbar! Je wärmer der Raum, je mehr der Flakon hellem Licht ausgesetzt ist und je weniger Parfum darin zurückbleibt, desto schneller verdirbt es. An einer kühlen und dunklen Stelle oder im schützenden Karton bleiben die meisten Parfums nach dem Anbrechen ein halbes Jahr oder sogar länger frisch. An einem sehr warmen Ort, zum Beispiel im Handschuhfach des Autos im Sommer, oder nahe bei einem Fenster, können sie in wenigen Wochen, manchmal in Tagen verderben. Der beste Ort zum Aufbewahren eines Parfums ist der Kühlschrank.

Aber Sie wollen ja nicht, jedesmal wenn Sie ein Parfum benutzen, zum Kühlschrank in die Küche laufen! Es gibt in unserem Zeitalter des Überflusses doch noch nicht alles. Was fehlt, ist ein Minikühlschrank für das Schlafzimmer oder das Badezimmer, in dem Sie Ihre kostbaren Parfums genauso ideal aufbewahren können wie der Zigarrenliebhaber seine Davidoffs im temperierten Humidor. Was sollen Sie tun, bis es solche Coolidors für Parfums gibt? Wählen Sie für Ihre Parfums einen Platz, der möglichst lichtgeschützt ist.

Kaufen Sie von Parfums, die Sie nicht sehr regelmäßig verwenden, lieber die kleineren Flakons als die ganz großen, auch wenn die großen im Preisvergleich günstiger erscheinen.

Denken Sie an die *Aerosol Sprays* oder *Atomiseurs*. Die Flakons sind nicht so schön wie bei den flüssigen *Parfums* und *Eaux*, aber die Haltbarkeit ist fast unbegrenzt.

Lassen Sie Ihre angebrochenen Parfums nicht zu lange stehen. Verwenden Sie sie regelmäßig. Der Kühlschrank ist zwar ein guter Platz, die Parfums vor dem Verderben zu schützen, aber es ist gibt einen noch schöneren, genußvolleren: Ihre Haut...

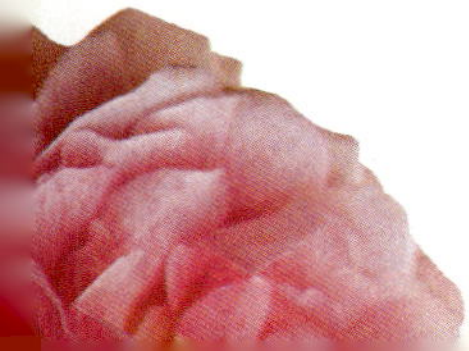

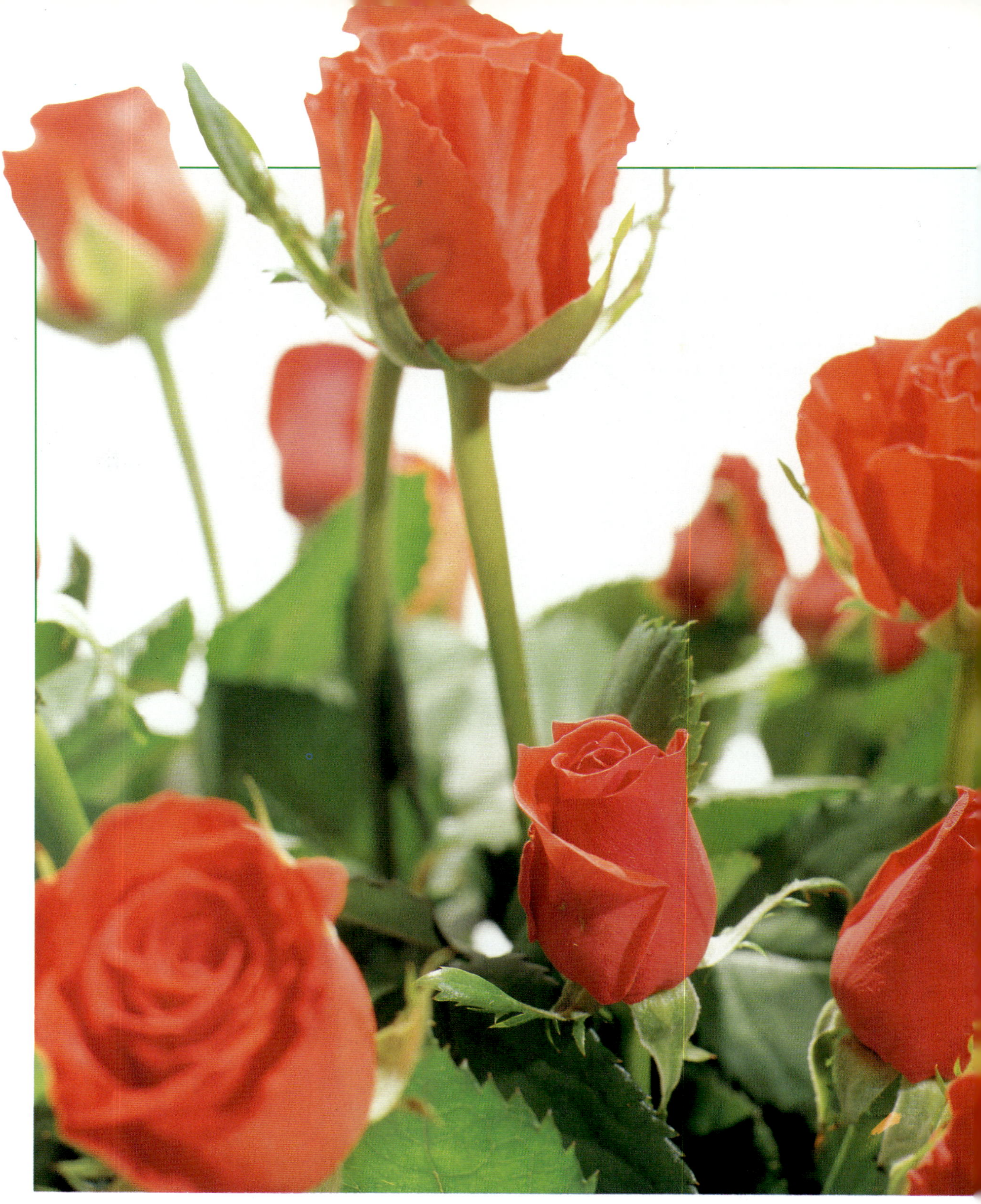

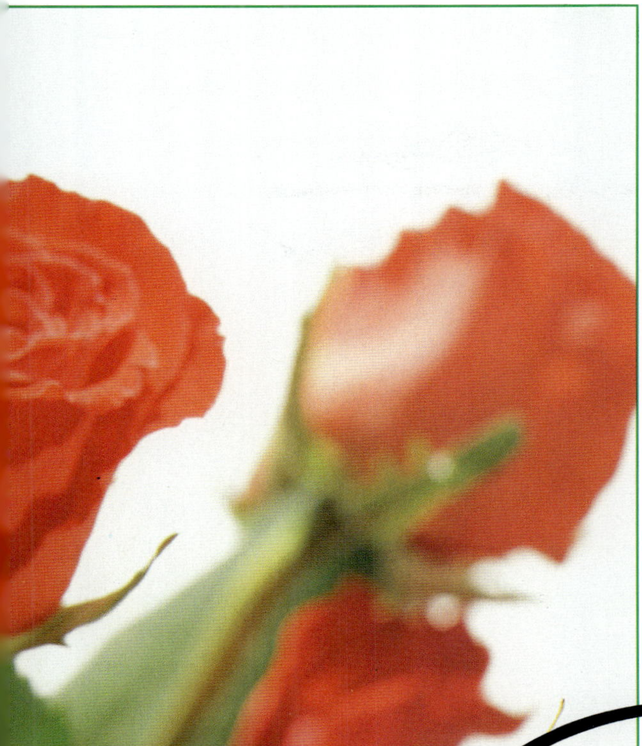

Wie ein Parfum entsteht

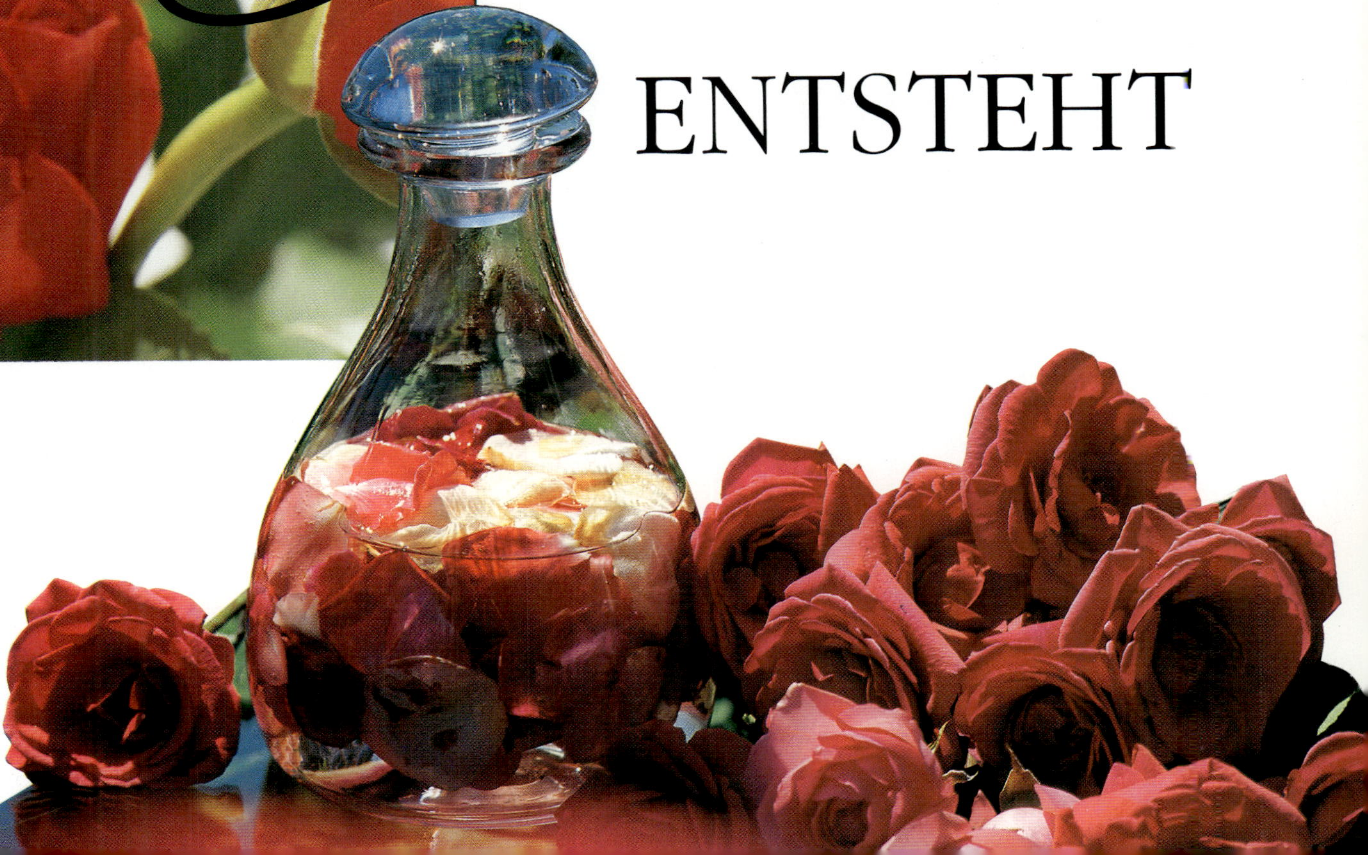

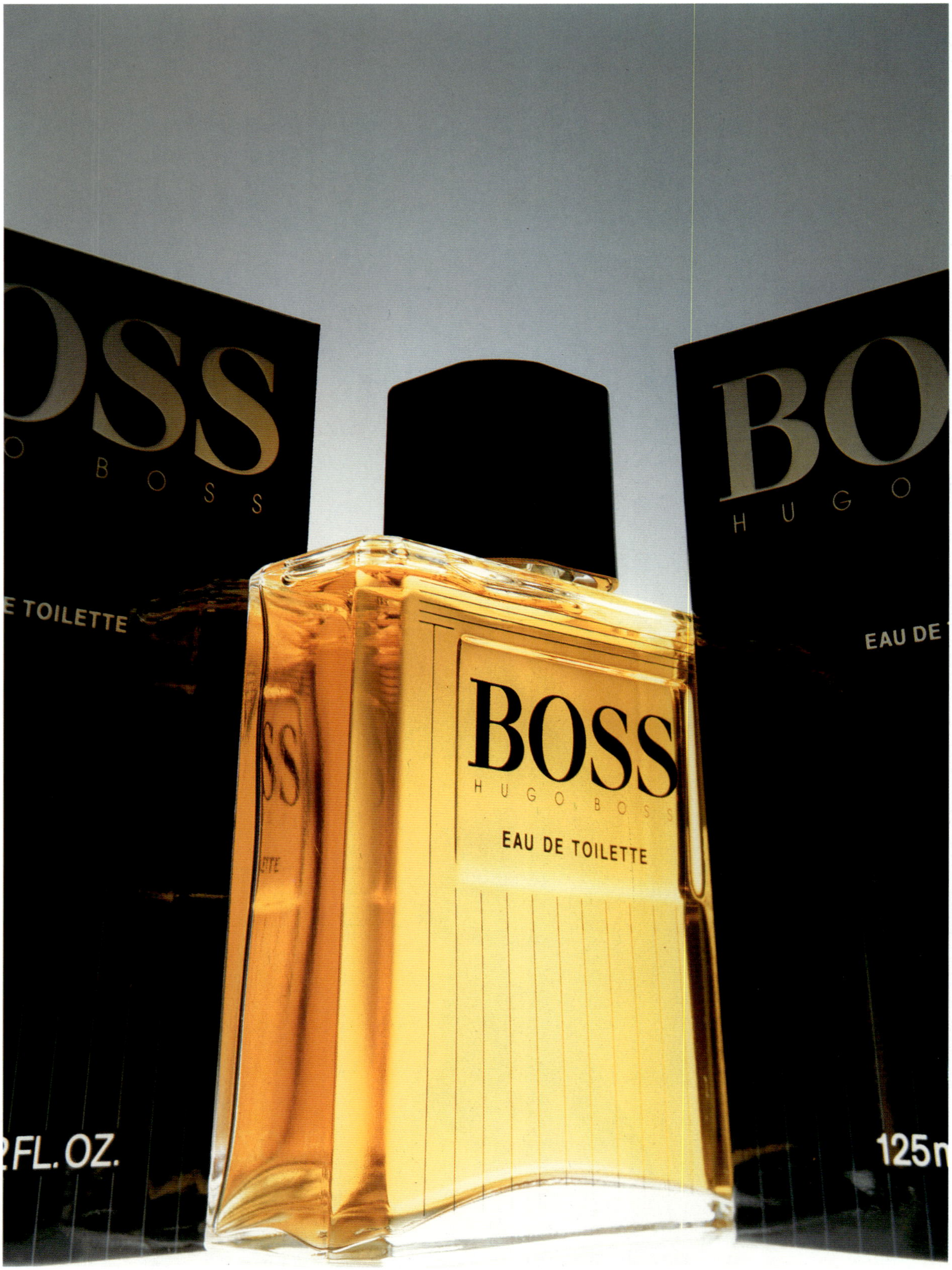

BOSS No. 1 – The fragrance for men. Der wirkungsvolle Kontrast lebhaft-frischer und warm-sinnlicher Elemente prägt diese Duftkomposition, kreiert für den trendorientierten, anspruchsvollen Mann.

DIE KUNST DES PARFÜMEURS

Ein Parfum ist nichts anderes als eine Mischung aus verschiedenen Duftstoffen, die in Alkohol gelöst wurde. Zunächst wird die Mischung anhand einer Rezeptur, die ein Parfümeur entwikkelt hat, angefertigt. Anschließend wird sie in dem feinsten verfügbaren Alkohol gelöst. Wieviel Duftölmischung und wieviel Alkohol man dabei verwendet, hängt vom Produkt ab, das hergestellt wird. Im Falle eines klassischen Toilettewassers oder eines *Splash Cologne* kommen auf 100 Teile Alkohol 1 bis 2 Teile Duftölmischung; im Fall eines *Parfums*, eines *Eau de Parfum* und mancher moderner Colognes amerikanischen Ursprungs sind es bisweilen über 30 Teile. Dem Alkohol wird ein wenig Wasser zugefügt; je nach Endprodukt ist die übliche Alkoholkonzentration 70 bis 85 Prozent.

Die frisch angefertigte Lösung muß einige Wochen »reifen«. Dann wird sie gekühlt und filtriert, um sicherzustellen, daß sie völlig klar ist und das auch ihre gesamte Lebensdauer hindurch bleibt. Manchmal, vor allem in jüngster Zeit, setzt man ein wenig Farbstoff zu; meistens kommt aber die Farbe eines Parfums einfach von der Farbe der eingesetzten Riechstoffe. Eine Spur Antioxydans kann dazukommen, um den Duft nach Öffnen des Flakons haltbarer zu machen.

Das Herstellen eines Parfums ist denkbar einfach. Die Kunst und Magie liegt im Entwickeln der Rezeptur für das Duftgemisch, und dies ist die Aufgabe des Parfümeurs. Der Parfümeur ist für das Parfum, was der Komponist für ein Musikstück ist und der Grafiker für eine Lithographie.

Es gibt aber einen kuriosen Unterschied. Im Konzertprogramm und auf der Schallplattenhülle wird der Komponist immer erwähnt, zumindest bei klassischer Musik. Wenn Sie eine Graphik erwerben, wissen Sie normalerweise, wer der Künstler ist, der sie gestaltet hat. Der Name des Parfümeurs wird aber kaum jemals auf der Parfumpackung erwähnt. Ein Parfum wird unter dem Namen des Hauses, das es auf den Markt bringt, verkauft, oder unter dem Namen eines Modedesigners, oder einer bekannten Persönlichkeit, zum Beispiel einer Schauspielerin. Diese haben die Entstehung des Parfums beeinflußt: Sie sind an der Namensfindung und an der Entwicklung der Werbung wesentlich beteiligt, und ihr Stilgefühl wirkt in die Gestaltung der Packung und in den Duft selbst hinein. Aber sie haben den Duft nicht entwickelt.

WIE EINE KATHEDRALE WIRD DAS PARFUM NACH SEINEM SCHUTZHEILIGEN BENANNT, NICHT NACH SEINEM ARCHITEKTEN

Es mag unfair erscheinen, daß der Parfümeur öffentlich so gar nicht in Erscheinung tritt, aber es ist logisch, denn ein Parfum ist mehr als nur ein Duft: es ist eine Idee, die in der Gesamtheit des Duftes, des Flakons, des Namens und der Werbung zum Ausdruck kommt – und hinter dieser Gesamtheit müssen die Namen der Künstler und Spezialisten, die die einzelnen Elemente geschaffen haben, zurücktreten. Wie eine Kathedrale ist das Parfum nach seinem Schutzheiligen und nicht nach seinem Architekten benannt.

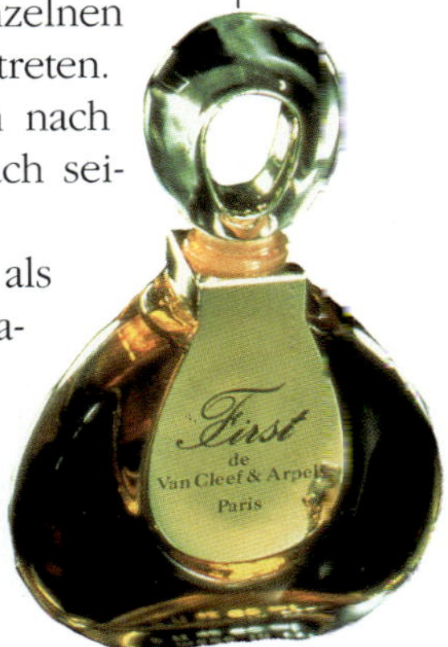

Bis vor zwei oder drei Generationen, als die Welt des Marketing noch viel einfacher war als heute, war es üblich, daß Parfümeure selbst ihre Parfums verkauften und ihren Namen auf dem Flakon anbrachten. So waren beispielsweise die Gründer der Häuser Coty und Houbigant Parfümeure. Heute ist das einzige bedeutende französische Parfumhaus, dessen Inhaber und Parfümeur ein und die gleiche Person sind oder zumindest der gleichen Familie angehören, das Haus Guerlain.

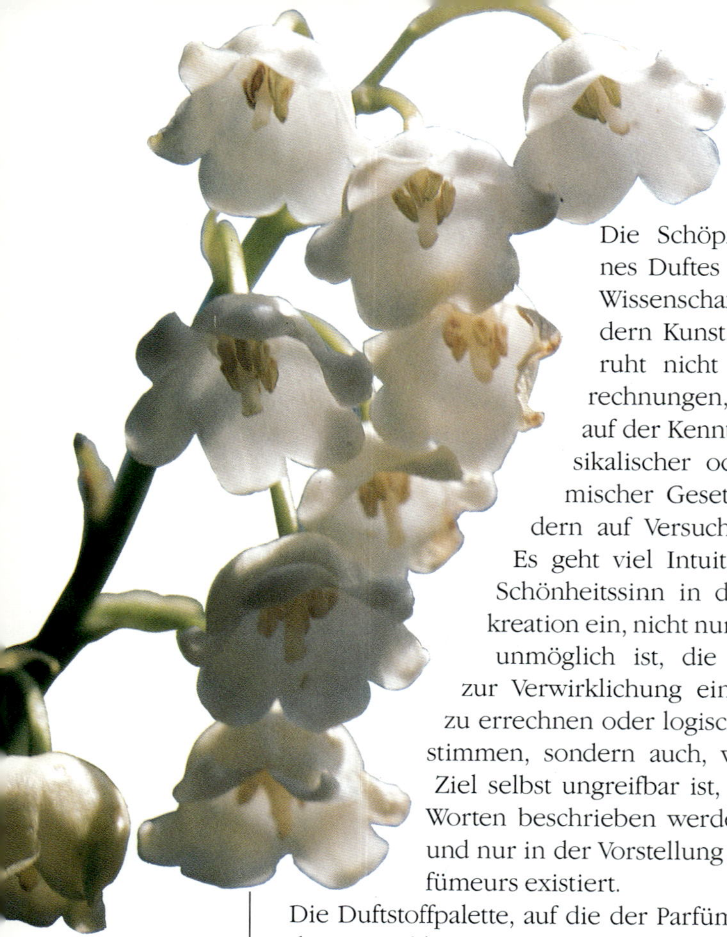

Die Schöpfung eines Duftes ist nicht Wissenschaft, sondern Kunst. Sie beruht nicht auf Berechnungen, nicht auf der Kenntnis physikalischer oder chemischer Gesetze, sondern auf Versuchsreihen. Es geht viel Intuition und Schönheitssinn in die Duftkreation ein, nicht nur, weil es unmöglich ist, die Schritte zur Verwirklichung einer Idee zu errechnen oder logisch zu bestimmen, sondern auch, weil das Ziel selbst ungreifbar ist, nicht in Worten beschrieben werden kann und nur in der Vorstellung des Parfümeurs existiert.

Die Duftstoffpalette, auf die der Parfümeur bei der Entwicklung seiner Rezepturen zurückgreifen kann, ist gewaltig. Heute stehen ihm über 2000 handelsübliche Riechstoffe zur Verfügung, und das »aktive Vokabular« des erfahrenen Parfümeurs, die Reihe der Duftstoffe, die er wie alte Freunde kennt, besteht aus etwa 700 bis 1000 Substanzen.

So viele Stoffe so gut zu kennen mag als außerordentliche Leistung erscheinen. Tatsächlich erfordert es ein hervorragendes Duftgedächtnis und viel Geduld. Das eigentlich Schwierige ist aber nicht, die einzelnen Riechstoffe zu kennen, sondern zu wissen, wie sie wirken, wenn man sie zusammenbringt. Die Gesetze der Kombinatorik in der Parfümerie sind weit komplizierter als die Harmoniegesetze in der Musik und als die Regeln der Grammatik – besser gesagt: Es gibt beim Duft keine Regeln. Es gibt keinen Weg, mit Sicherheit vorauszusagen, welcher Dufteffekt entstehen wird, wenn man drei oder vier Duftstoffe zusammenfügt; man weiß es erst, wenn man es versucht hat.

In meinem Seminar »Einführung in die Parfümerie« zeige ich das an einem Beispiel. Ich nehme vier Stoffe. Einer riecht wie frischgemähtes Gras, der zweite wie die Zuckerwatte, die Kinder auf dem Jahrmarkt essen, der dritte nach überreifen Äpfeln und der vierte nach Butter. Wenn ich sie mische, entsteht der natürliche Duft frischer, aromatischer Erdbeeren! Das funktioniert natürlich nur dann, wenn das Mengenverhältnis der vier genau stimmt. Wenn ich den Anteil auch nur einer der Komponenten zu sehr ändere, ist das Ergebnis nicht mehr als Erdbeerduft erkennbar.

Eine Parfumrezeptur besteht normalerweise aus über vierzig, häufig aus über hundert Bestandteilen. Aus 1000 oder gar 2000 verschiedenen Riechstoffen kann man unendlich viele Kombinationen machen. Deshalb gibt es auch für den erfahrenen Parfümeur immer wieder Überraschungen, und er lernt, solange er arbeitet.

Der Meisterparfümeur zeichnet sich durch die Fähigkeit aus, die Dufteffekte einer großen Anzahl von Kombinationen zu kennen und sie bei neuen Mischungen mit leidlicher Treffsicherheit voraussagen zu können. Um wahrhaft kreativ zu sein, muß der Parfümeur aber noch einen Schritt weitergehen. Er muß die Gabe haben, sich Duftharmonien vorzustellen, die noch niemals versucht wurden. Dazu gehört auch die Fähigkeit, Duftstoffe, mit denen er schon längst vertraut ist, mit neuen Augen zu betrachten und selbst in seinen alten Freunden immer wieder neue Möglichkeiten und Facetten zu entdecken. Dies ist übrigens der Schlüssel zur Kreativität in jeder Kunst und auch im Leben.

DIE PALETTE DES PARFÜMEURS

Wenn ich die 700 oder die 2000 Riechstoffe des Parfümeurs immer wieder erwähne, ohne überhaupt darauf einzugehen, welche

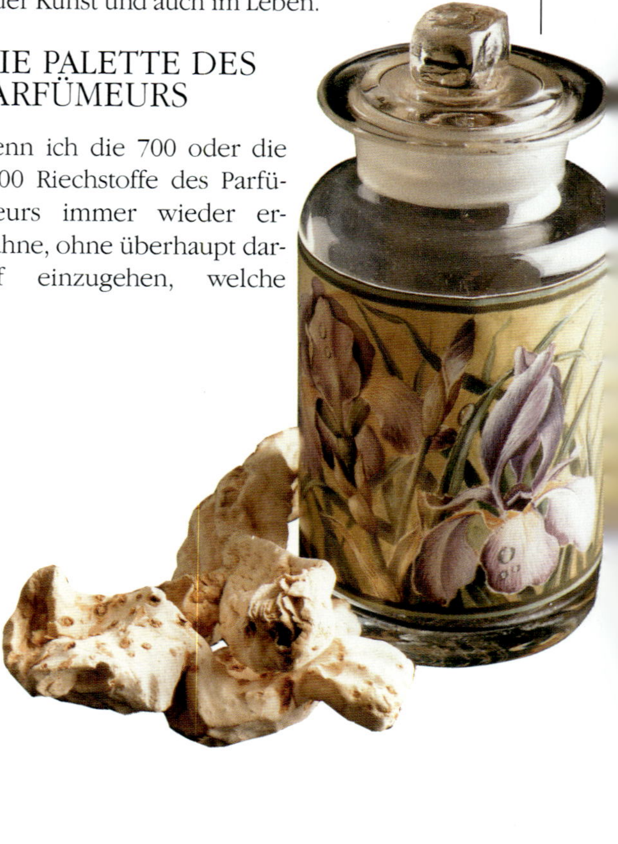

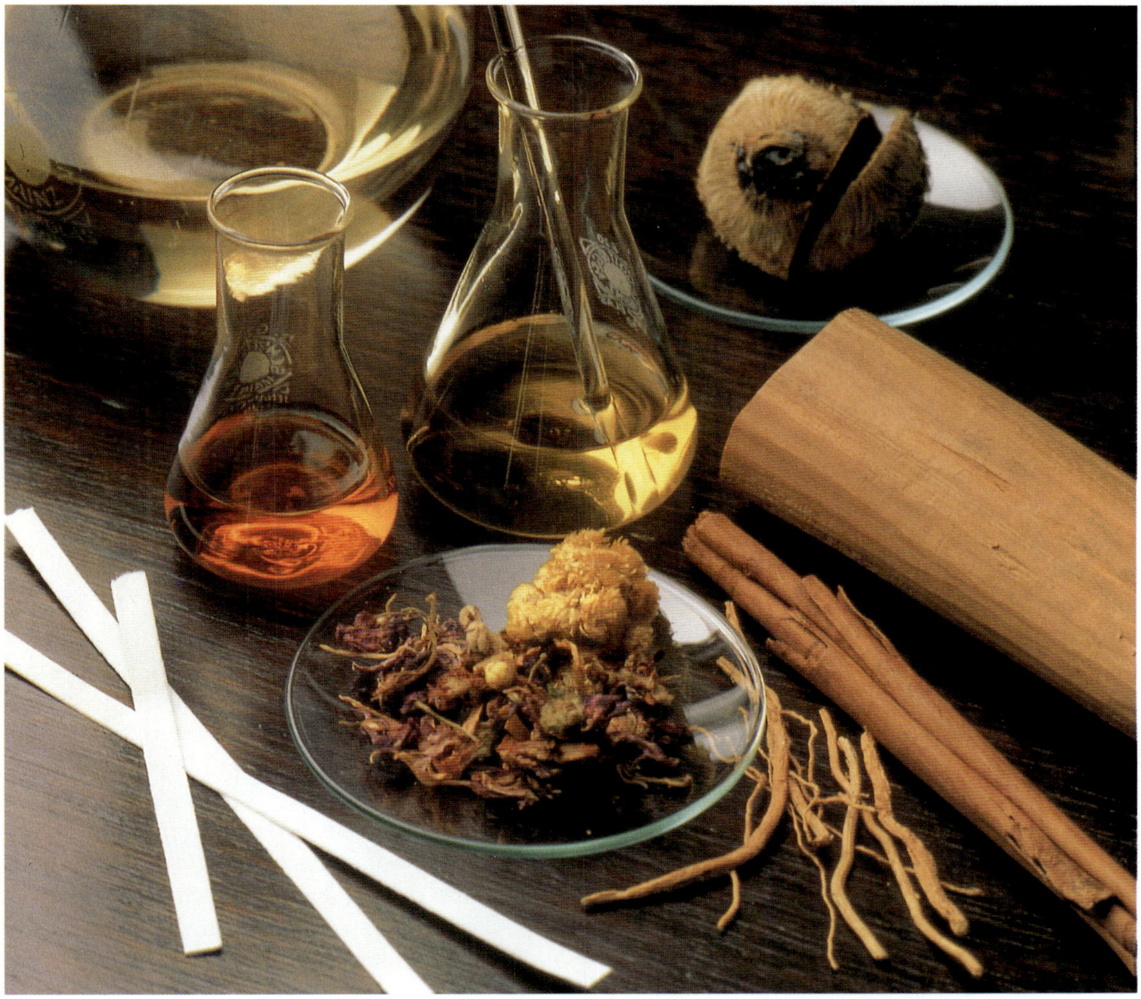

Beim Komponieren eines Duftes greift der Parfumeur auf eine breite Palette von Naturstoffen zurück. Im Bild: Diverse Blüten sowie Vetyver-Wurzeln, Zimtrinde und Sandelholz. Im Hintergrund Moschus.

diese sind, enttäusche ich Sie vielleicht. Wollte ich sie alle nennen und beschreiben, würde ich Sie mit Sicherheit langweilen. Als Kompromiß will ich einige typische beschreiben. Stellen wir uns vor, daß wir am Arbeitsplatz des Assistenten oder der Assistentin des Parfümeurs stehen, an der »Duftorgel«. Hier finden wir hunderte von kleinen braunen Fläschchen, wie Orgelpfeifen auf Regalen rund um eine Arbeitsfläche mit einer elektronischen Waage angeordnet. An unserer Seite der Parfümeur.

Um uns zu orientieren, halten wir zunächst Ausschau nach vertrauten Namen au den Etiketten der Fläschchen. Hier steht Lavendelöl, dort Citronenöl und Orangenöl Guinea. Auch Küchengewürze und Kräuter sind da: Gewürznelkenöl, Zimtöl, Korianderöl, Thymianöl – je länger wir schauen, desto mehr Bekannte aus der Küche treffen wir an: Rosmarin, Muskat, Salbei, Ingwer, Pfeffer, Anis, Kümmel, Dillsamen, Dillkraut und viele andere.

Wir finden auch Öle aus Hölzern, die uns mehr oder weniger vertraut sind: Zedernholz- und Sandelholzöl, Zypressenöl, Sibirisches Fichtennadel- und Edeltannenöl. Auf einem Tiegel mit einer dunkelgrünen Paste lesen wir: »Eichenmoos Resinoid Jugoslawisch« – der Extrakt eines Mooses.

Weil doch Blumen in der Parfümerie so wichtig sind, suchen wir Blütenöle. Jawohl, dort steht Rosenöl und daneben »Rose absolu« – der Parfümeur erklärt, daß »Öle« durch Destillation und »absolu« durch Extraktion von Pflanzenteilen erzeugt werden. Da gibt es Jasmin und Orangenblüten absolu, Hyazinthen und Mimosen absolu, Geraniumöl, Veilchenblätter absolu.

Aber wir sind doch ein wenig enttäuscht, weil es weniger Duftstoffe aus Blüten zu geben scheint als aus Küchenkräutern. Wo ist denn das Veilchenblütenöl, wo sind Flieder, Maiglöckchen, Gartennelken, Lilie, Gardenie? All diese Blüten haben einen schönen Duft, und wir erinnern uns, daß sie auch in den Duftbeschreibungen von Parfums vorkommen.

Der Parfümeur erklärt, daß es, obwohl diese Blüten wunderbare Düfte haben, keinen praktischen Weg gibt, diese aus den Pflanzen als Öle oder Extrakte zu gewinnen. Wenn ich diese Düfte in meinen Kreationen einsetzen will, kann ich keine natürlichen Duftkonzentrate verwenden, sondern muß zu Kompositionen greifen, die Parfümeure geschaffen haben, sogenannte »Basen«, die den natürlichen Duft der Blüten wiedergeben. Wir kommen zu einem anderen Teil der »Orgel«, wo diese Basen untergebracht sind. Dort finden wir tatsächlich all die Blüten, die wir soeben vermißt hatten, und auch, zu unserer Überraschung, eine Reihe von Rosen- und Jasminbasen. Warum verwendet man diese, wenn es doch die natürlichen Öle und Extrakte gibt?

Das ist zum Teil eine Kostenfrage. So werden zum Beispiel Rosenöl und Rosen absolu aus Blütenblättern bereitet, die mit der Hand gepflückt werden müssen; man braucht etwa 700 Kilogramm Blüten, um ein Kilogramm Rosenöl zu erzeugen. Deshalb kostet ein Kilogramm des Öls um die 10 000 DM, manchmal, je nach Ernte und Qualität, bedeutend mehr. Rosen absolu ist auch nicht preiswerter. Wenn wir uns aber ausschließlich auf die natürlichen Riechstoffe beschränken würden, um die Rosennuance in Parfums zu erzeugen, würden diese ungemein teuer werden; denn die Rosennote ist oft ein wesentlicher Bestandteil von Duftrezepturen.

. . . An der Wand ihres
Schlafgemachs hing ein
indischer Liebesteppich,
der war gewoben aus
Vanilleduft und Flötenklängen
und dunklen Rosenblüten,
aus Indigo und Sandelholzöl
und dem tropfenden
Lied der Sitar . . .

Im übrigen gibt sich der Parfümeur nicht damit zufrieden, das Thema »Rose« nur in der Weise einzusetzen, wie es uns die Natur verschafft. Manchmal sucht er eine Rose mit fruchtiger, fast zitronenartiger Frische; für andere Aufgaben will er eine warme, üppige Rosennote mit ausgeprägter Honignuance haben; oder eine kühle Note, die uns an Rosenknospen im Morgentau erinnert. Er kann diese Vielfalt entweder durch die Verwendung von Basen, welche jeweils einen dieser Aspekte des Rosenduftes betonen, erreichen; er kann sie auch erzielen, indem er eine Rosenkomposition nach seiner Vorstellung selbst ausarbeitet und diese in seiner Kreation einsetzt.

Der Parfümeur gerät beim Vorführen der Mysterien seiner Rohstoffpalette so ins Schwärmen, daß es uns Mühe kostet, ihn zu überzeugen, daß unsere armen Nasen für den Augenblick wirklich genug haben. Bevor wir die natürlichen Duftstoffe verlassen, wollen wir nur noch an den zwei legendären Duftstoffen aus der Tierwelt, Moschus und Ambra, schnuppern.

Hier gibt es wieder eine Enttäuschung: Keiner von beiden ist in den Regalen der Naturstoffe aufzutreiben. Der Moschushirsch des Himalayas, aus dessen Duftdrüse die Moschustinktur seit Jahrhunderten hergestellt wird, ist eine gefährdete Tierart, die nicht mehr gejagt werden darf. Da-

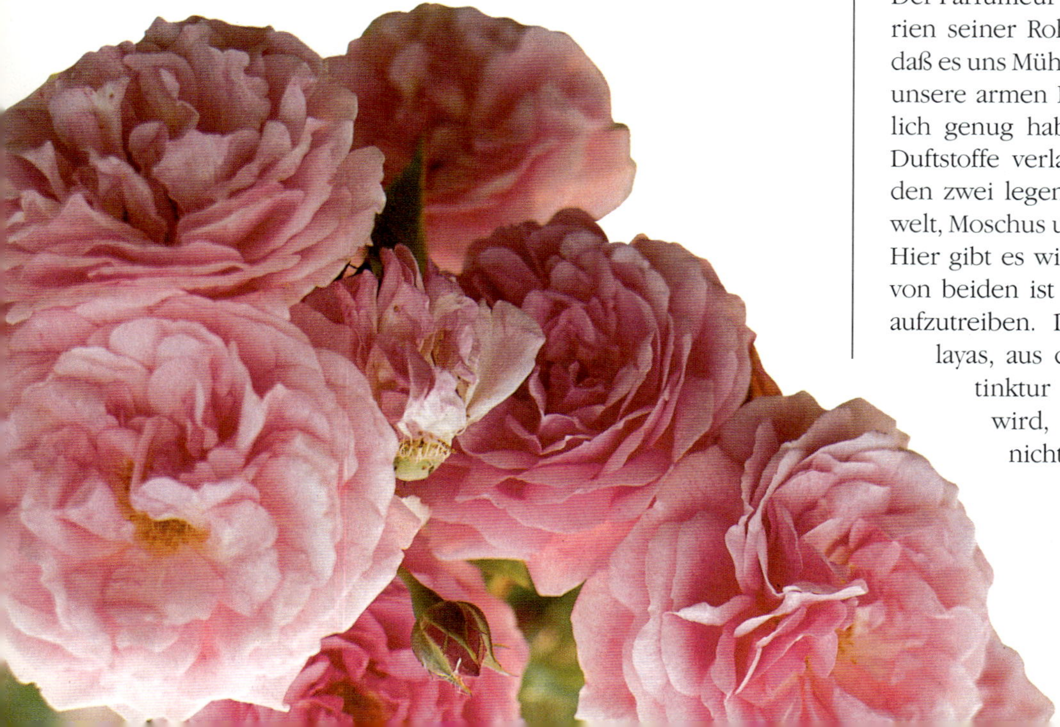

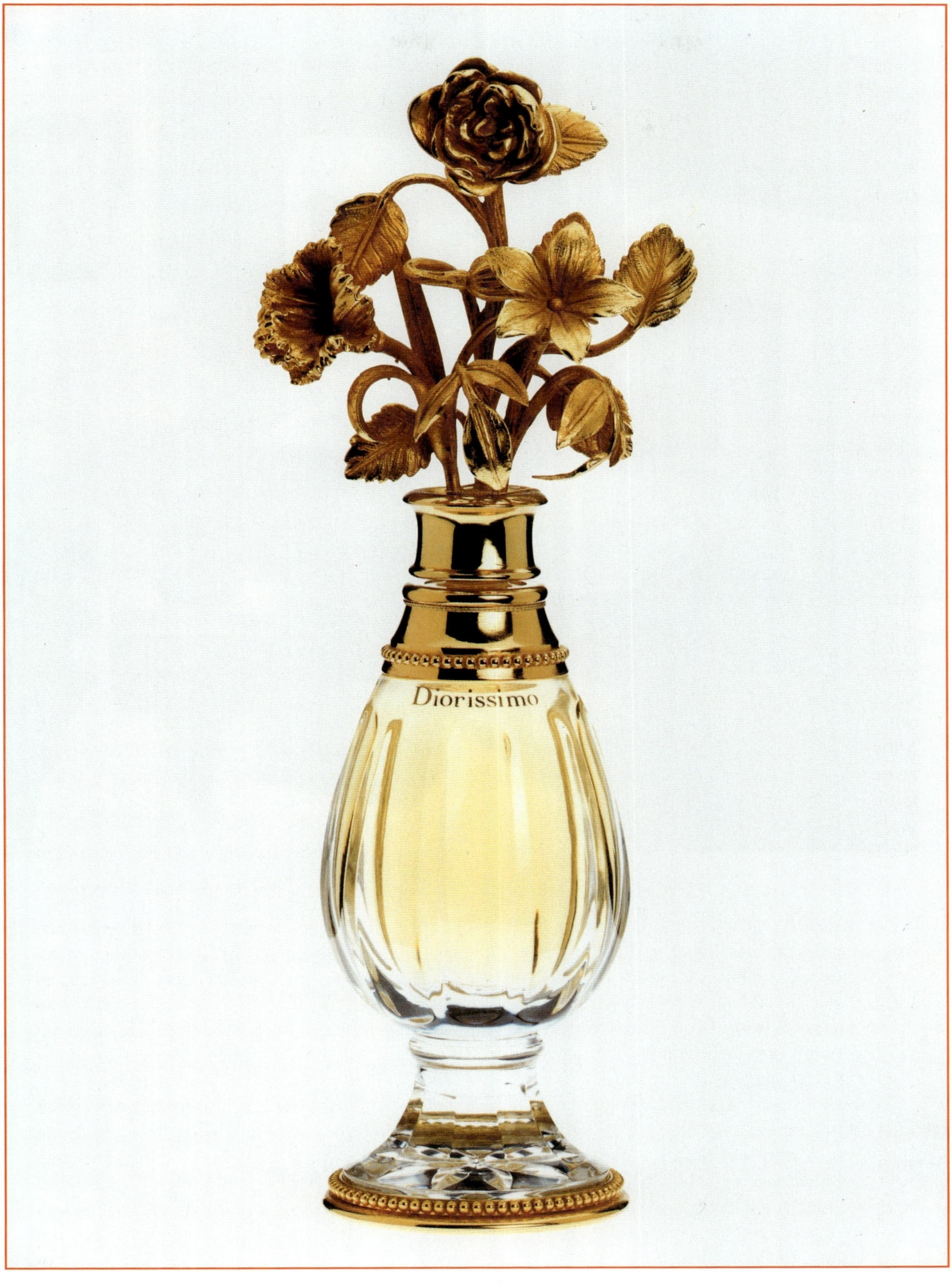

Unverwechselbar DIORISSIMO. Dieser 1956 von Christian Dior geschaffene Duft ist Seele und Ausdruck seiner Zeit, mit dem Schleier der Unvergänglichkeit.

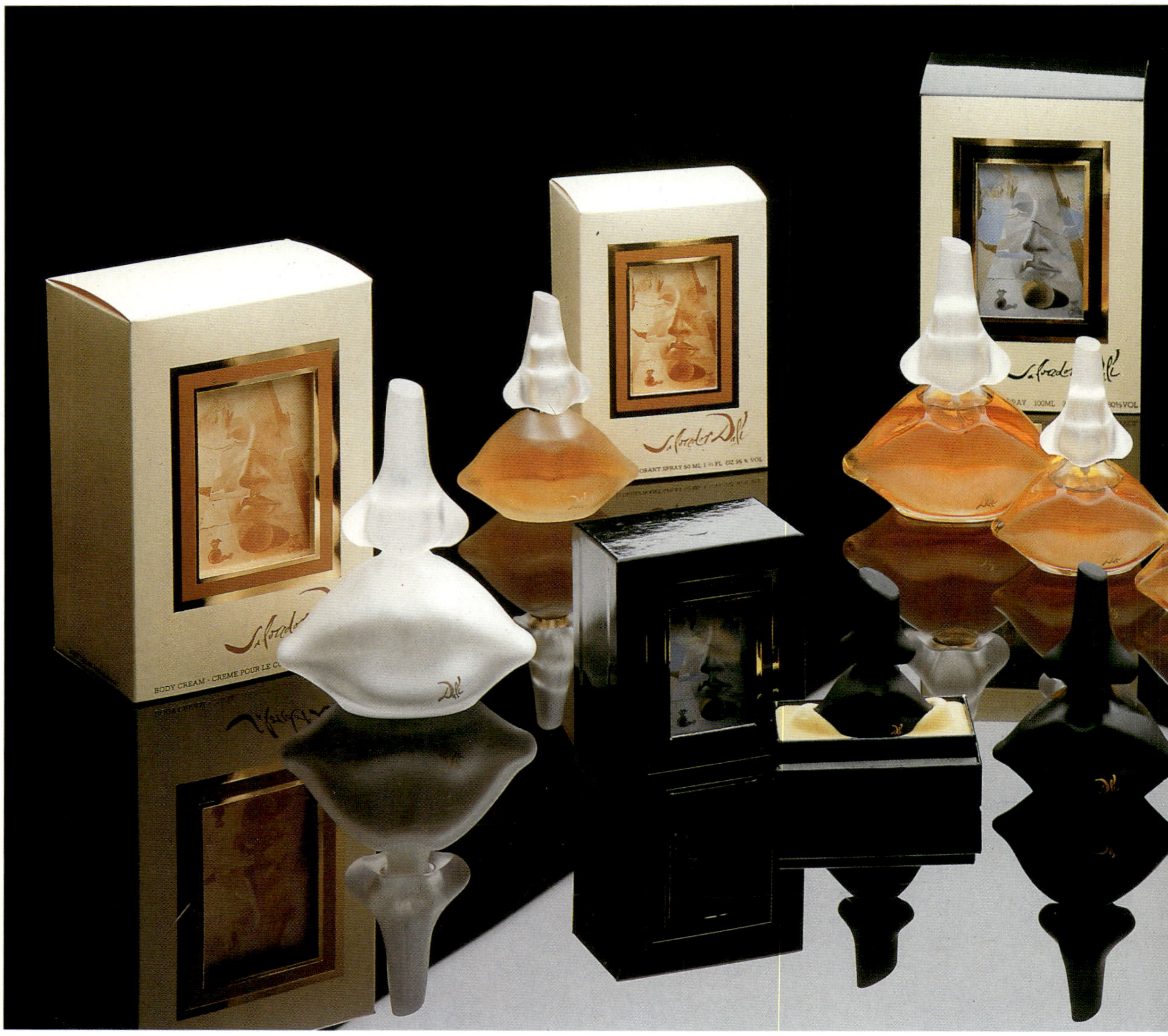

Damenduft und Badelinie von Salvador Dali.

her ist natürliche Moschustinktur oder Moschus absolu kaum noch verfügbar und extrem teuer. Der Parfümeur erzählt, daß ein Kilogramm Moschus absolu heute DM 750 000 kostet, also das Dreißigfache des Preises von Gold. In der Parfümerie wird fast nur noch synthetischer Moschus eingesetzt. Das gleiche gilt für Ambra, da auch der Wal, der diesen Stoff in der Natur erzeugt, fast ausgestorben ist.

Zum Trost dürfen wir an Zibettinktur schnuppern, einem von den zwei Duftstoffen aus dem Tierreich, die auch heute noch in natürlicher Form eingesetzt werden. Zibet ist eine Drüsenausscheidung der Äthiopischen Wildkatze. Der Duft erinnert uns an einen Löwenkäfig im Tiergarten, sehr intensiv und nicht gerade angenehm. Der Parfümeur versichert uns, daß Zibet, in Spuren eingesetzt, blumigen Noten Wärme und eine honigartige Süße schenkt, aber wir können das schwer glauben.

Jetzt wenden wir uns den Regalen zu, auf denen die synthetischen Riechstoffe untergebracht sind, und sogleich stellt sich ein Gefühl der Verwirrung ein. Die Bezeichnungen auf den Etiketten, wie »Phenyläthyl Phenylacetat« und »Phenylacetaldehyd Dimethylacetal 10prozentig in Dipropylenglykol« erinnern uns an die schwärzesten Stunden des Chemieunterrichts.

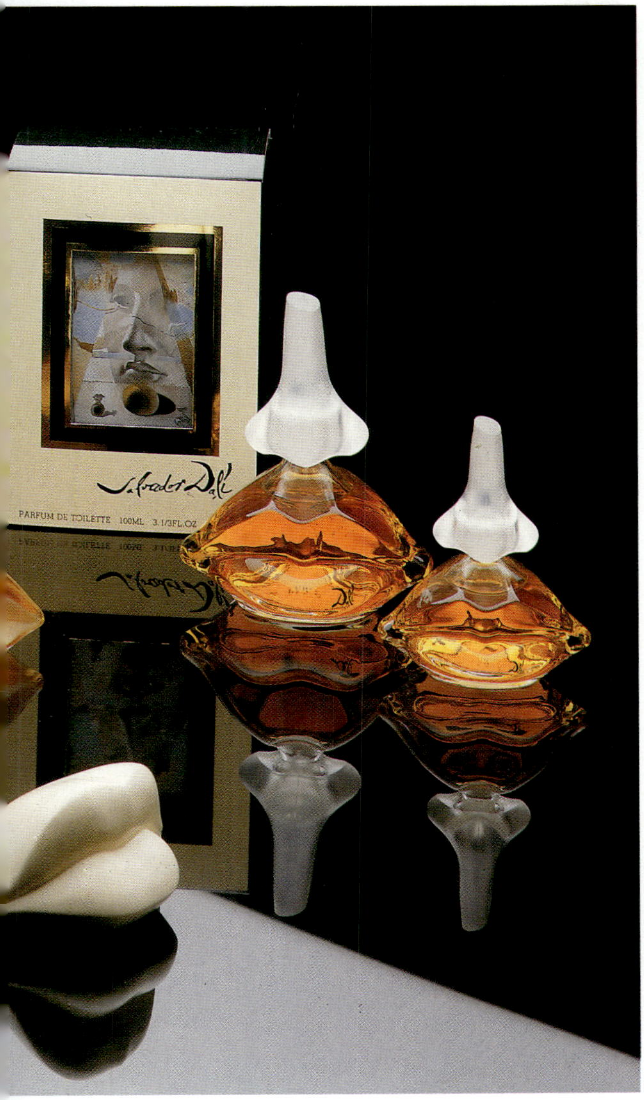

Und es stehen da so viele Chemikalien, Reihe um Reihe. Wenn der Parfümeur so viele synthetische Stoffe in seinen Kreationen einsetzt, muß der Duft doch wohl arg chemisch und künstlich werden!

Doch man versichert uns: Nur die Namen sind furchterregend, nicht die Stoffe. Viele von ihnen kommen in der Natur vor, und die Natur, zusammen mit der analytischen Kunst des Chemikers, hat den Parfümeur überhaupt erst auf den Gedanken gebracht, sie zu verwenden. So kommt zum Beispiel das Phenyläthyl Phenylacetat trotz seines furchteinflößenden Namens im Rosenöl vor – und wenn wir es riechen, müssen wir uns eingestehen, daß es gar nicht chemisch riecht, sondern weich, rosig und honigartig. Synthetisches Vanillin, ein weißes Pulver, duftet wie Weihnachtsgebäck; wenn wir daran riechen, fühlen wir fast die Süße der Plätzchen auf der Zunge. Nonalakton riecht wie Kokosraspeln, Eugenol wie Gewürznelken. Zum Abschluß zeigt er uns eine Maiglöckchenbase. Beim Riechen der sanften Süße, üppig aber gleichzeitig rein und frisch, sehen wir die zierliche weiße Blüte und die breiten frischgrünen Blätter ganz plastisch vor uns – und doch wurde diese Base ausschließlich aus synthetischen Riechstoffen hergestellt.

Allmählich wird uns klar, warum dem Parfümeur bei seiner Arbeit kaum einen Gedanken an den Ursprung seiner Riechstoffe verschwendet, ebensowenig wie sich kaum ein Maler Gedanken darüber macht, ob seine Farben natürlichen oder synthetischen Ursprungs sind. Worauf es ihm ankommt, ist nur der Duft, der Duft des Stoffes an sich und in Kombination mit anderen, und wie er diesen am besten zur Geltung bringen kann.

DER PROZESS DER KOMPOSITION

Die Kunst des Parfümeurs besteht im Komponieren von Mischungen. Endergebnis seiner Arbeit sind Rezepturen, das heißt, Mischvorschriften: Man nehme so viele Teile hiervon, so viel Teile davon – wie die Cocktailrezepte eines Barkeepers. Allerdings sind Parfums, mit oft hundert oder mehr Bestandteilen, recht komplexe Cocktails.

Die Entwicklung und Feinabstimmung einer solchen Rezeptur kann sehr viel Zeit erfordern. Jacques Polge, der Schöpfer von *Coco*, berichtet, daß im Falle dieses Parfums vier Jahre zwischen der Konzeption der Idee und der Realisierung des Parfums verstrichen.[1] Während dieser Zeit entwikkelte Polge nicht nur eine Formel für *Coco*, sondern über

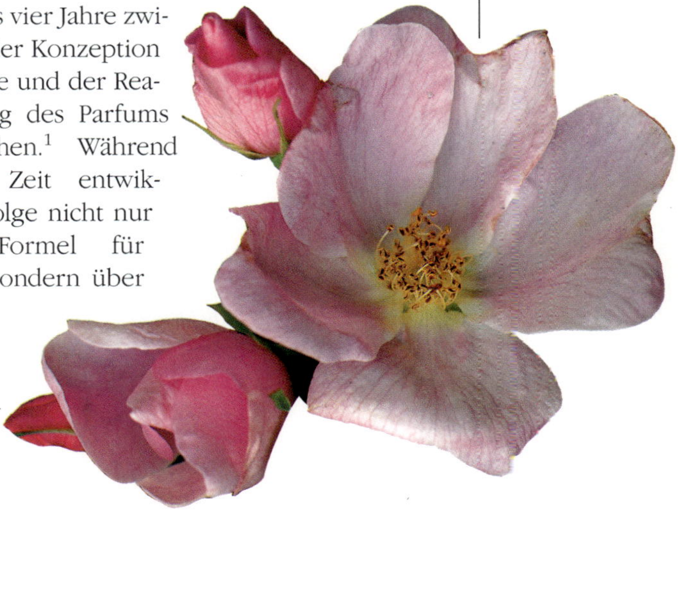

dreihundert. Aber er verwarf sie alle bis auf die letzte, aus dem einzigen Grund, daß sie dem Bild, das er sich in seiner Vorstellung von *Coco* gemacht hatte, nicht entsprachen.
Mozart komponierte ganze Symphoniesätze im Kopf. Bevor er sich zum Schreiben hinsetzte, waren sie in seinen Gedanken bereits fertig, und das Notieren der Partitur war für ihn eine rein mechanische Arbeit. Es gibt von seiner Hand kaum Skizzen und Entwürfe, und in den ersten Niederschriften seiner Partituren findet man selten Änderungen und Korrekturen.
Beethoven ging ganz anders vor. Beim Komponieren seiner großen Werke fertigte er zahllose Skizzen, Entwürfe, Korrekturen, und Überarbeitungen an, und sogar die Partituren, die er seinem Verleger schickte, waren eines Drucksetzers Alptraum, so voller Zusätze, Streichungen und Änderungen, daß sie stellenweise kaum zu lesen waren.

DIE KUNST DES PARFUMEURS BESTEHT IM KOMPONIEREN VON DUFTMISCHUNGEN

Es gab sehr wenige Komponisten, die so arbeiten konnten wie Mozart und, soweit mir bekannt ist, auch sehr wenige Parfümeure. Wenn ihnen auch bei der Arbeit das ideelle Bild des vollendeten Duftes vorschwebt, so ist dieses Bild nicht von Anfang an klar geformt. Es nimmt erst im Laufe des Schaffensprozesses, während des Niederschreibens von dreihundert Rezepturen, des Ausmischens und kritischen Abriechens, des Beobachtens, wie sie sich entfalten, zunächst auf dem Papierstreifen, dann auf der Haut, des Überarbeitens, hier eine Nuance zufügend und dort eine abschwächend, des wieder Ausmischens und wieder Abriechens, allmählich und mühsam Gestalt an.

DIE ÄSTHETISCHEN GRUNDGESETZE

Der Parfümeur orientiert sich an ästhetischen Grundsätzen, die in keinem Lehrbuch zu finden sind, sich aber in den »großen« Parfums jeder Periode manifestieren. Diese großen Parfums, die auf originellen, neuartigen Duftakkorden basieren und die von der Gilde der Parfümeure als wertvoll anerkannt worden sind, dienen als Modell und Lehrbuch des jungen Parfümeurs. Indem er sie kopiert, lernt er, empirisch und intuitiv, die Gesetze der Komposition. Nicht anders haben es übrigens bis ins 19. Jahrhundert die Maler und die Musiker getan. So wurden bespielsweise die Grundprinzipien der klassischen Sonatenform erstmalig in Adolph Marx' Kompositionslehre um 1840 dargelegt, über ein halbes Jahrhundert nachdem Haydn und Mozart ihre Meisterwerke in dieser Form geschrieben hatten.
Was sind nun die ästhetischen Grundgesetze des modernen Parfums, worin unterscheidet sich ein Parfum von einem bloßen Duftmix, ein gutes von einem schlechten Parfum?[2]
Ein gutes Parfum vereint in sich zwei Wesenszüge, die sich fast widersprechen: Charakter und Raffinesse. Charakter bedeutet Erkennbarkeit, die dadurch erreicht wird, daß sich im Duftbild ein bestimmtes Thema, ein Grundakkord, klar abzeichnet. Raffinesse bedeutet, daß dieses Thema nicht lapidar und nackt in den Raum gestellt wird, sondern umrankt wird von Kontrastnoten und Nuancen, von höflichen Gesten und witzigen kleinen Überraschungen. Hat ein Parfum zu wenig Charakter, dann ist es diffus und schwer zu fassen und zu erkennen. Hat es zu wenig Raffinesse, dann ist es plump, simpel und vulgär.
Die ideale Balance zwischen diesen beiden Grundzügen ist nicht immer und überall gleich. Bei Herrendüften ist der Nachdruck auf Charakter mehr ausgeprägt als bei femininen Parfums, in der amerikanischen Parfümerie mehr als in der klassischen französischen, in den Parfums der achtziger Jahre mehr als in denen der sechziger. Darauf will ich in einem späteren Kapitel näher eingehen.
Auch das zweite Grundgesetz bedeutet einen Balanceakt: ein gutes Parfum haftet lange auf der Haut und strahlt in den Raum aus; aber es haftet

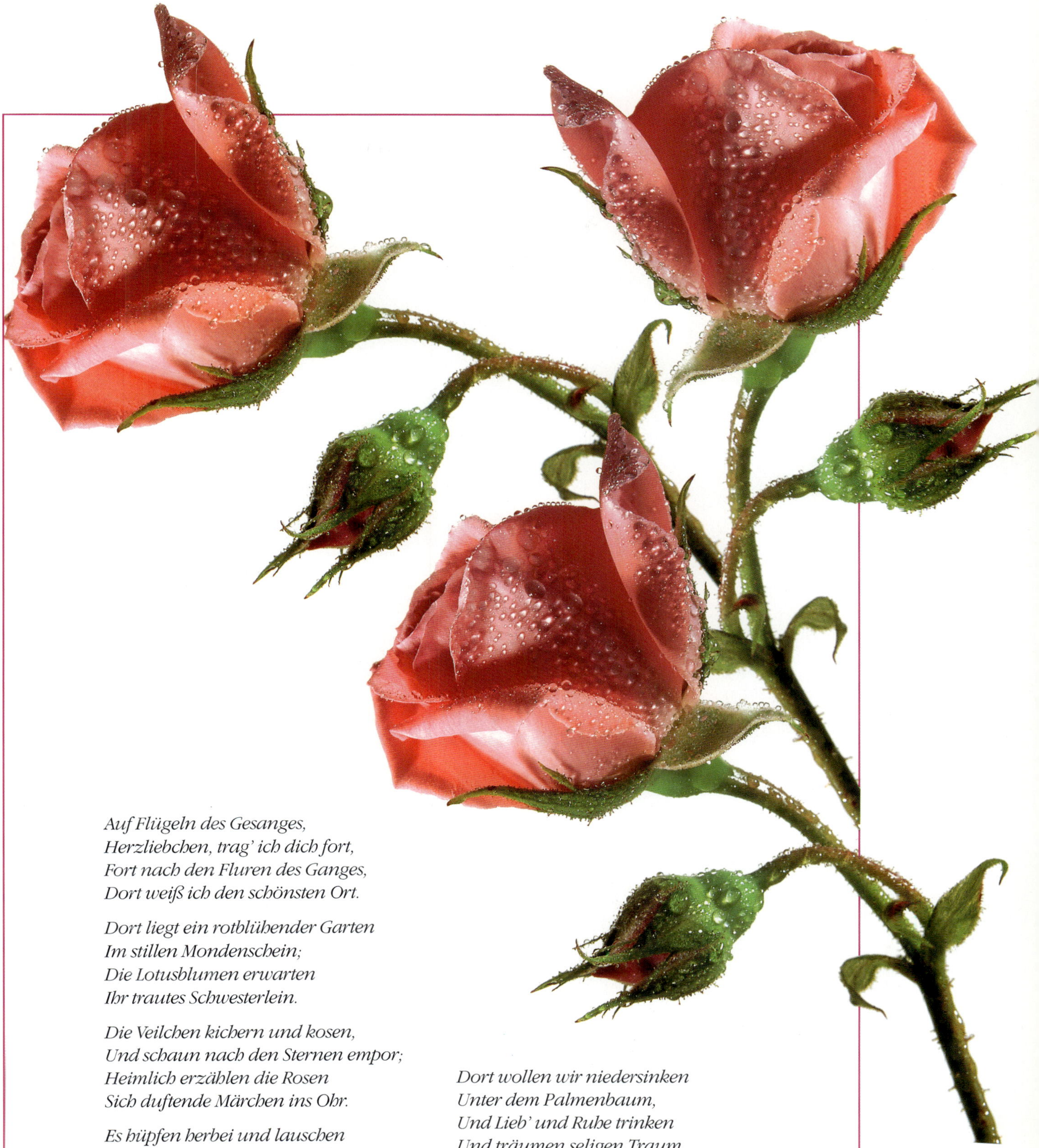

Auf Flügeln des Gesanges,
Herzliebchen, trag' ich dich fort,
Fort nach den Fluren des Ganges,
Dort weiß ich den schönsten Ort.

Dort liegt ein rotblühender Garten
Im stillen Mondenschein;
Die Lotusblumen erwarten
Ihr trautes Schwesterlein.

Die Veilchen kichern und kosen,
Und schaun nach den Sternen empor;
Heimlich erzählen die Rosen
Sich duftende Märchen ins Ohr.

Es hüpfen herbei und lauschen
Die frommen, klugen Gazelln;
Und in der Ferne rauschen
Des heiligen Stromes Welln.

Dort wollen wir niedersinken
Unter dem Palmenbaum,
Und Lieb' und Ruhe trinken
Und träumen seligen Traum.

HEINRICH HEINE
aus dem »Buch der Lieder«

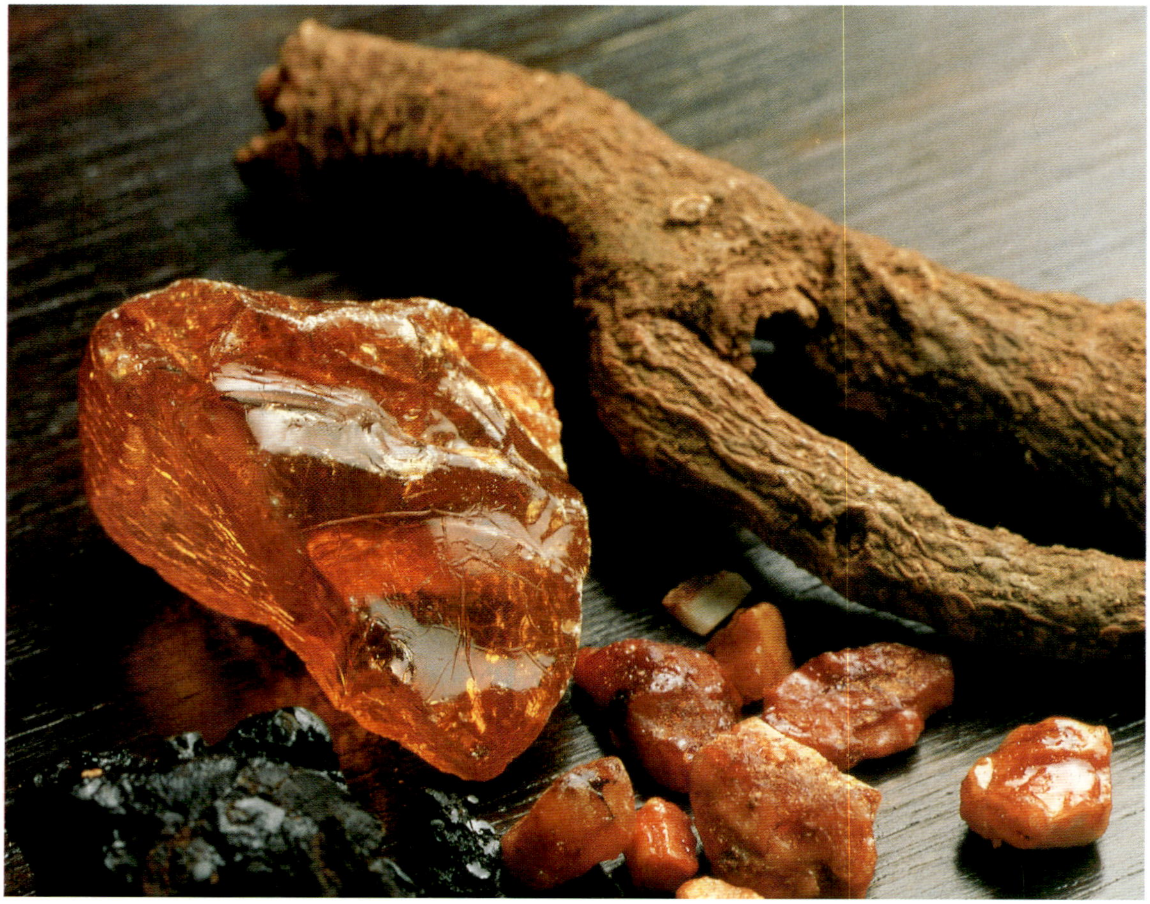

Aus Wurzeln und tropischen Harzen werden wertvolle Duftstoffe gewonnen.

nicht so lange, daß es ermüdet, und es strahlt nicht so stark, daß es aufdringlich wirkt. Auch hier steht der Idealpunkt nicht ein für allemal fest: die Amerikanerin sucht mehr Haftung und Ausstrahlung als die Japanerin und die Europäerin, und die Parfums der achtziger Jahre waren haftender und hatten mehr Ausstrahlung als die der Jahre zuvor.

Hier gibt es, meine ich, ein subtiles, aber allgemeingültiges Merkmal für die Qualität eines Parfums: Ein Parfum ist um so besser, je erfolgreicher es diese beiden Gegensätze in sich vereint. Das hervorragende Parfum macht sich beim flüchtigen Vorbeigehen, beim Tischgegenüber und beim Kollegen im Büro bemerkbar, ohne aus unmittelbarer Nähe aufdringlich zu sein. Es ist auch nach ein paar Stunden noch präsent, ohne kurz nach dem Auftragen zu intensiv zu sein. Und es kommt dabei nicht so sehr darauf an, wieviel oder wie wenig man verwendet. Bei billigem Parfum hat man immer das Gefühl, entweder zu viel oder zu wenig benutzt zu haben.

Ein weiteres Grundgesetz ist zwar offensichtlich, aber in der Praxis gar nicht leicht zu realisieren: Auch wenn jedes Parfum aus Grundstoffen besteht, deren Duft uns, jeder für sich, an die verschiedensten Erfahrungen des täglichen Lebens erinnert – ein Fichtenwald, ein Küchengewürz, feuchte Erde, eine exotische Frucht, ein Ziegenstall, eine Autowerkstatt – so darf beim Riechen des Parfums keine solche Erinnerung an alltägliche Dinge aufkommen. Parfum darf nur nach Parfum riechen und sonst nichts.

Gedankliche Assoziationen mit Blumen und mit Puder sind noch gestattet, aber fast alle anderen sind fatal. Besonders schwierig aber wichtig ist es, allzu klare Erinnerungen an Speisen zu vermeiden (denn viele Duftstoffe kommen aus dieser Gerüchewelt) und an Seifen (denn alle Seifen sind parfümiert, aber ein Parfum, das an Seife erinnert, wirkt billig).

Bei den beiden folgenden Gesetzen handelt es sich nicht um die Vereinigung von Widersprüchlichem, sondern um behutsames Dosieren von Effekten. Sie lauten: Jedes Parfum muß ein gewisses Maß an Noten enthalten, die an den natürlichen Duft des menschlichen Körpers erinnern, und jedes Parfum muß ein wenig künstlich riechen.

Es war das Verdienst meines Vaters, das Gesetz der Notwendigkeit »animalischer« Noten als erster klar formuliert zu haben.[3] Er brachte diese mit der erotisierenden Wirkung in Zusammenhang, die er allen Parfums zuschrieb. Ich meine eher, daß diese Noten ein notwendiges Bindeglied, eine Brücke zwischen Parfum und Haut darstellen. Ohne sie wirkt das Parfum »aufgetragen« und bildet keine Einheit mit dem Träger.

Die Kunst der Dosierung liegt bei diesen Noten darin, daß sie, wenn sie zu stark in den Vordergrund treten, unangenehm wirken. Dazu kommt, daß die Wahrnehmungsschwelle und die Toleranz gerade für diese Noten individuell sehr verschieden ist. Diese Klippe kann der Parfümeur nur dadurch umschiffen, daß er die animalische Wirkung nicht durch einen Duftstoff erzeugt, sondern aus einer Kombination von vielen.

DAS WESENTLICHE AN EINEM PARFUM IST, DASS ES GUT RIECHT

Die Forderung, daß ein Parfum ein wenig künstlich riechen muß, mag befremden – werden doch natürliche Düfte generell als weit angenehmer empfunden als technische oder synthetische[4] – aber in unserem Zeitalter und in unserer Kultur ist ein rein natürlicher Duft, und sei er noch so schön, einfach kein Parfum. Die Zeiten, da sich die Dame mit Rosenwasser, Veilchenduft oder Lavendel beduftete sind längst vorüber. Die künstliche Nuance kann in vielfacher Gestalt auftreten, zum Beispiel als die fettige Note von Aldehyden, als metallischer oder synthetisch-fruchtiger Ton. Manchmal besteht sie nur in der Verbindung natürlicher Duftnoten, die man in der Natur niemals zusammen findet. Immer liegt der Nachdruck auf ein *wenig* künstlich; denn sobald die unnatürliche Nuance so ausgesprägt ist, das der Duft »chemisch« wirkt, lehnen wir ihn ab.

Ich bin mir nicht sicher, ob mit diesen Gesetzen auch das, was wir am Parfum als »schön« empfinden, ausreichend definiert ist oder ob wir in einem letzten Gesetz: der Duft muß harmonisch sein, all das zusammenfassen sollten, was wir nicht in Worte fassen können. Jedenfalls hat Jacques Polge vollkommen recht, wenn er sagt: »Es mag albern klingen, aber für mich ist das Wesentliche an einem Parfum, daß es gut riecht.«[5]

VOM DUFTAKKORD ZUM PARFUM

Die ersten Skizzen für ein neues Parfum sind meistens sehr einfach und enthalten nur eine Handvoll Riechstoffe. Der Parfümeur entwirft in ihnen den Grundakkord, auf dem das Parfum basiert. Das Wort »Akkord« und die Analogie mit der Musik, die darin angedeutet ist, ist sehr zutreffend, denn ein guter Duftakkord vermittelt den Eindruck als wäre er nicht ein Gemisch aus verschiedenen Elementen sondern eine Einheit, eine neue, in sich geschlossenen Gestalt. (Denken Sie zurück an das Beispiel des Erdbeerakkords!) So wie der Charakter des musikalischen Akkords nicht nur dem Klang der einzelnen darin enthaltenen Noten entspringt, sondern vor allem ihrem Verhältnis zueinander, so wird auch der Charakter des Duftakkords vor allem von der Wechselwirkung zwischen den

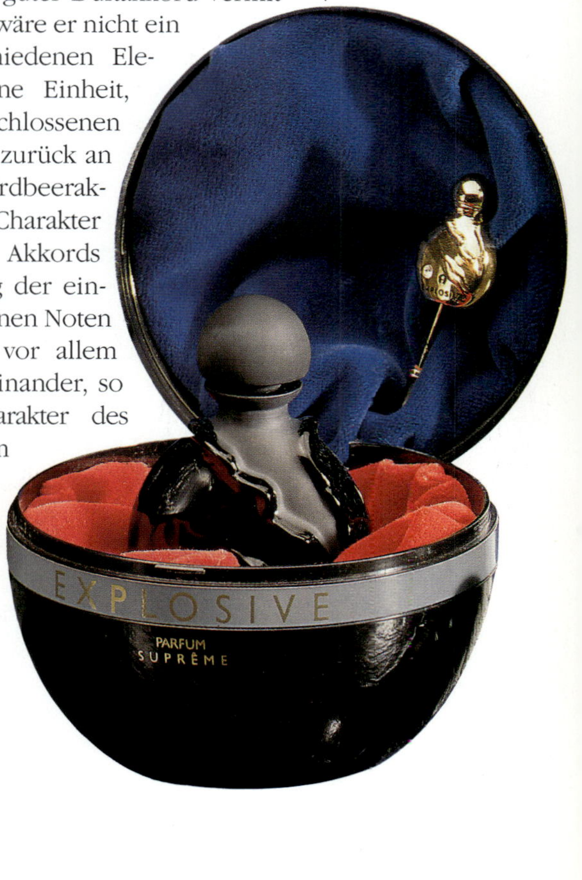

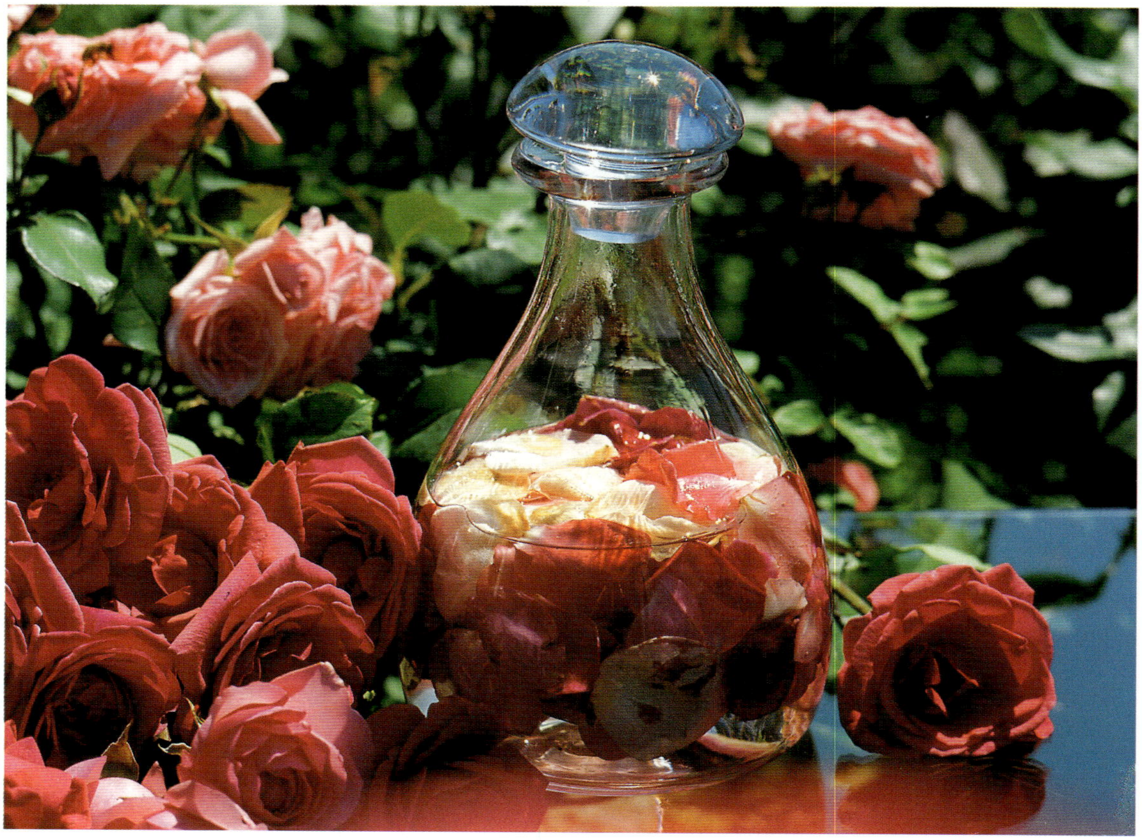

Aus den Blütenblättern der Rose werden Rosenöl und Rosen absolu gewonnen – kostbare Bestandteile vieler Duftrezepturen.

Duftnoten, aus denen er aufgebaut ist, geprägt – mit einem wesentlichen Unterschied: In der Musik spielt die relative Tonstärke der Noten eines Akkordes eine untergeordnete Rolle (sie sind meistens gleich stark), doch in der Parfümerie ist die relative Intensität der individuellen Komponenten kritisch und muß sorgfältig eingestellt werden, um den gewünschten Effekt zu erzielen.

Wenn der Grundakkord steht, geht der Parfümeur daran, ihn zu bereichern und zu verzieren. Er bringt subtile Schattierungen an, fügt Stoffe zu, die schroffe Kontraste mildern, Stoffe, welche die Ausstrahlung und die Haftung verstärken. Vorsichtig gibt er Nuancen zu, die Tiefe und Geheimnis schaffen, und brillante Glanzlichter. Man könnte sagen, daß der Grundakkord den Charakter des Parfums bestimmt und die hundert übrigen Komponenten seine Qualität. Diese Feineinstellung und Verzierung ist der zeitraubende Teil des Kompositionsvorganges, eine Arbeit von Liebe, Geduld und Perfektionismus.

Die Natur geht übrigens ganz ähnlich zu Werk wie der Parfümeur. Die meisten Pflanzenextrakte und -öle bestehen aus einer Vielzahl von Bestandteilen. In der Rose und dem Jasmin, den beiden Naturduftstoffen, die man am gründlichsten analysiert hat, wurden bisher etwa 300 verschiedene Komponenten identifiziert. Der Grundcharakter dieser beiden Blütendüfte wird bereits durch die drei bis fünf Hauptbestandteile bestimmt; die restlichen bewirken die Lebendigkeit, die Ausstrahlung und die Fülle.

Ich muß gestehen, daß die Beschreibung des kreativen Prozesses, die ich hier gegeben habe, ein wenig zu schematisch ist. Man kann den Grundakkord von den Verzierungen, den Charakter von der Qualität nicht klar trennen. Oft entdeckt der Parfümeur beim Anbringen von Nuancen Effekte, die den Charakter seines Werks verändern. Wenn er diese Effekte für interessant hält, ändert er seine ursprüngliche Idee und verleibt sie seiner im Werden begriffenen Komposition ein. Man kann also auch das Konzipieren der Duftidee und das Ausarbeiten der Rezeptur, die die Idee umsetzt, nicht völlig getrennt sehen. Es gibt immer Rückwirkungen vom konkreten Versuch auf die ideelle Vorstellung, und das Parfum nimmt im Wechselspiel von Idee und Versuch allmählich Gestalt an.

Parfümeure erzählen sich seit langem eine amüsante Geschichte über die Entstehung des berühmten *No 5* von Chanel. Als dieser Duft im Jahre 1921 kreiert wurde, löste er in Fachkreisen eine Sensation aus, aufgrund der gewagten Verwendung gewisser Riechstoffe, Aldehyde genannt. Diese synthetischen Substanzen waren den Parfümeuren schon seit einiger Zeit bekannt, aber man hatte sie immer in extrem niedrigen Dosierungen eingesetzt, damit ihre etwas fettige und synthetische Duftnote die Harmonie des Parfums nicht zerstöre. Im *No 5* wurden sie in unerhört hohen Anteilen eingesetzt und traten im Duftbild deutlich hervor – und

IM WECHSELSPIEL VON IDEE UND VERSUCH NIMMT DAS PARFUM GESTALT AN

doch hatte diese Duftschöpfung ihre eigene, eine ganz moderne Harmonie. Die Legende besagt nun, daß der hohe Aldehydanteil auf einen Irrtum des Laboranten zurückzuführen ist, der anstelle der in der Rezeptur beabsichtigten einprozentigen Lösung eine zehnprozentige einsetzte.

Wenn diese Geschichte wahr wäre, was gar nicht sicher ist, täte sie dem kreativen Genie von Ernest Beaux, dem Schöpfer des *No 5*, keinerlei Abbruch. Denn es erfordert ebensoviel Originalität und Kreativität, die künstlerischen Möglichkeiten in einem Irrtum zu erkennen, wie diesen »Irrtum« absichtlich herbeizuführen.

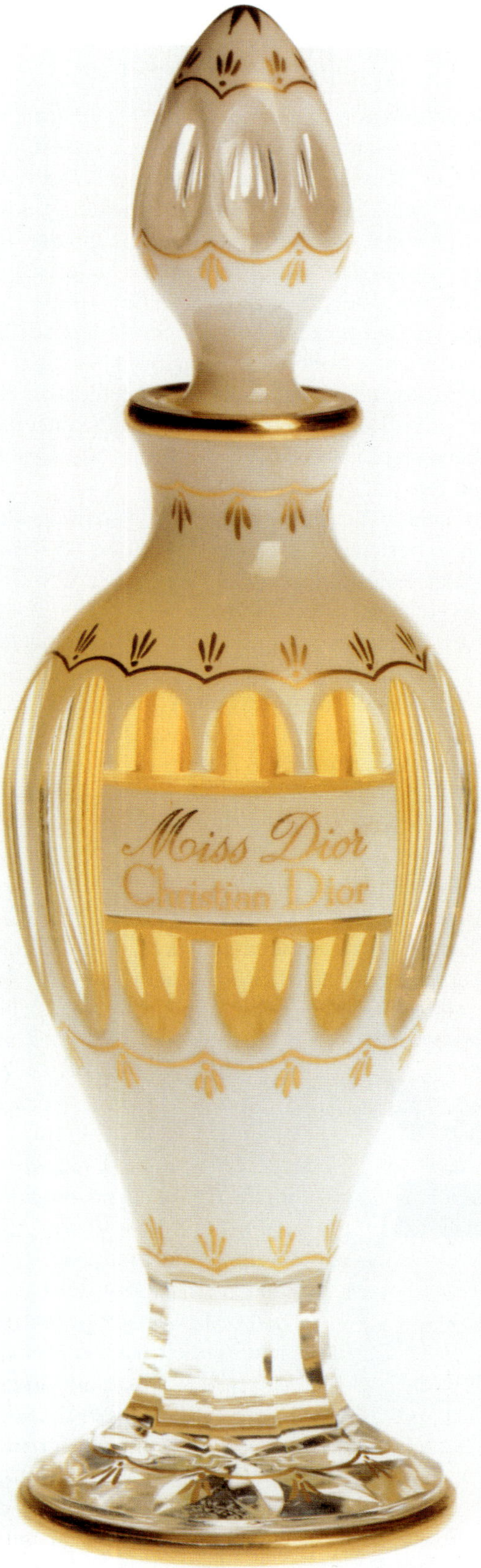

»Vergangene Extravaganzen bekommen eines Tages neuen Charme.« (Christian Dior)

(Gefärbtes Baccarat-Kristallglas, kreiert 1947, numerierte Auflage)

DER URSPRUNG VON DUFTIDEEN

Man kann den Parfümeur, der eine Duftkomposition aus einem Grundakkord entwickelt, mit einem Musiker, der absolute Musik schreibt oder mit dem Maler eines abstrakten Bildes vergleichen. Bei ihnen allen ist die Quelle der Inspiration das Medium selbst, das Material, mit dem sie arbeiten, und ihre Werke wollen nur ihre inhärente Schönheit und Struktur ausdrükken und beschreiben, sonst nichts. Manchmal ist aber die Schöpfung eines Parfums nicht so abstrakt und es fließen Eindrücke und Konzepte, die außerhalb der Welt der Duftstoffe liegen, mit ein.

In seiner Beschreibung der Entstehung des *No 5* berichtet Ernest Beaux selbst, 25 Jahre später: »Bei Kriegsende (des Ersten Weltkrieges) hatte der Zufall mich weit über den Polarkreis hinaus in den hohen Norden verschlagen. Es war gerade die Zeit der Mittsommernächte. Wälder und Flüsse strömten einen Duft von außerordentlicher Frische und Reinheit aus. Aus diesem Duft ist das *No 5* entstanden sein.«[6]

Jacques Polge führte den Ursprung seiner Idee für *Coco* zurück auf den Tag, als er Mlle. Chanels Wohnung in Paris besuchte, die seit ihrem Tod unverändert erhalten war.

»Es gab dort goldene und lackierte Objekte, Wandschirme aus Koromandelholz, einen barocken Überfluß, der mich überraschte. Ich befaßte mich zu der Zeit mit der Überarbeitung von *Cuir de Russie* und *Bois des Iles*, holzige, ledrige, würzige Düfte, die der Wohnung in der rue Cambon ähnelten: *Coco* sollte in dieser vergessenen Ecke des Chanel-Stils seinen Platz finden. Deshalb dieser Ambré-Grundakkord von Oppoponax und Sandelholz aus Mysore, belebt durch würzige Nuancen wie die Blütenknospen der Gewürznelke aus den Molukken und eingeleitet durch eine Fantasie über kostbare Blumen, indischen Jasmin, Frangipani und bulgarische Rose.«[7]

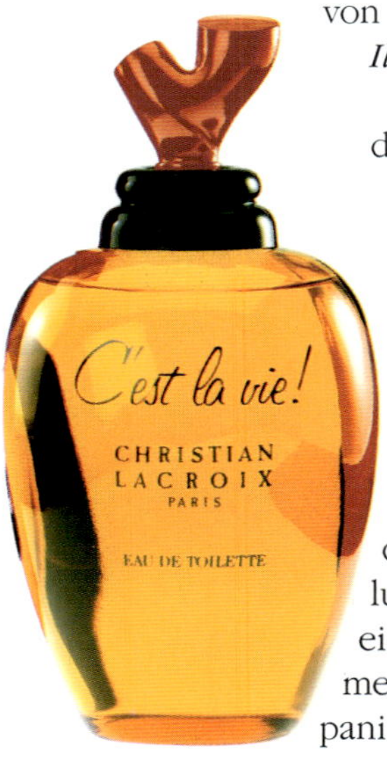

Es gibt eine schöne Geschichte, die den Moment beschreibt, an dem Jacques Guerlain die Idee zu einem Parfum kam, das im Jahre 1912 auf den Markt gebracht wurde und das seinen Reiz bis heute bewahrt hat:

»An einem Sommerabend geht ein Mann von der Arbeit nach Hause. Er kennt die Landschaft, die unmittelbare Umgebung von Paris, wie seine Westentasche. Die Sonne ist untergegangen, doch die Nacht noch nicht hereingebrochen. Es ist die Stunde der Dämmerung. In dem tiefblauen Abendlicht verdichtet sich alles, die raschelnden Blätter, das plätschernde Wasser, um Liebe, Freundschaft und eine unendliche Zärtlichkeit auszudrücken. Plötzlich ist der Mann mit sich und den Dingen im Einklang. Ein wunderbarer Augenblick.

Der Sommerregen hat
Asphalt und Gartenerde
Aus ihrem Hitzeschlaf erweckt

Jetzt murmeln duftend sie
Dunkles und Warmintimes
Wie im Erwachen eine Frau

Und ich weiß: Hier bin ich,
Auf dieser Erde und in diesem Duft,
Zuhause.

Der Mann, der da nach Hause geht, ist ein Dichter. Und ist es nicht die Aufgabe des Dichters, dem Augenblick Dauer zu verleihen? Gleich am anderen Morgen macht sich Jacques Guerlain an die Arbeit. Um diese unaussprechliche Empfindung einer Verzauberung nachzuahmen, vermischt er Moschus und bulgarische Rose. Er mildert ihr zu leidenschaftliches Verhältnis mit der sanfteren Schönheit von Iris und Heliotrop. Er fügt Duftnoten von Hölzern und feuchter Erde hinzu.

Es soll *L'Heure bleue* heißen, ein Parfum, das einen Hauch von Glück vermittelt.«[8]

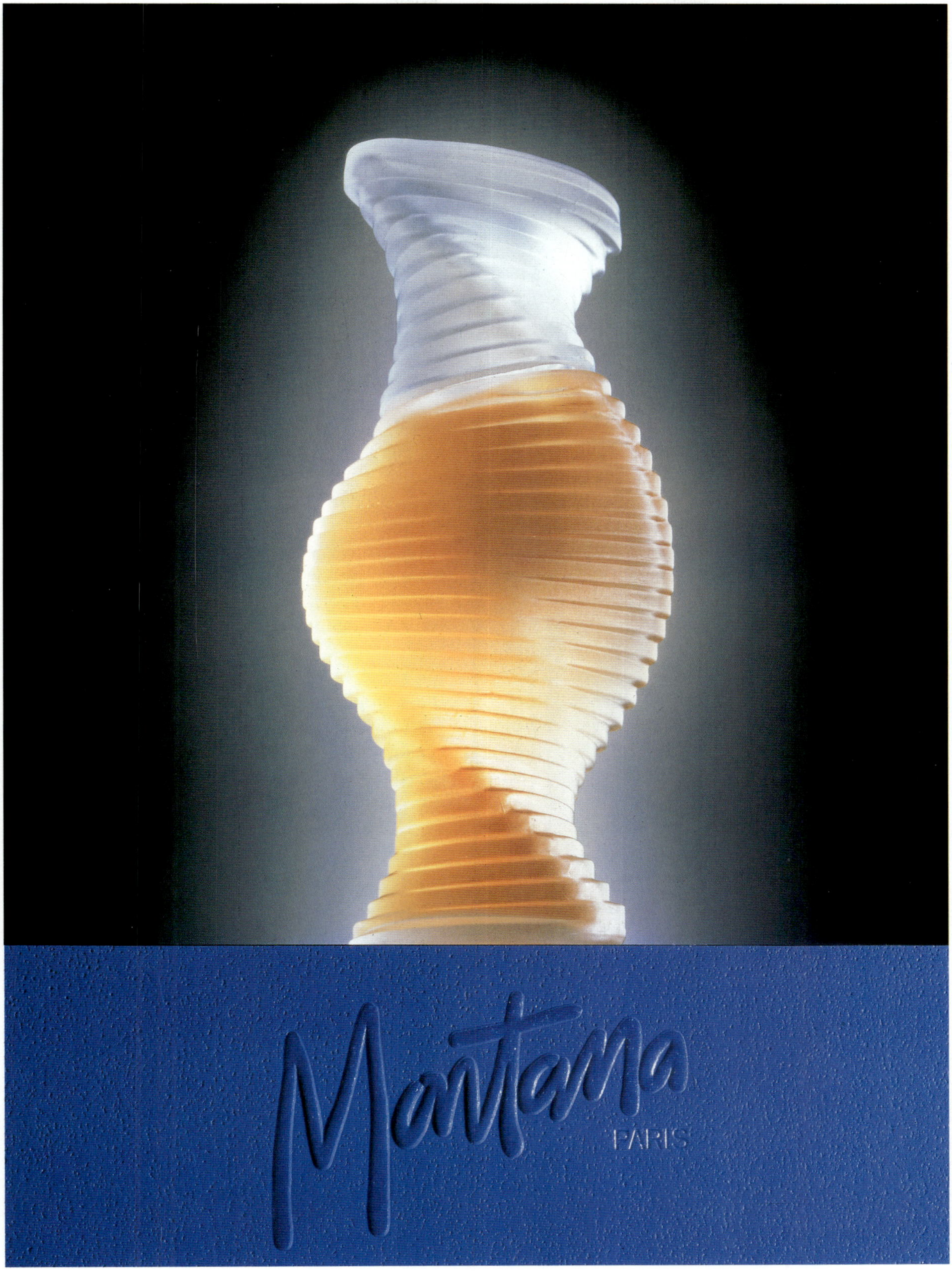

MONTANA PARFUM DE PEAU
Eine effektvolle Komposition aus Kontrasten, eine flirrende Mischung aus Distanz und Nähe – Eleganz der Avantgarde.

ORIGINALITÄT UND TRADITION

Die Geschichte jeder Kunst und jedes Kunsthandwerks ist die Geschichte einer Auseinandersetzung zwischen Originalität und Tradition. Um seinen Ideen Ausdruck zu verleihen, verwendet der Künstler die Formen und die Techniken, die seine Vorgänger geschaffen haben. Revolutionen in der Kunst sind selten, und auch sie kann man nur in ihrem Bezug auf die Tradition, die sie zu überwinden suchen, begreifen.

Die Kunst der Parfümerie ist hier keine Ausnahme. Der Parfümeur schafft das Neue, indem er auf den Meisterwerken der Vergangenheit weiterbaut. Das Studium dieser Meisterwerke ist ein wesentlicher Teil seiner Ausbildung. Manch ein Parfum von hoher Originalität wurde geschaffen, indem der Parfümeur die Grundidee eines bestehenden Parfums aufgriff und die »Farbe« eines der Elemente des Grundakkords umwandelte. So entstanden beispielsweise die »Weiße Blüten«-Parfums der siebziger Jahre aus den klassischen Blumenbouquets früherer Jahrzehnte.

Andere entstanden dadurch, daß einem bekannten Akkord eine neue Nuance zugefügt wurde. So fügte zum Beispiel Guerlains *Mitsouko*, einer klassischen Note, die nach siebzig Jahren nichts von ihrer Eigenständigkeit verloren hat, dem *Chypre* von Coty eine pfirsichartige Nuance hinzu. Piguets *Bandit*, ein herrliches Parfum, das heute zu Unrecht in Vergessenheit geraten ist, entstand aus dem gleichen *Chypre* durch Zufügung einer ledrigen Note. Nach der Aussage eines anderen großen Parfümeurs bestand Ernest Beaux' Idee für *No 5* darin, dem *Idéal* von Houbigant, einem erfolgreichen Parfum der Zeit, eine ausgeprägte Aldehydnote zuzusetzen.[9]

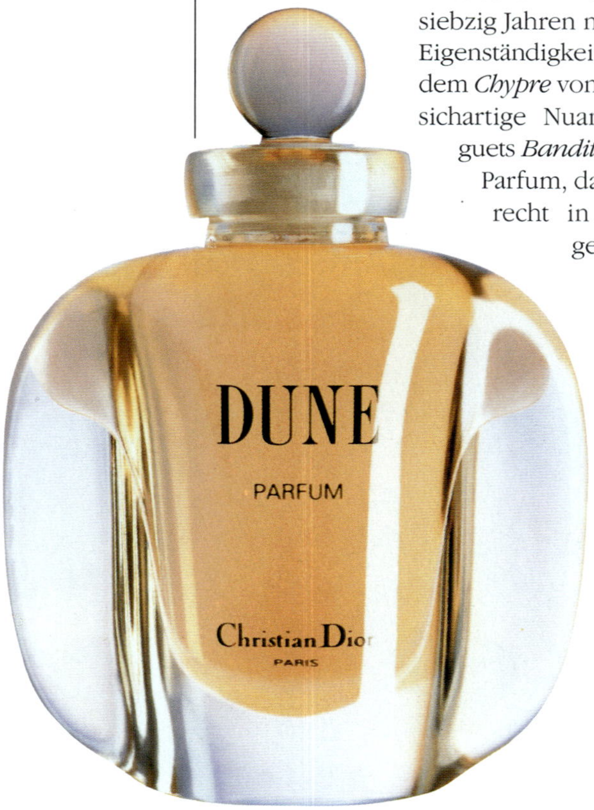

Ein Hauch von Unsterblichkeit, eine Impression aus Sand, Sonne und sanfter Meeresbrise. Umgesetzt in DUNE, dem jüngsten der Grands Parfums aus dem Hause Christian Dior.

AUF DEN MEISTERDÜFTEN DER VERGANGENHEIT BAUEND SCHAFFT DER PARFÜMEUR DAS NEUE

Offensichtlich sind die großen Parfums der unmittelbaren sowie der ferneren Vergangenheit eine wichtige Quelle der Inspiration des kreativen Parfümeurs.

INSPIRATION UND MARKETING

Die Schöpfung eines Parfums ist ein Wechselspiel zwischen Ideen und Realisierungen, ein Dialog zwischen Geist und Materie, dem die Fähigkeit des Parfümeurs, Duftideen umzusetzen, seine Kenntnis der Rohstoffe und ihrer Wechselwirkungen, und vor allem seine ästhetische Intuition und seine Fantasie Richtung geben.

Aber weil der Parfümeur nicht allein auf der Welt ist, weil die Parfümerie eine angewandte Kunst ist und ein neues Parfum nicht nur ästhetisch wertvoll sondern auch erfolgreich sein muß – und weil die wirtschaftlichen Konsequenzen von Erfolg oder Mißerfolg in erster Linie nicht auf den Parfümeur, sondern auf seinen Auftraggeber zurückfallen – deshalb wird der kreative Prozeß auch durch die Vorstellungen des Marketing Managers und, im Falle eines Designer-Parfums, durch den Stil des Designers beeinflußt.

Zwei Fallstudien aus der jüngsten Vergangenheit zeigen, wie der Parfümeur, der Manager und der Modeschöpfer zusammenarbeiten. Die

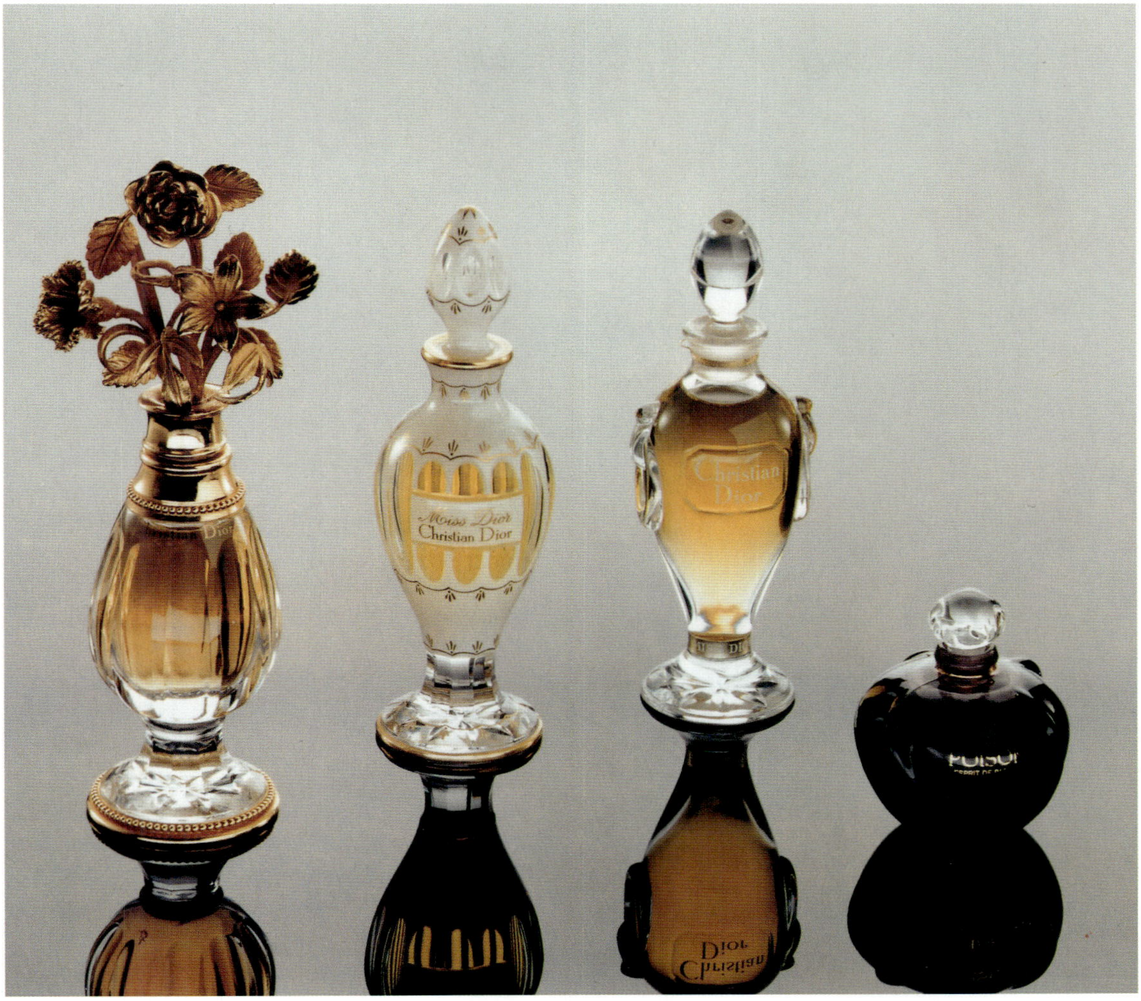

POISON: Ein Grand Parfum wie MISS DIOR und DIORISSIMO. 1984 der Öffentlichkeit vorgestellt und heute ein Klassiker der Moderne. Ein Duft, der auf Dauer Zeichen setzt und doch Zeugnis seiner Zeit ist.

erste Episode berichtet über die Entstehung von *Opium*.

»Als Loic Delteil, damals Geschäftsführer von YSL Parfums, Frankreich, Yves Saint-Laurent gegen Ende des Jahres 1974 traf, wollte der berühmte Modeschöpfer ein Parfum auf den Markt bringen, das anders sein sollte als sein *»Y«* und *Rive Gauche*. »Sagen Sie mir« fragte Delteil, »wie Ihre Mode in drei Jahren aussehen wird.« »Meine Kreationen werden einen deutlich orientalischen Charakter haben«, antwortete Saint-Laurent, »mit Gold, Rot und Violett«. Delteil beauftragte ein Dutzend Dufthäuser, Parfums, die dieser Vorstellung entsprachen, zu entwickeln. Er erhielt über 300 Vorschläge, von denen er 30 für Verbrauchertests aussuchte. Es blieben drei übrig, die dann noch eingehender getestet wurden, sowohl in Europa wie in den Vereinigten Staaten. Das Parfum, das schließlich gewählt wurde, war *Opium*, eine Kreation von Jean Louis Sieuzac, eine »Nase« bei Roure-Bertrand-Dupont. Das Jahr war 1977.«[10]

Die zweite Geschichte beschreibt die Entwicklung von *Loulou* von Cacharel. Hier war kein Designer im Spiel, und das Thema wurde ausschließlich vom Marketing (hier »directeur de produit«) bestimmt.
Das Konzept für das Parfum wurde von Annette Louit, »directeur de produit«, entwickelt. »Hintergrund für ihr Parfum ist das Frauenbild, das für die Cacharel-Mode entwickelt wurde. Jung, zart, blumenreich, sportlich und zugleich raffiniert, natürlich aber auch weltgewandt... *Loulou* ist für romantische Frauen bestimmt, für

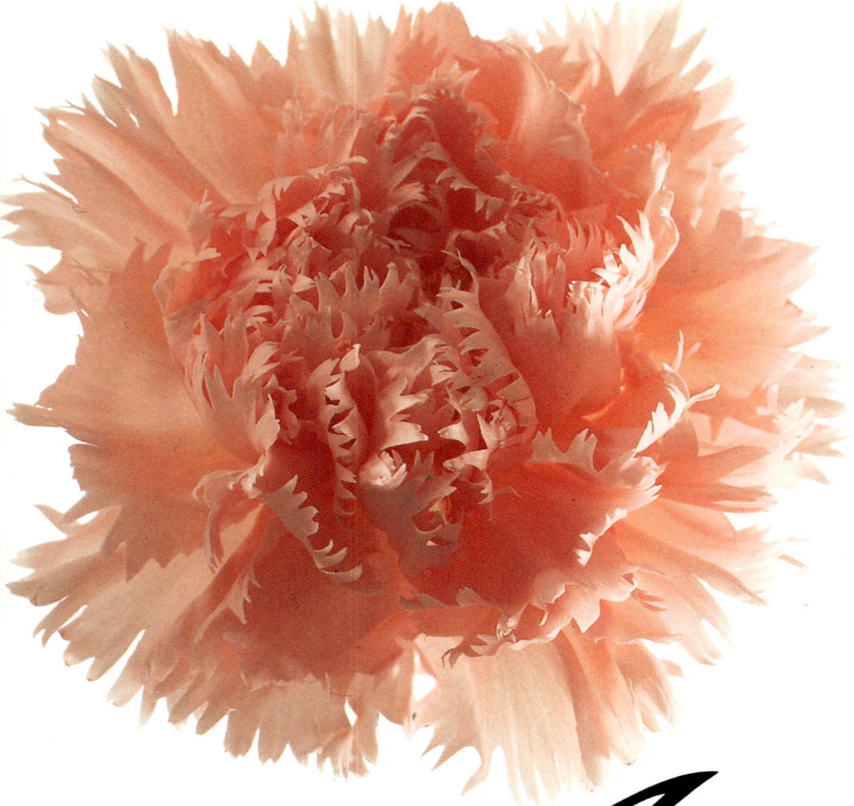

ALLES WIRD VORHERGESEHEN, ORGANISIERT, GEPLANT. ALLES, BIS AUF DIE MAGIE

Frauen, die einem neuen Bild entsprechen sollen, dem Bild von der modernen, selbständigen Frau mit einer Vorliebe für Sentimentalität und Weiblichkeit.« »Und dann kam da noch die Inspiration aus Deutschland, genauer aus der Kultur: Frank Wedekind mit ›Der Erdgeist‹ und ›Die Büchse der Pandora‹ und der Heldin Lulu hätten Pate gestanden, sagt Annette Louit und gibt zusätzlich den Hinweis auf Alban Bergs ›Lulu‹ und Pabsts Filmwerk ›Pandora's Box‹, in dem Louise Brooks die Lulu verkörperte. Eben für diese leidenschaftliche junge Frau habe sie einen Duft gesucht.« »Für den optischen Vergleich streift Frau Louit wieder ab in die Welt der Botanik, zur Lilie, die diesem Bild entspreche. Und somit habe sich diese weiße Edelpflanze, sehr frisch und sehr sinnlich, auch als Ausgangsbasis für *Loulou* angeboten.«

»Das Parfum, das sie im Kopf hatte, war anmutig, gefühlsbetont, blumig und frisch, ein wenig exotisch.« »Ein Parfümeur war natürlich beteiligt. Jean Guichard hat zunächst den Grundstoff geschaffen. Ausgangspunkt war die Lilie.« »Bis es schließlich in den Flakon kam, vergingen fast zweieinhalb Jahre. Zweieinhalb Jahre, in denen komponiert und probiert, neue Düfte und Ideen gemischt, verworfen und konserviert wurden.«[11]

Manchmal sind die Konzepte einfacher, doch deshalb nicht weniger phantasievoll. Bei *Calandre* wollte Paco Rabanne die Idee eines Liebespaares in einem neuen Sportwagen mit Ledersitzen umgesetzt sehen. Bei *Fahrenheit* sollte der Duft die Anmutung von rotem Licht ausstrahlen.

Die Konzepte des Marketing und die Tests spielen heute bei der Entwicklung eines Parfums eine wesentliche Rolle. Wir denken mit einer gewissen Wehmut zurück an die Tage eines Jacques Guerlain, als ein Parfum kreiert werden konnte auf der Basis der Inspiration eines Augenblicks.

Doch die idyllische alte Zeit ist wahrscheinlich auf immer vorbei, denn heute ist die Einführung eines neuen Parfums ein risikoreiches Unterfangen, bei dem Millionenbeträge auf dem Spiel stehen.

Wie jedoch Pierre Dinand, der Designer, von dessen Hand die Flakons vieler der großen Parfums der letzten 20 Jahre stammen, weise bemerkt, ist es mit Konzepten, Plänen und Tests allein nicht getan. »Alles wird vorhergesehen, organisiert, geplant. Alles, bis auf die Magie, das was man den Genius eines Parfums nennen könnte. Gute und böse Feen nehmen sich des ›jus‹ an (so nennen wir den Duft im Fachjargon), spielen mit dem Namen, manipulieren den Flakon, und wenn der gute Zauber die Überhand hat, schenkt er dem Parfum ewige Jugend.«[12]

Immer schon hatten die Modeschöpfer, die einem Parfum ihren Namen gaben und die Unternehmer, die es in den Handel brachten, einen Einfluß auf seine Gestaltung. Das läßt sich gut anhand einer weiteren Anekdote zur Entstehung von Chanels legendenumwobenem *No 5* darstellen.[13]

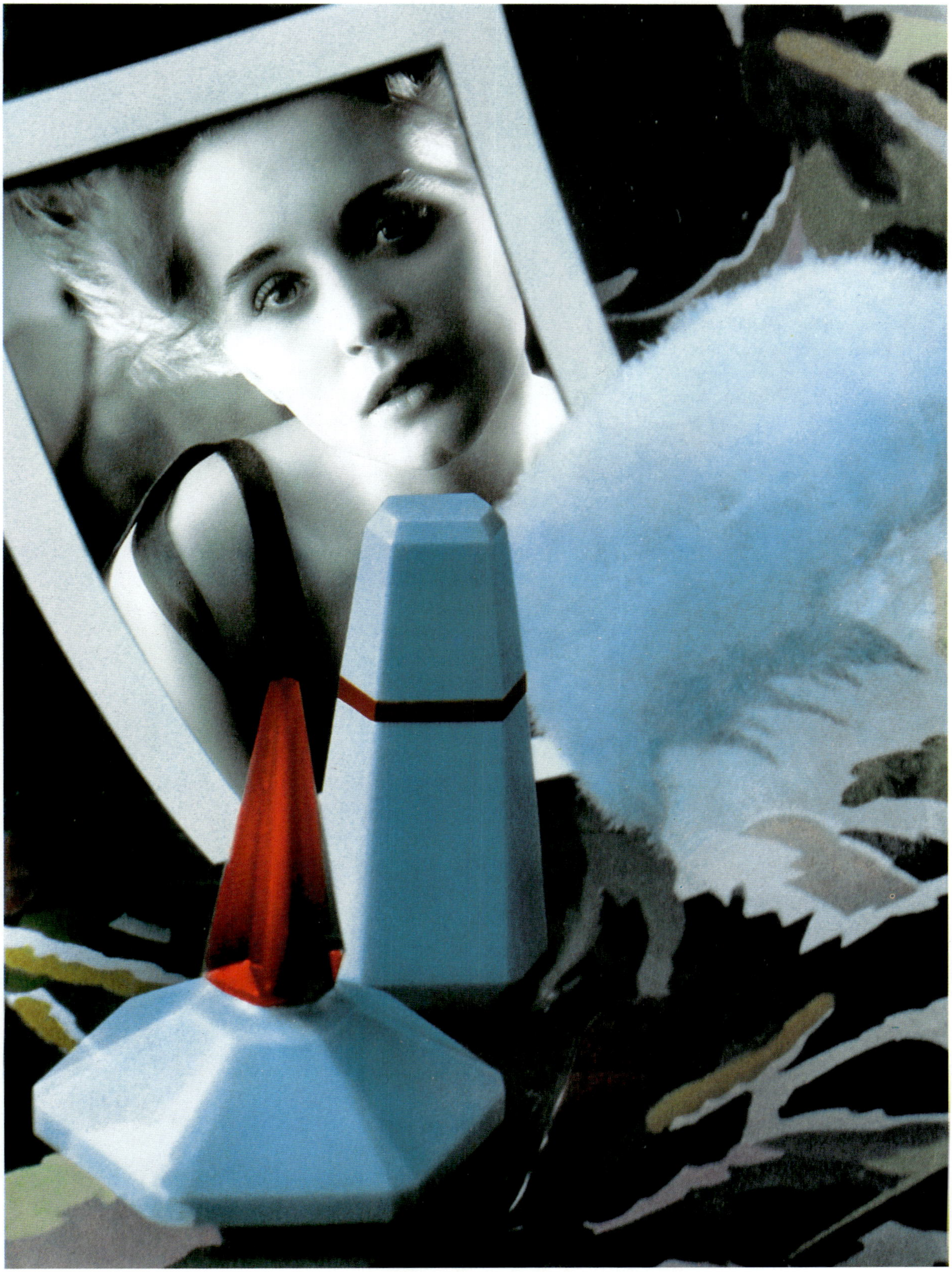

Cacharel, LOULOU.
Wenn das Parfum
zur Liebkosung
wird.

Als sie Ernest Beaux empfing, soll Coco Chanel gesagt haben: »Meine Kleider stehen meinen Kundinnen sehr gut. Ich möchte ein Parfum, das zu den Frauen von heute genau so gut paßt.« ... »Es sollte Charakter besitzen. Und kostbar sein.« »Beaux unterbreitete ihr zehn Entwürfe, die in zwei Gruppen eingeteilt waren. Fünf Fläschchen waren von 1 bis 5 numeriert, die fünf anderen von 20 bis 24.« ... »Mademoiselle Chanel soll das Reagenzglas Nummer 5 gewählt haben, und als Beaux sie fragte, was für einen Namen das Parfum haben sollte, soll sie geantwortet haben: »Ich stelle meine Kleiderkollektion am 5. Mai vor, also im 5. Monat des Jahres. Wir nehmen die Nummer von dem Glas, und diese Nummer 5 wird dem Parfum Glück bringen.«

Wie die Erinnerung
so schön
Die dem Flakon,
fast leer, entströmt
Kann keine Ballnacht
je gewesen sein.

Hat sie also diesen Duft, der die Geschichte der Parfümerie prägen sollte wie kaum ein anderer, nur der Zahl wegen gewählt? Es könnte wahr sein. Düfte sind nicht rational, und die Geschichte der Parfums ist es ebensowenig.
Manche Parfümeure bedauern die Tatsache, daß sie heute in ihrer schöpferischen Tätigkeit nicht vollkommen frei sind. Ich meine, daß sie damit Unrecht haben. Kunstwerke entstehen immer aus der Auseinandersetzung zwischen dem künstlerischen Impuls und den Einschränkungen der Praxis. Die größten Meisterwerke der Musik, der Malerei und der Architektur wurden von Künstlern geschaffen, die unter Aufgabenstellungen arbeiteten, die sie einengten. Leonardos »Mona Lisa« und Rembrandts »Nachtwache« waren Auftragsarbeiten, die genauen Spezifikationen entsprechen sollten. Die Konzentration der Ideenverarbeitung in Mozarts Salzburger Messen war unmittelbare Folge des Umstandes, daß sein Auftraggeber, der Erzbischof, nicht länger als 45 Minuten stillsitzen konnte. Warum sollte es in der Parfümerie anders sein? Trotz des zunehmenden kommerziellen Druckes sehe ich kein Verdorren der Kreativität, keine Ebbe im Fluß der Ideen. Die Kunst der Parfumkreation ändert sich mit der Welt, in der sie lebt, und sie ist heute so dynamisch und vital wie eh und je.

DIE FLAKONS DER TRÄUME

Im Erleben eines Parfums spielt der Flakon im doppelten Sinn eine zentrale Rolle. Zum einen, weil er unsere Wahrnehmung des Duftes wesentlich beeinflußt, und zum anderen, weil uns das Parfum als Objekt und Symbol, als Traum, in dem die Verheißung der Werbung mit den Sinneserfahrungen von Auge, Haut und Nase unentwirrbar verwoben sind, mehr ist als ein bloßes Dufterlebnis.
Der Flakon spricht uns durch alle seine Eigenschaften an – zunächst das Auge durch Form und Design, durch Farbe oder Transparenz, und dann den Tastsinn durch seine Rundheit oder Kantigkeit, seine Glätte oder Relief, seine Kühle oder Wärme, sein Gewicht und die Weise, wie er in der Hand liegt.
Der Einfluß, den er auf unser Erleben des Duftes hat, ist nicht zu unterschätzen. Das Auge ist weit mehr geübt im Einstufen und Beurteilen als die Nase. Wir erkennen einen Flakon unmittelbar als streng oder verspielt, funktionell oder phantastisch, kostbar oder billig, modern oder traditionell, orientalisch oder europäisch. In der Einstufung eines Duftes nach solchen Kategorien sind wir nicht so sicher und deshalb wird die Nase durch die Eindrücke des Auges beeinflußt. Dazu kommt noch, daß der Flakon oft in der Werbung abgebildet wird; so wird er zum Vehikel, das

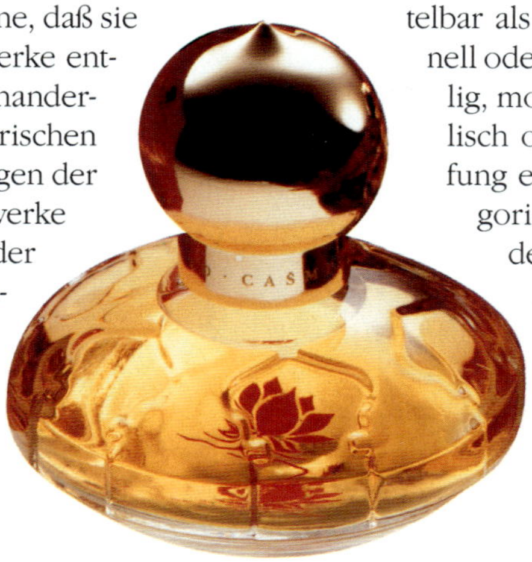

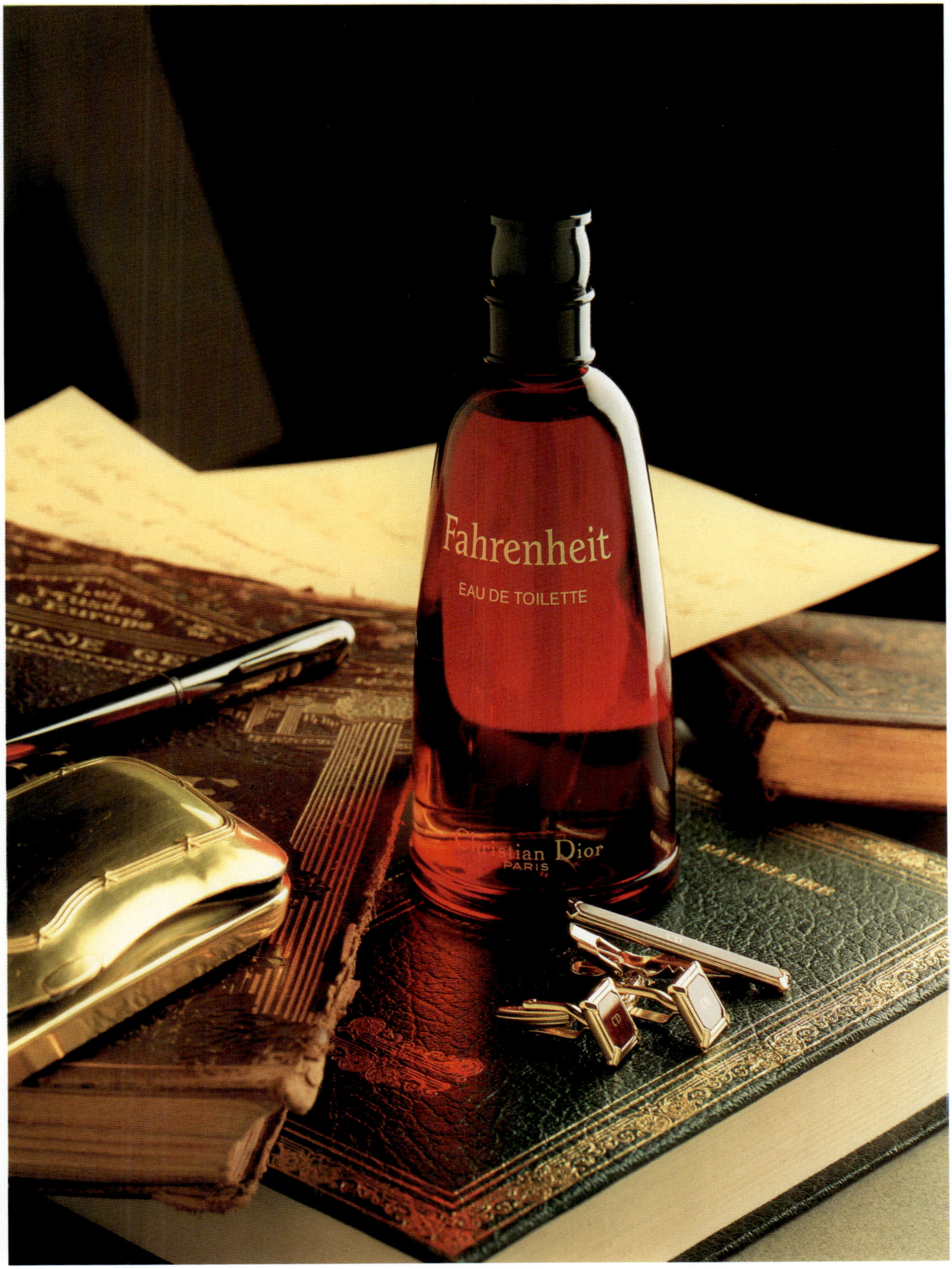

»Ich habe mehr Erinnerungen, als wenn ich tausend Jahre alt wäre.« (Charles Baudelaire)

die Verheißungen der Werbung auf die Sinneserfahrung des Duftes überträgt. Und schließlich prägt die Erfahrung des Flakons die des Duftes, weil sie ihr zeitlich immer vorausgeht. Man sieht den Flakon und hält ihn in der Hand, bevor man den Duft aufgetragen oder versprüht hat.

EIN GUTER FLAKON IST BEHÄLTNIS, PLASTIK, VERKÖRPERUNG EINER IDEE, ABHEBEN AUS DEM ALLTÄGLICHEN

Deshalb ist es eigentlich nicht erstaunlich, daß in einem unlängst durchgeführten Test ein bloßer Wechsel der Farbe des Etiketts die Beurteilung eines Parfums deutlich beeinflußte[14], und daß in einem anderen Test, in dem der gleiche Duft in drei sehr unterschiedlichen Flakons dargeboten wurde, keine der vierzig Testpersonen überhaupt merkte, daß es sich bei den drei Proben um den gleichen Duft handelte.[15]

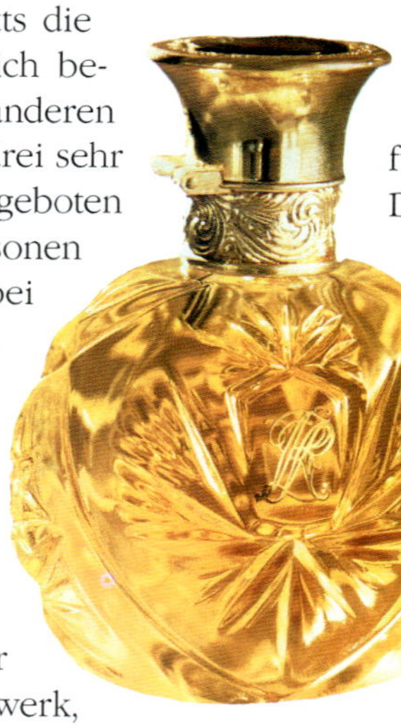

Der Flakon ist aber, über den Einfluß auf das Dufterlebnis hinaus, eine eigenständige, wesentliche Dimension des Kunstwerks Parfum. Ein guter Flakon ist ein Behälter für den Duft aber gleichzeitig ein plastisches Kunstwerk, er ist die Verkörperung einer Idee, er ist Dekoration, Hervorhebung aus dem Alltäglichen, Prestigeobjekt, Quelle des Stolzes und des Genusses. Zurückgehend bis in die ältesten Ausgrabungen finden wir kostbare und kunstvoll gestaltete Gefäße für den Duft, die aus kostbaren Materialien geschaffen, kunstvoll gestaltet und reich und phantasievoll verziert wurden. Diese Tradition setzt sich bis in die Gegenwart fort.

Das phantastische Formenspiel bei den Flakons von Niki de St. Phalle und Salvador Dali, die Juwelen aus Glas bei Paloma Picasso und Boucheron, das Aufgreifen der Tonalität der Werbefotographie bei *Anaïs Anaïs* und *Nina* und der Struktur des Kleides bei *Diva*, des Fächers bei *K. L.*, die sensationelle Glasskulptur von *Montana*, die seltsame Spannung zwischen Flakon, Duft und Werbung bei *Loulou* – dies sind nur einige Beispiele von vielen aus jüngster Zeit, bei denen der Flakon einen ganz wesentlichen Beitrag zum Wert und zur Eigenart des Parfums leistet.

Bei der Kreation eines Parfums ergeben sich die Harmonie und das Zusammenspiel zwischen Duft und Flakon zumeist nur indirekt dadurch, daß Flakondesigner und Parfümeur, jeder auf seine Weise, das zentrale Konzept des Parfums umsetzen oder sich vom Stil des Mode- oder Schmuckdesigners, der dem Duft seinen Namen gibt, inspirieren lassen. Pierre Dinand beschreibt seine Rolle so: »Ich bin ein Übersetzer der Träume der Modedesigner, ihrer Ideen und Phantasien und ich muß sie konkretisieren.«[12] Zwar sagt Serge Manseau, er betrachte sich »als Regisseur des Stückes, bei dem der Text das Parfum ist«[16], aber ein direkter Dialog zwischen Flakondesigner und Parfümeur findet nur selten statt.

Die Quellen der Inspiration des Flakondesigners sind ebenso vielfältig wie die des Parfümeurs. Manchmal kommt sie abstrakt aus den Eigenarten seiner Materialien, manchmal greift sie, wie bei *Chloé* und *Kenzo*, die Form einer Blüte auf oder, wie bei *Roma*, die einer antiken Säule oder, wie bei *Opium*, Farbe und Textur chinesischen Lackwerks. Der Flakon der *Salvador Dali* Parfums ist direkt Mund und Nase der Aphrodite aus einem Gemälde des Meisters nachgebildet. Serge Manseau berichtet, es hätte ihn ein Gebäude in Dallas zu dem Flakon für *Scherrer 2* inspiriert, und die Idee zum fantastischen Flakon für *Montana* sei aus

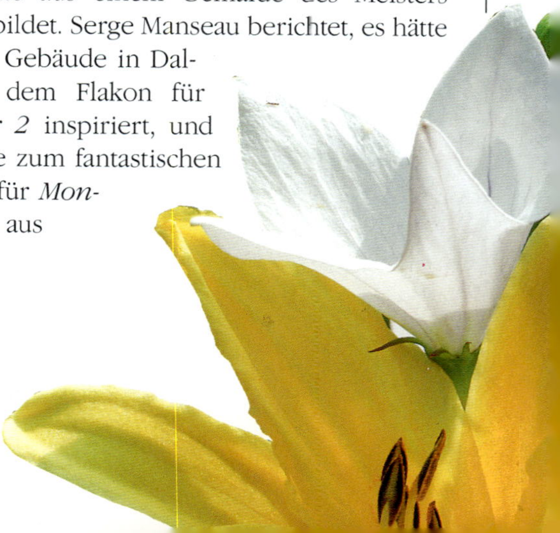

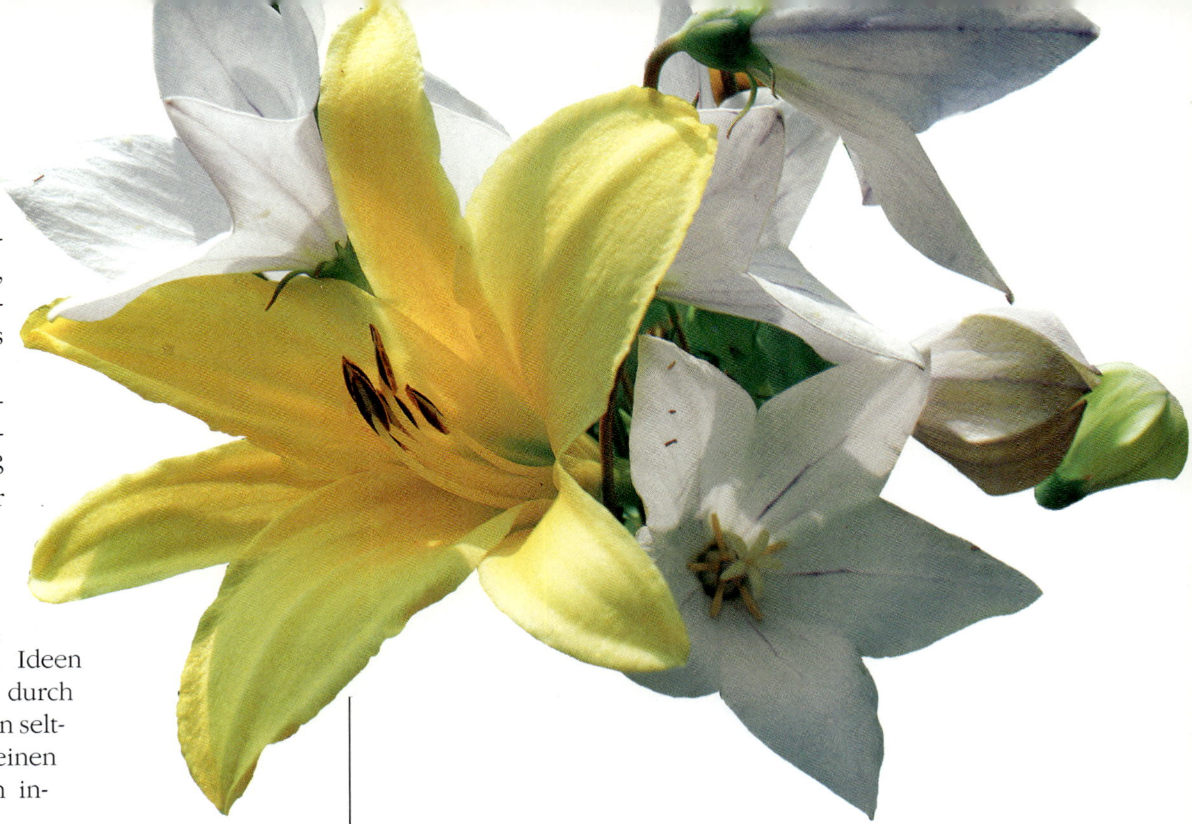

den Konzepten eines Korkenziehers, einer Museumstreppe und eines schraubenartigen Objektes entstanden.[16] Pierre Dinand berichtet, daß er sich bei der Schöpfung des Flakons für Calvin Kleins *Obsession* weniger durch dessen Ideen über Mode als durch seine Sammlung von seltsam geformten Steinen und Ambrabrocken inspirieren ließ.[12]

DER MODEDESIGNER UND SEIN PARFUM

Wenn wir sagen, daß ein Designer einem Parfum seinen Namen schenkt, soll das nicht so verstanden werden, als geschehe es im Nachhinein, wenn das Parfum fertig ist. Oft gehen schon die Idee für ein neues Parfum und der Wunsch, es zu schaffen, von ihm aus. Dabei spielen vielerlei Motive ein Rolle. Er mag den Wunsch hegen, nicht nur das Äußere der Frau, sondern, in Jacques Polges Worten[17], auch »die innere Dimension ihrer Weiblichkeit« zu gestalten. Es ist ihm auch daran gelegen, daß viele Frauen, die seine Haute Couture nicht kaufen können, durch ein Parfum den Zugang zu seiner Welt haben. Wie Pierre Dinand bemerkt, kommt noch dazu, daß »dem Haute-Couture-Designer die Zeit« (man könnte auch sagen: die Vergänglichkeit) »eine Obsession ist. Eine Kollektion jagt die andere… Das Parfum ist ewig. Es erscheint logisch, daß der Couturier sein Genie und seinen Erfolg durch ein Werk zu unterstreichen sucht, das von allem Zeitgebundenen frei ist. So läßt er seiner Phantasie freien Lauf, um das Parfum zu beschreiben, das seinen Namen tragen und seiner Persönlichkeit Tiefe verleihen soll.«[12]

Es ist ein seltsames Team, das sich bei der Schöpfung eines Parfums zusammenfindet. Da müssen Parfümeure und Werbefachleute, Marketing Manager, Modedesigner und Flakonkreateure sich auf ein gemeinsames Ziel einstimmen, da muß ein jeder auf seine Weise die unvermeidlichen Spannungen zwischen der kreativen Idee und dem wirtschaftlich und technisch Machbaren, zwischen Perfektionismus, der nie zufrieden ist und einem Zeitplan, der drängt, finden. Wenn alles gut geht, entsteht aus diesem Wechselspiel schließlich ein Kunstwerk, das Menschen in ganz unterschiedlichen Erdteilen und Kulturen gleichermaßen anspricht, das seine Aktualität über Jahre oder Generationen hinweg bewahrt, und bei dem die Frau, die es liebt, dennoch das Gefühl hat, es gehörte ihr ganz allein.

DEM HAUTE-COUTURE-DESIGNER IST DIE ZEIT EINE OBSESSION. DAS PARFUM IST EWIG

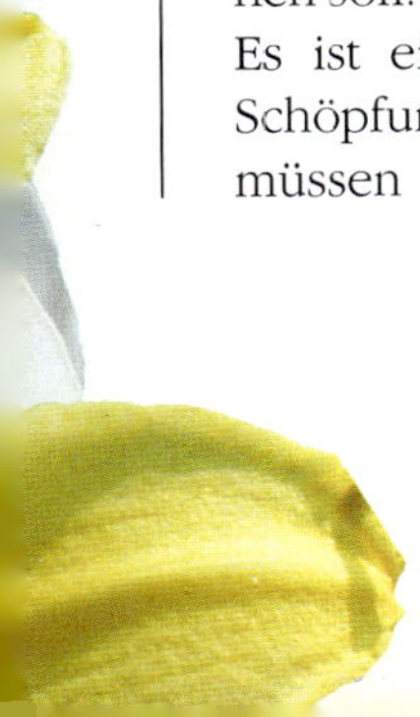

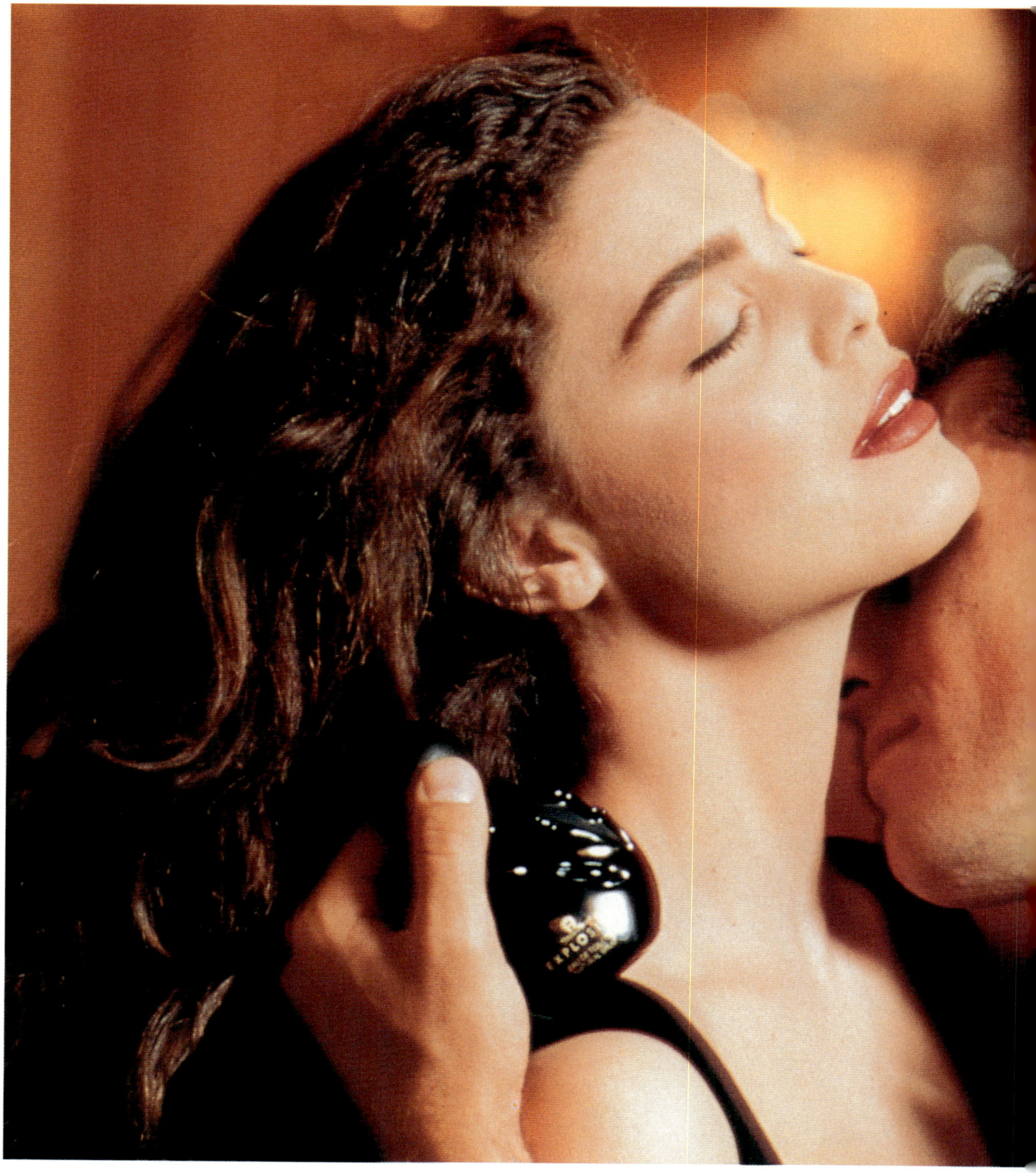

Foto: Etienne Aigner Cosmetics

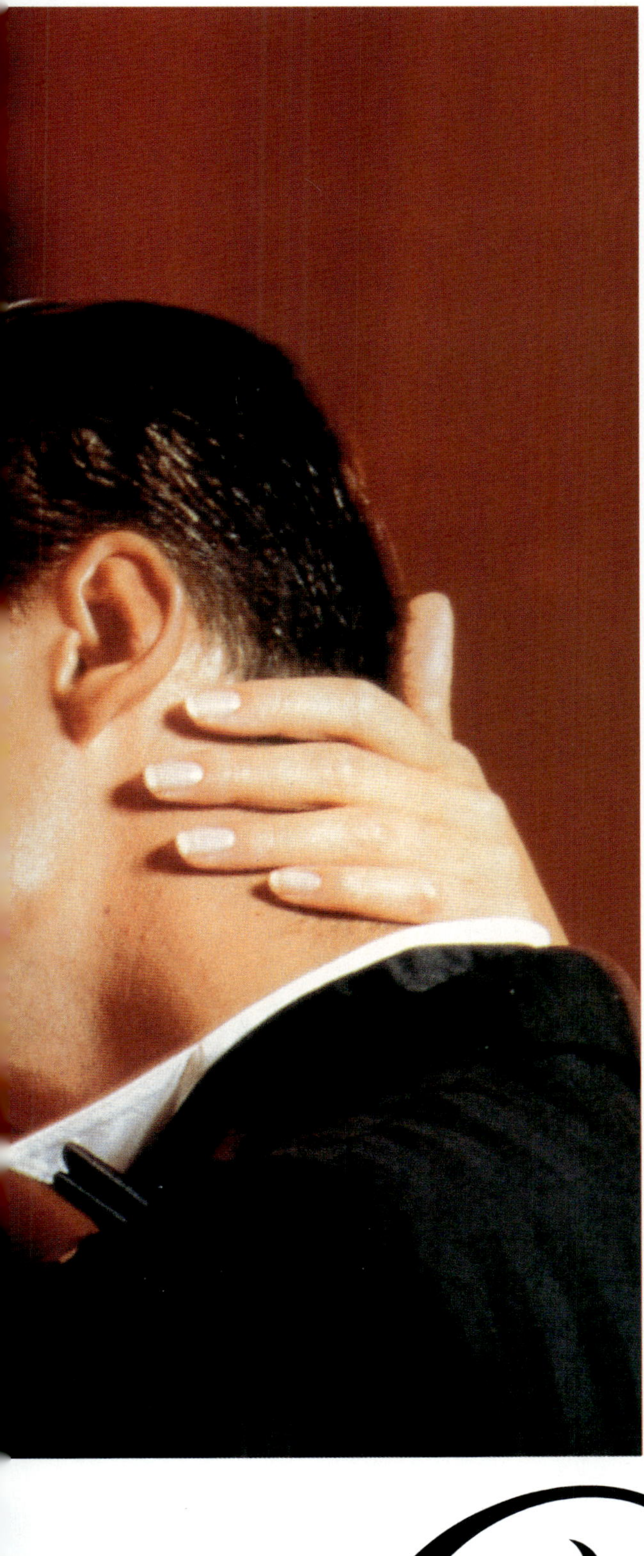

DIE GEHEIME SPRACHE DER DÜFTE

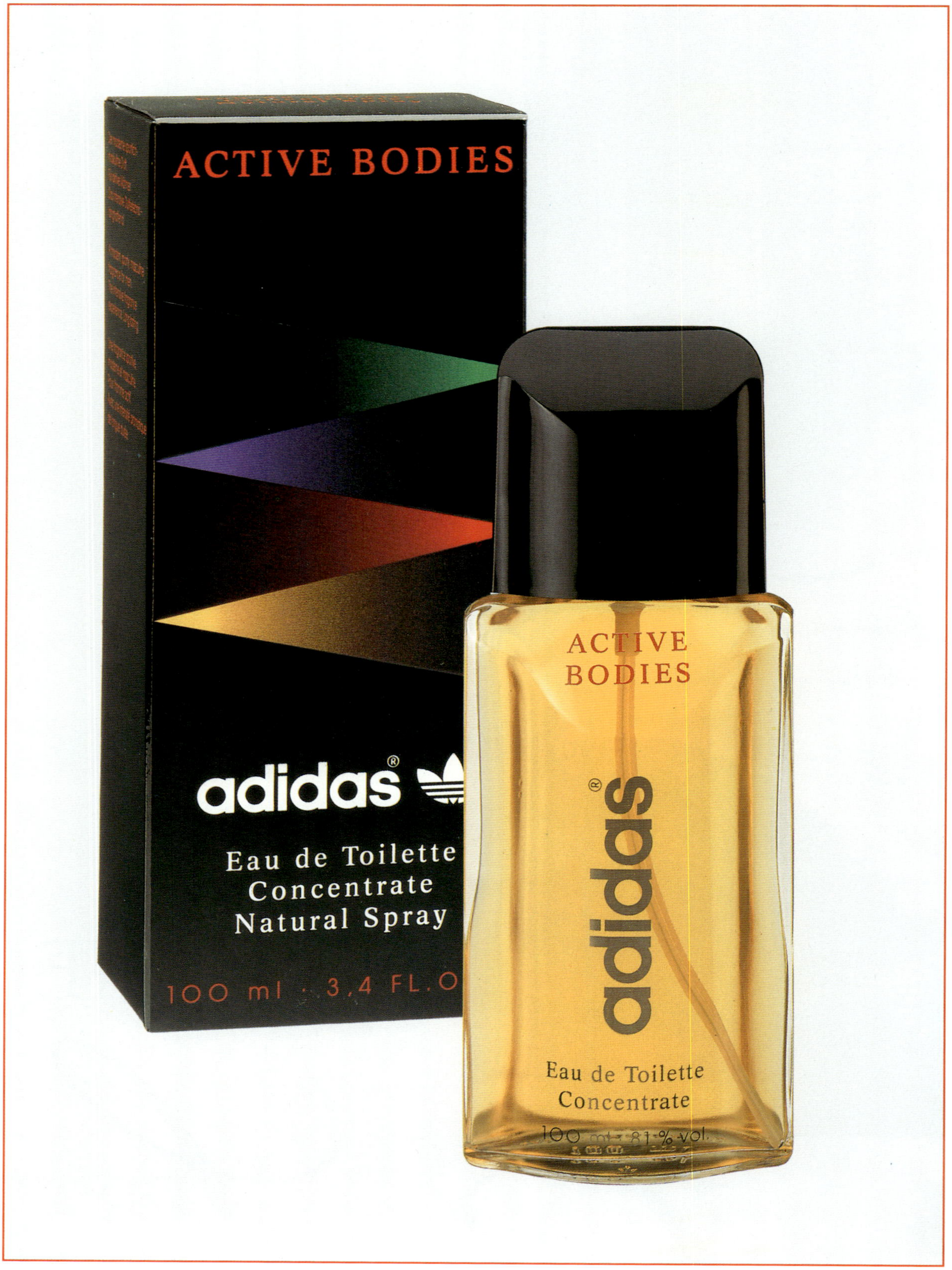

Frische Citrusnoten kombiniert mit warmen Holznoten machen das EdT Concentrate zu einem langhaftenden Dufterlebnis.

DÜFTE ALS ZEICHEN

In der Tierwelt sind die Düfte ein reichhaltiges Zeichensystem. Mit ihnen wird das eigene Territorium markiert, werden Artgenossen als Verwandte und Fremde klassifiziert, wird die Bereitschaft zur Paarung verkündet und erkannt, die Beute oder der Jäger erspäht und die Nähe von Feuer oder Wasser wahrgenommen.

Im Leben der Menschen spielen Düfte nicht die gleiche Schlüsselrolle. Wir haben andere, weit vielseitigere Zeichensysteme entwickelt, allen voran die Sprache und die Schrift. Und doch haben wir weder den Instinkt noch die Fähigkeit, Düfte als Zeichen zu deuten, ganz verloren. Die Augenblicke, in denen wir uns, ohne Fragen zu stellen, dem Genuß eines Duftes hingeben, sind seltene Ausnahmen. Normalerweise versuchen wir, einen Duft einzustufen, sobald wir ihn wahrnehmen. Ganz unbewußt und ungewollt trachten wir danach, den Duft mit seiner Quelle zu verknüpfen, denn in der Quelle liegt seine Bedeutung. Das Aroma von frischem Kaffee verheißt das Frühstück, der Geruch von Möbelpolitur ist ein Zeichen für den gepflegen Haushalt, Gasgeruch warnt uns vor Gefahr, und der Duft eines Parfums... Aber so weit sind wir noch nicht.

Im Laufe unseres ganzen Lebens erlernen wir die Sprache der Düfte so wie Kinder das Sprechen lernen. Wir leiten die Bedeutung eines Geruchs ab von der Situation, in der wir ihm zum ersten Mal begegnet sind. Der Duftpsychologe Trygg Engen sagt zur Reaktion von Kindern auf Gerüche: »Die Reaktion ist wie auf ein Signal, dessen Bedeutung aus der Situation, in der sie auftreten, bestimmt wird.«[1] Deshalb können manchmal die gleichen Düfte Unterschiedliches bedeuten für Menschen, die zu verschiedenen Kulturen oder zu verschiedenen Generationen gehören, weil sie sie mit unterschiedlichen Situationen verbinden.

So ist Lavendel für junge Deutsche ein »Großmutterduft«, weil in Deutschland Lavendelwässer bis in die fünfziger Jahre beliebt waren und dann aus der Mode gerieten. Für Südamerikaner dagegen bedeutet der Duft Familienleben und die beschützte Welt der Kindheit, weil dort Lavendelduftwässer immer noch zur Erfrischung von der ganzen Familie verwendet werden. Älteren Europäern bedeutet der Duft von Citronellaöl Waschtag und frischgemachte Betten, weil früher die Haushaltsseifen fast universell mit Citronella beduftet wurden. Für Nordamerikaner derselben Generation weckt der gleiche Duft Erinnerungen an heiße Sommernächte, weil Citronellaöl in den Vereinigten Staaten zur Vertreibung von Insekten verwendet wurde. Bei der jungen Generation in beiden Erdteilen ist der Duft wenig bekannt und weckt keine bestimmte Assoziation.

Neben den Assoziationen, die ganze Kulturen gemeinsam haben, können Gerüche auch rein persönliche Bedeutungen vermitteln. Die Welt, die der Duft eines in Tee gestippten Biskuits in Prousts Erinnerung wachrief, war die Welt seiner Kindheit.[2] Der kühle, rußige Duft alter steinerner Gebäude wird mich immer an das Treppenhaus meines Großvaters in Wien erinnern.

Wir haben alle solche persönlichen Assoziationen, und sie gehen zumeist in die Kindheit zurück, den Lebensabschnitt, in dem wir für Sinneseindrücke am empfänglichsten sind. Sie können detaillierte Erinnerungen und starke Emotionen auslösen, aber zum Glück ist ihre Anzahl im Vergleich zur Fülle des Duftvokabu-

Einsam wandere ich lange
Inmitten Schatten, Vogelrufen, Rauschen

Da wittere ich,
Ein Hauch nur im Akkord von Stämmen,
Blättern, Erde,
Vanillesüßen Pfeifenrauch.

Ich bin nicht mehr allein,
Und der Wald ist nicht mehr
Der Gleiche wie soeben.

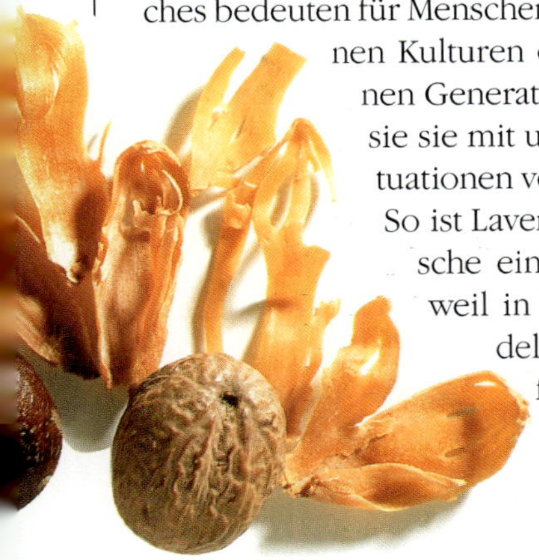

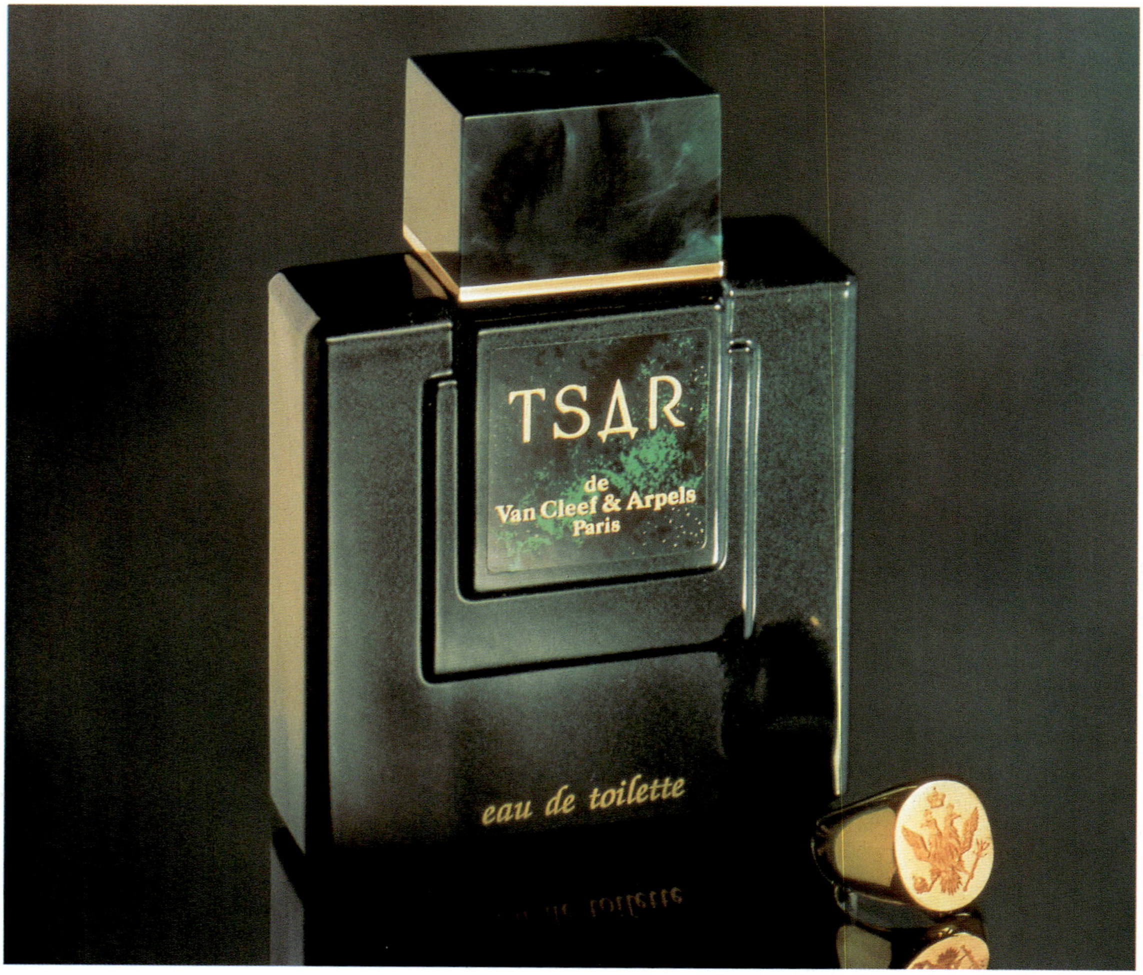

Geschaffen für den Mann, der in seinem Stil Tradition und Moderne mit einem Gespür für Luxus verbindet.

lars, das wir mit unseren Kulturgenossen teilen, gering. Zum Glück, denn die Botschaft und der Reiz von Parfums beruhen auf Duftbedeutungen, die uns allen gemeinsam sind.

WAS UNS DIE PARFUM-BESTANDTEILE SAGEN

Wenn wir einen Duft wahrnehmen und uns fragen, was es sein könnte, sind unsere Assoziationen in den meisten Fällen nicht klar umrissen. Wir erkennen den Duft etwa als »erdig« oder als »einen Küchengeruch« oder als »den Duft von Blumen«, ohne dabei an eine spezifische Situation zurückzudenken und ohne genau sagen zu können, an welches Gewürz oder an welche Blume wir erinnert werden. Wenn wir einen Geruch nur ungefähr erkennen, sind auch die Assoziationen, die er auslöst, mehr oder weniger diffus.

So erinnert uns vielleicht ein schwüler, üppiger Blumenduft an laue Sommernächte. Ein Gefühl von erfüllter Reife und von Sinnlichkeit liegt in einem solchen Duft. Eine leichte Blumennote hingegen, die etwas Säure von Früchten und Grünheit von Knospen hat, erweckt in uns die Stimmung eines frühen Sommermorgens oder des Frühlings; diese Duftnoten sind jung, mädchenhaft, erwartungsvoll. Ein dunkler Blumenduft mit der honigartigen Wärme von Trockenblumen vermittelt die süße Melancholie eines schönen Herbsttages. Meistens empfinden wir blumige Düfte als mild und sanft. Sie erinnern uns an die Natur – und an Frauen.

Es ist erstaunlich, wie sich die Verflechtung von Blumen und Frauen durch alle Zivilisationen und alle Zeitalter hindurchzieht. Wo und wann immer Männer von Frauen fasziniert waren, haben sie sie mit Blumen verglichen. Wo und wann immer Frauen ihre Reize ausgespielt haben, haben sie sich der Hilfe von Blumen bedient, von natürlichen Blumen in voller Blüte, von den Farben und Formen der Blumen in ihren Kleidern, vom Duft der Blumen in ihren Parfums. Sind wir in unserem tiefsten Wesen immer noch so stark mit der Natur verbunden, daß wir ein Band mit der »Sexualität« der Pflanzen empfinden?

WO UND WANN IMMER MÄNNER VON FRAUEN FASZINIERT WAREN, HABEN SIE SIE MIT BLUMEN VERGLICHEN

Der Blüte entspringt die Frucht. In der Welt der Düfte spiegelt sich dies in einer Fülle subtiler Übergänge und Harmonien zwischen blumigen und fruchtigen Noten. Wir können, wie bei den blumigen Düften, einen Geruch als »fruchtig« erkennen ohne genau sagen zu können, an welche Frucht er uns erinnert. Dafür gibt es eine logische Erklärung: Die Natur ist ein sparsamer Chemiker, und sie verwendet die gleichen Bestandteile, in unterschiedlichen Zusammensetzungen, in vielen verschiedenen Früchten. Das Gleiche gilt im Übrigen für die Blumendüfte, die ebenfalls viele Gemeinsamkeiten miteinander aufweisen. Aus der Sicht des Chemikers haben sogar die Blüten und die Früchte vieles gemeinsam.

Bei den fruchtigen Düften ist das Spektrum ebenfalls breit. Es gibt klare, einfache, die uns an die Gärten unserer Kindheit erinnern, und schillernde, üppige, die eine Vision orientalischer Märkte heraufbeschwören. Es gibt Aromen mit der grünen Säure unreifer Früchte, andere mit der spritzigen Frische von Citrusfrüchten und solche mit der dunklen Süße von Rosinen und Trockenpflaumen.

Holzdüfte erinnern uns an die Natur, aber sie sind Teil einer anderen, weniger zarten Welt – die Welt der Wälder, der Förster und Jäger, des gesunden, aktiven Lebens im Freien. Hier dominieren braune und grüne Farbtöne und silbergraue Nuancen. Es ist eine maskuline Welt. Weil wir den Duft von Dingen als einen Ausdruck ihres innersten Wesens empfinden, schwingen im Duft eines Baumes alle seine Eigenschaften mit: Festigkeit und Bodenständigkeit und eine Stärke, die nicht steif und feindlich ist, sondern schmiegsam und voll der Weisheit des Alters.

Es gibt auch in den Walddüften tausend Schattierungen, von der Süße eines frisch gefällten Stammes auf einer sonnigen Lichtung zur modrigen Bitterkeit von Wurzeln und Moosen, von der kühlen Klarheit von Fichtennadeln und Eukalyptus, die zum tiefen Durchatmen einlädt bis zur staubigen Trockenheit von Sägespänen, die uns den Atem verschlägt.

In den würzigen Düften von Gewürznelke, Muskatnuß und Ingwer finden wir gleichzeitig eine warme Sinnlichkeit und einen pikanten Biß, der uns herausfordert, weil er fast ein Schmerz ist. Wenn solche Düfte in herben, kühlen Parfums verwendet werden, wirken sie männlich, dynamisch, sportlich. Süßen, warmen Düften hingegen erteilen sie sinnliche, exotische, »orientalische« Nuancen.

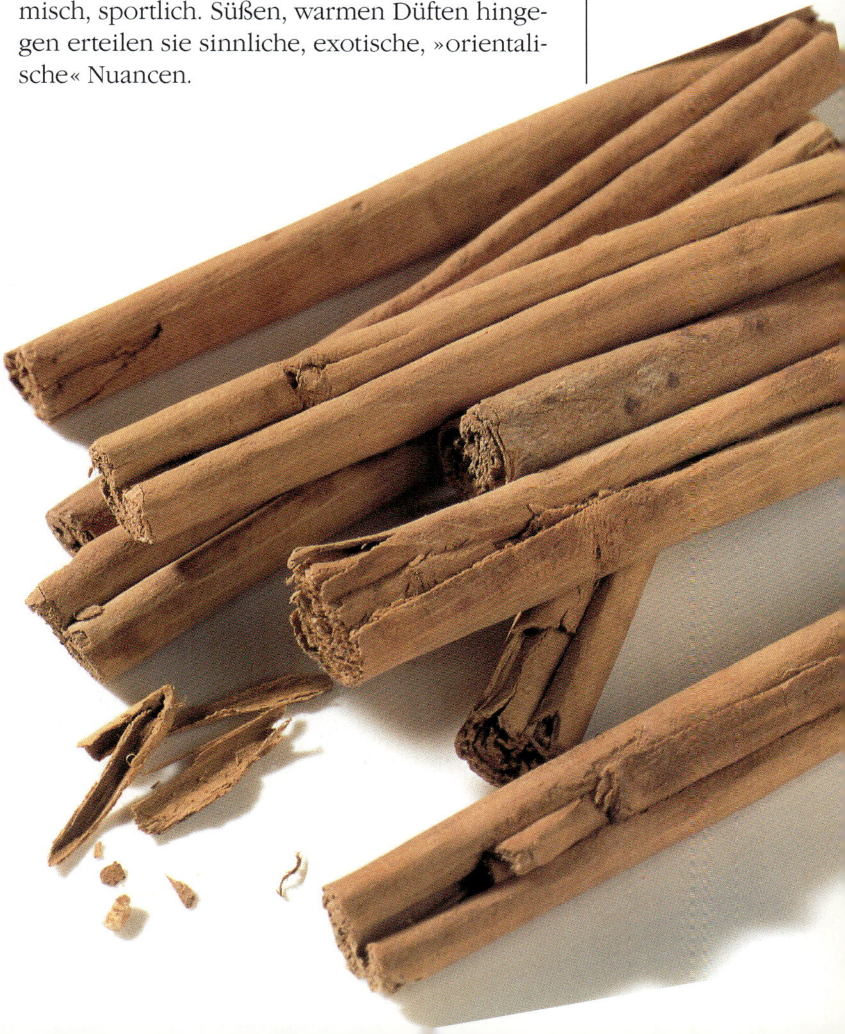

Die Süße und Wärme in Parfums stammt oft von Vanille und von zimtigen Duftnoten, oder von den Harzen gewisser tropischer Bäume mit exotischen Namen wie Styrax und Tolu. Der Parfümeur nennt solche süßen Harznoten »balsamisch«. Zusammen mit Holznoten können sie zu exquisiten und sehr femininen »pudrigen« Effekten führen.
Im Duft von Kräutern wie Rosmarin, Salbei und Thymian spüren wir die anregende Frische, die sie dem Geschmack von Speisen verleihen und auch ihre die Gesundheit fördernde Kraft. Eine ähnlich natürliche Würze finden wir auch in den Heunoten des Riechstoffes Cumarin und des Extraktes der Tonkabohne, aber diese wirken

Wie Abendnebel kühl seinen Schleier
Über den kalmusduftenden Teich legt
(Weiß läßt leuchtend die Seerose
Ihre Konturen ahnen),

So verhüllt zart offenbarend ihr Parfum
Das süße Geheimnis ihres jungen Körpers.

wärmer, wohl weil sie uns an den Spätsommer gemahnen.
Die eigenartige Duftnote der »Aldehyde«[3], die gleichzeitig kühl und weich, fettig, »chemisch« und ozonartig anmutet, wirkt in einer Duftkomposition oft wie ein leichter Nebel oder wie der Weichzeichner in den Fotografien von David Hamilton und Sarah Moon, der die Konturen verschwimmen läßt und eine traumähnliche, geheimnisvolle Atmosphäre schafft.

DAS DUFTWIRKUNGSSCHEMA

Mein Vater hat ein einfaches Schema entwickelt, in dem seine grundlegenden Gedanken zur Duftpsychologie zum Ausdruck kamen.[4] Dabei legte er die blumigen Düfte und auch die süßen, warmen Duftnoten der Balsame in den »narkotischen« Bereich des Diagramms, und die moosigen, holzigen, die krautigen und die würzigen Noten auf die »stimulierende« Seite.[5] Der Gedanke, daß die Welt der Blumendüfte in ihrem Wesen sanft und passiv ist und die Welt der Holz-, Moos- und Kräuterdüfte härter und aktiver, liegt also der waagrechten Achse des Schemas zu Grunde.
Die senkrechte Achse, die er als »erogen – antierogen« bezeichnete, war für sein Verständnis ebenso grundlegend. Die »erogenen« Düfte sind diejenigen, die auf irgendeine Weise an den Duft des menschlichen Körpers erinnern. Die Riechstoffe aus dem Tierreich, also Moschus, Ambra, Zibet und Castoreum sowie die synthetischen Komplexe, durch die diese Stoffe heute weitgehend ersetzt werden, sind die wichtigsten Träger solcher Duftnoten. Erstaunlicherweise gibt es aber auch Stoffe mit »animalischen« Duftnoten in vielen vom Parfümeur hochgeschätzten Blütenextrakten wie zum Beispiel Jasmin, Orangenblüten absolu und Cassis absolu, dem Extrakt der Blütenknospe der schwarzen Johannisbeere.

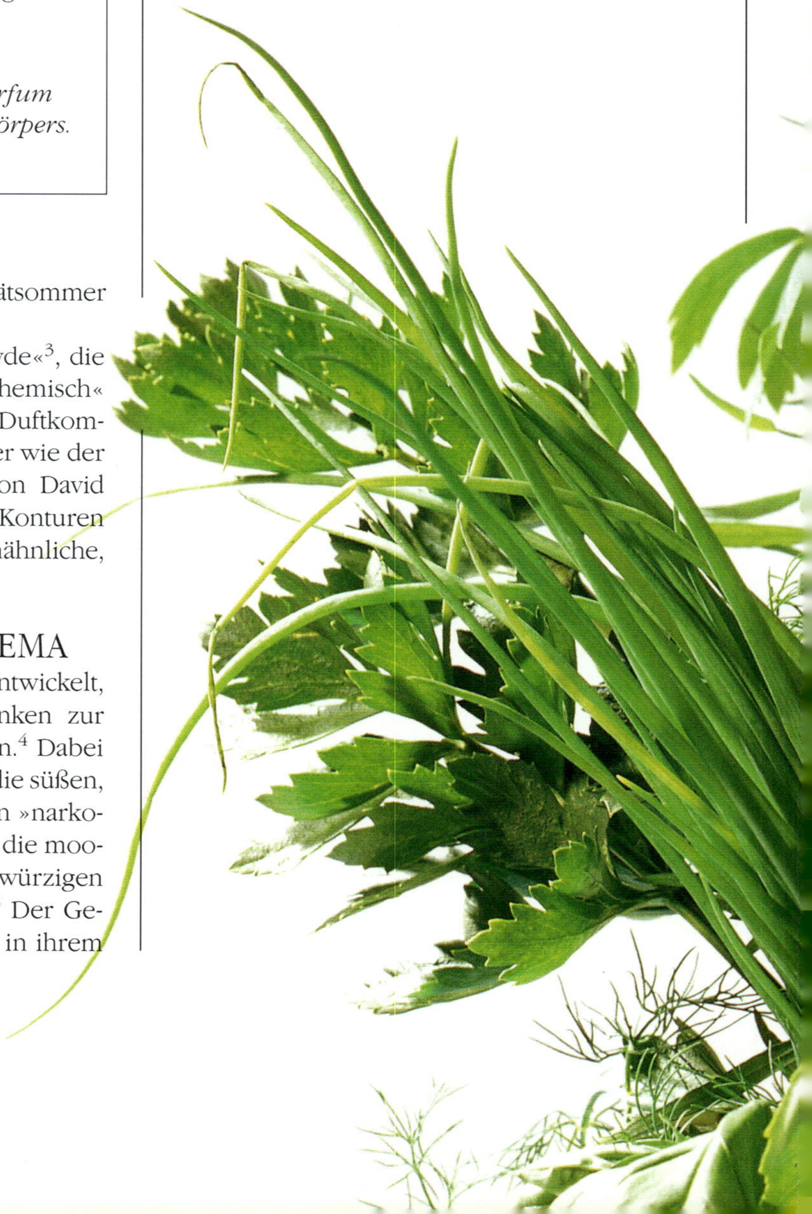

Es mutet vielleicht merkwürdig an, wenn »animalische« Duftnoten, die an Körpergerüche erinnern, als »erogen«, also liebeerweckend, sexy bezeichnet werden. Es ist Teil der puritanischen Tradition, die unsere Kultur während der letzten 200 Jahre beherrscht hat, daß wir die natürlichen Gerüche des Körpers als schlecht und abstoßend betrachten. Es ist seit langem eine Grundregel der Körperpflege, daß zu einem gepflegten Eindruck ein duftfreier Körper gehört. Folgerichtig haben wir die Körpergerüche weitgehend unterdrücken gelernt und sie durch die Düfte von Seife und Zahncreme, Deodorants und Duftwässern ersetzt.

Und dennoch zeigt die Beobachtung anderer, weniger puritanischer Kulturen, und das beweisen auch psychologische Studien, die in unserer Gesellschaft durchgeführt wurden, daß unsere Körper Duft-Kommunikationssysteme haben, die uns gar nicht zum Bewußtsein kommen. Sicherlich werden wir von Körpergerüchen, wenn sie einen bestimmten Grad der Intensität überschreiten, abgestoßen, aber in ganz geringen Konzentrationen können sie Vertrautheit, menschliche Wärme und auch sexuellen Reiz vermitteln. Und in solch geringen Dosen werden Duftstoffe, die an den Körper erinnern, in Parfums eingesetzt. Wie mein Vater beobachtet hat, gibt es, zumindest in unserem Jahrhundert, kein erfolgreiches Parfum, das nicht solche Stoffe enthält.

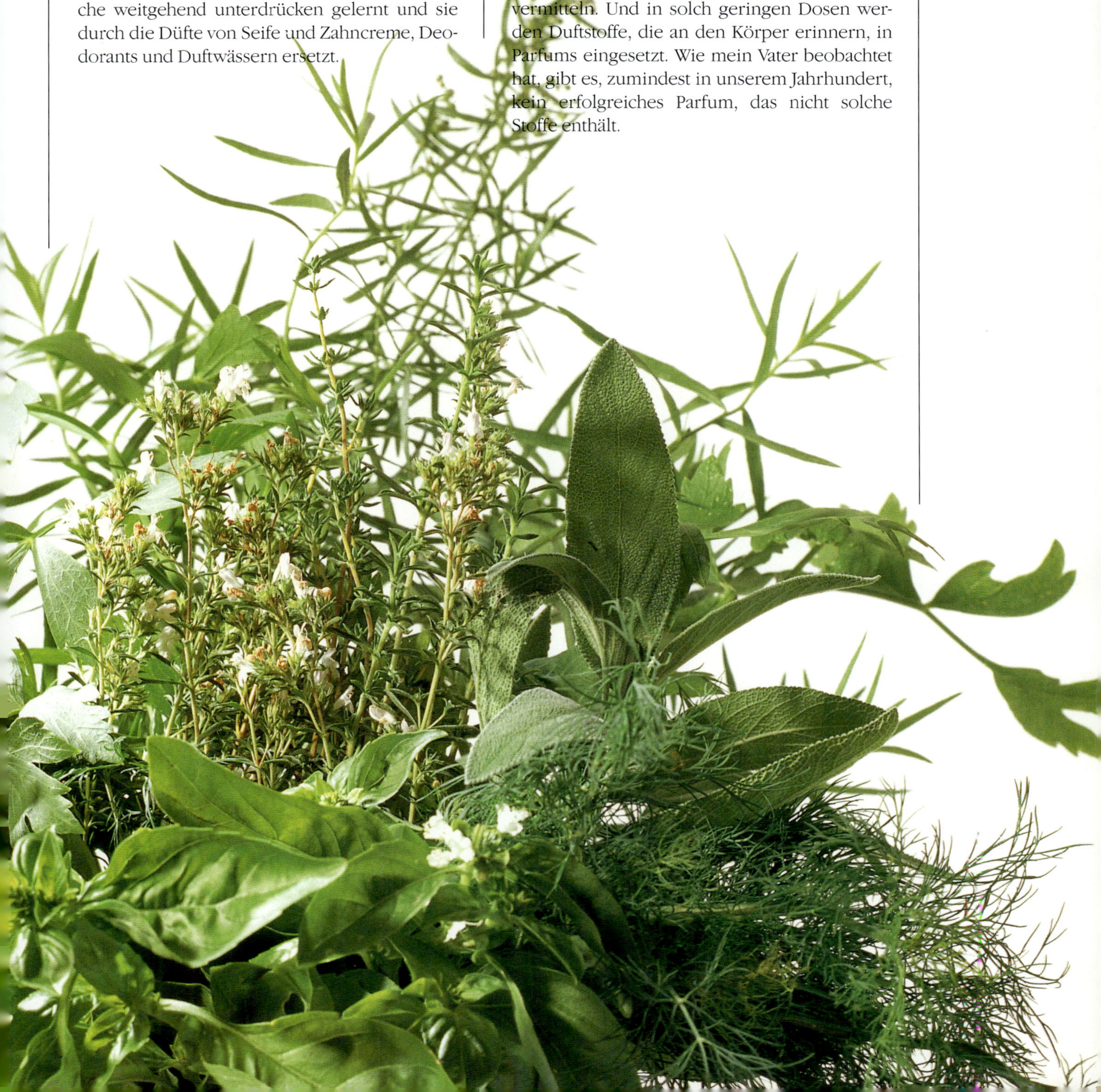

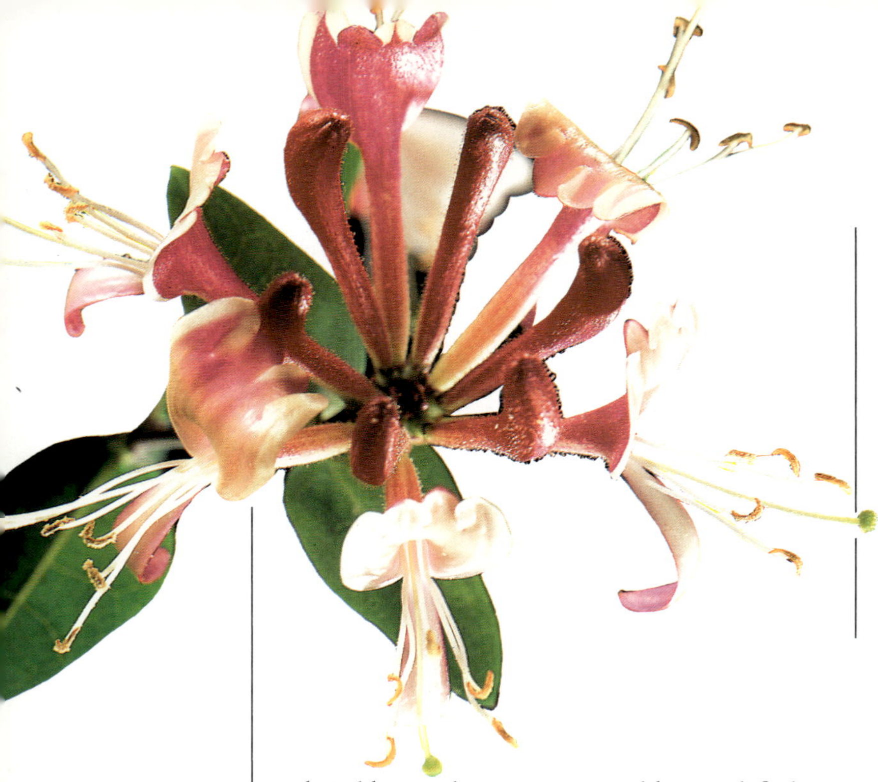

Beim Versuch, die Welt der Düfte samt ihrer psychologischen Bedeutungen und Wirkungen in einem simplen Diagramm unterzubringen, lassen sich übermäßige Vereinfachungen nicht vermeiden. Das trifft sicher auch auf das Duftwirkungsschema zu. Die recht weitreichenden Folgerungen über die Eignung bestimmter Parfums für bestimmte Menschentypen, die mein Vater daraus ableitete, sind mit Recht kritisiert worden. Trotzdem meine ich, daß die Grundidee des Schemas richtig und nützlich ist; sie konnte übrigens in großangelegten Tests mit Parfumverwenderinnen bestätigt werden.[6]

Als Erklärung hat man vorgeschlagen, daß die Verwendung dieser Stoffe in der modernen Parfümerie gerade durch die Perfektion unserer Hygiene notwendig geworden ist. Weil wir die natürlichen Duftsignale unseres Körpers so radikal beseitigt haben, müssen wir sie durch künstliche in unseren Parfums ersetzen. Eine witzige Theorie, die aber nicht erklären kann, warum Moschus, Zibet und Ambra schon lange vor den Tagen unserer modernen Hygiene so beliebt waren. Immer schon haben die Menschen diesen Stoffen eine aphrodisische Wirkung zugeschrieben.

Mein Vater meinte, daß ein Parfum, was immer es sonst noch sein mag, stets auch ein Sexuallockmittel sei, ein Komplize der Verführung. Ich glaube eher, daß die Stoffe, die an den Duft des Körpers erinnern, eine Art Bindeglied zwischen dem Parfum und dem Körper bilden. Ohne sie würde das Parfum, bildlich gesprochen, wie ein Fremdkörper auf der Oberfläche der Haut liegen. Durch sie verschmelzen in unserem Empfinden der Duft und die Haut. Wie die Werbung für *Madame Rochas* es so schön ausdrückt: »Le parfum est la musique du corps«, das Parfum ist die Musik des Körpers, eben durch die »erogenen« Duftstoffe, die dem Duft menschliche Wärme verleihen.

Am anderen Ende des Spektrums finden wir die kühlen »anti-erogenen« Duftnoten, die Frische und Sauberkeit vermitteln. Die harzigen und die grünen Noten gehören hierher, und auch die Citrusnote eines Erfrischungswassers.

DAS PARFUM IST DIE MUSIK DES KÖRPERS

Das Duftwirkungsschema (rechts oben) hat in jüngster Zeit die Aufmerksamkeit eines Farbpsychologen gefunden, der es mit dem klassischen Farbspektrum in Zusammenhang brachte[7] (rechts Mitte), und die eines Aromatherapeuten, der es in einen interessanten »Stimmungskreis« integrierte, der die vier »Elemente« der klassischen griechischen Philosophie und die vier Jahreszeiten enthält (rechts unten).[8]

DUFT ALS HEILENDE UND STIMMUNGSFÖRDERNDE KRAFT

Immer haben die Menschen an eine Kraft in Düften geglaubt, die über den Genuß und das Wecken von Erinnerungen hinausgeht, und die unmittelbar auf das emotionale Befinden und die Gesundheit einwirkt. Ärzte im antiken Griechenland und Kenner der mittelalterlichen Kräuterheilkunde haben sich mit duftenden Pflanzen befaßt. Die Ärzte des 17. und 18. Jahrhunderts waren sowohl von der krankmachen-

Duftwirkungsschema

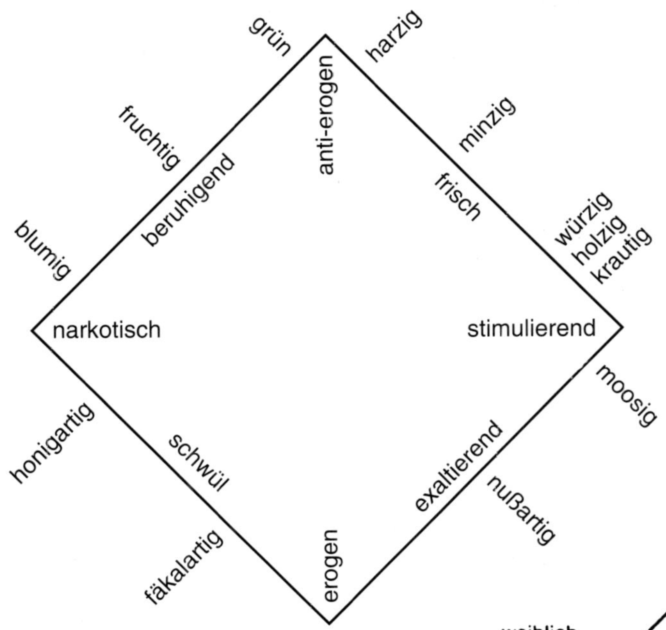

DUFTWIRKUNGEN, FARBEN, STIMMUNGEN

Farbzuordnung

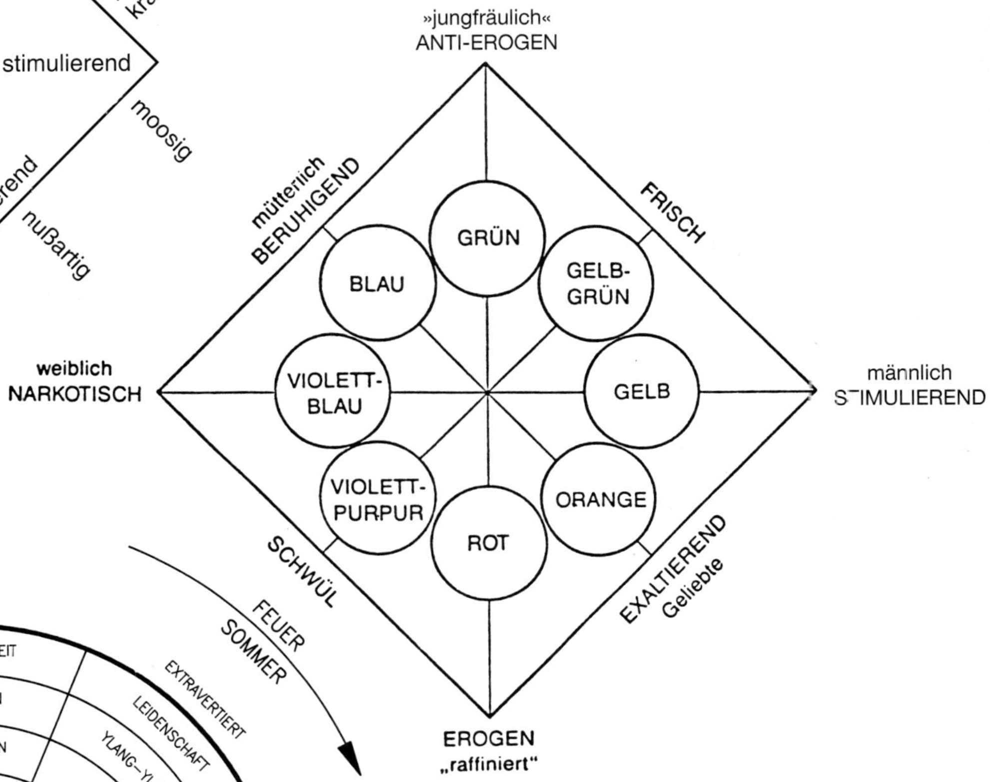

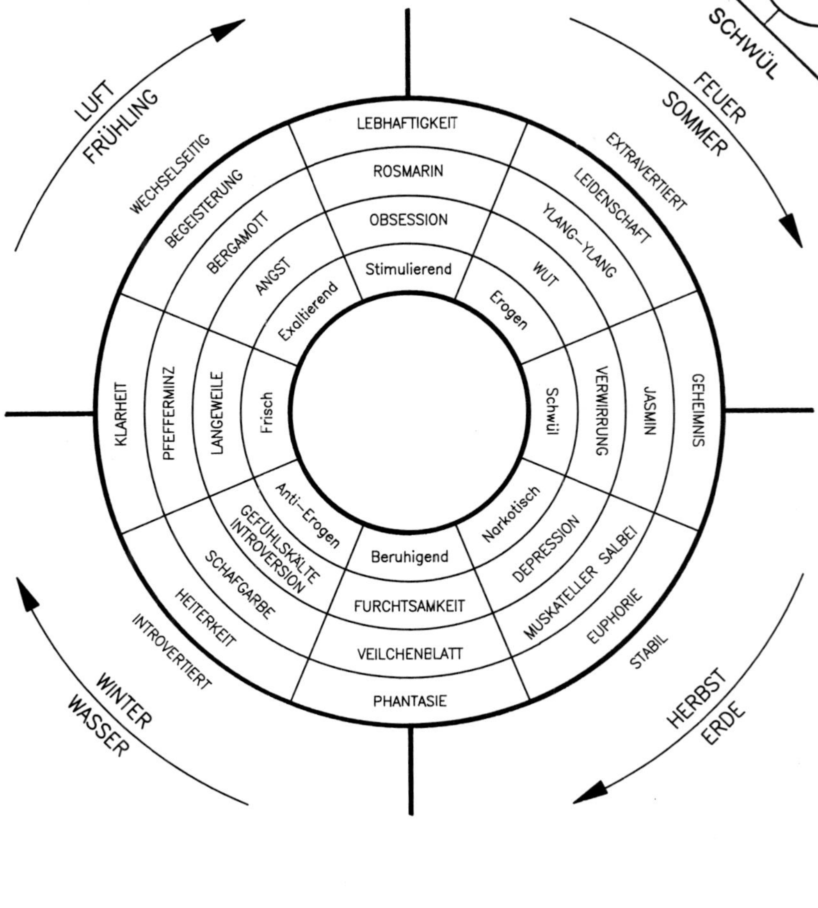

Stimmungskreis

den Wirkung böser Ausdünstungen wie von der heilenden und schützenden Wirkung guter Düfte überzeugt.[9] Rosmarin sagt man nach, »das Gehirn zu stärken« und Pfefferminz neben einer ebenfalls gehirnstärkenden Wirkung die Kraft, das Erinnerungsvermögen zu bewahren.[10] Im Jahre 1675 schrieb Madame de Sévigné über das *Eau de la Reine de Hongrie*, ein Destillat von Rosmarin, das sich bei den Damen der Zeit großer Beliebtheit erfreute: »Es ist himmlisch ... Wenn man sich daran gewöhnt hat, kann man es nicht mehr entbehren. Es hilft mir gegen die Traurigkeit.«[11]

In den zwanziger Jahren dieses Jahrhunderts lebte das Interesse an der Fähigkeit von Düften, das psychische Befinden zu beeinflussen, wieder auf. Zwei italienische Forscher schrieben in einem Artikel über »Die Wirkung von Essenzen auf das Nervensystem«, daß »der Geruchssinn durch Reflexwirkung einen gewaltigen Einfluß auf die Funktionen des zentralen Nervensystems hat.« Sie stellten, unmittelbar nachdem die Geruchsrezeptoren in der Nase mit den Dämpfen ätherischer Öle in Berührung gekommen waren, Veränderungen in der Pulsfrequenz, im Blutkreislauf und in der Tiefe der Atemzüge fest und führten mehrere Öle an, die eine beruhigende Wirkung zeigten sowie andere, die stimulierend wirkten.[12]

Diese Untersuchungen wurden vor allem in den siebziger und achtziger Jahren von einer großen Zahl Aromatherapeuten weiterverfolgt und popularisiert. In einem Bestseller aus jüngster Zeit führt beispielsweise Judith Jackson 27 ätherische Öle mit therapeutischen Wirkungen an.[13] Ein amerikanisches Patent beschreibt Untersuchungen, aus denen hervorgeht, daß das Inhalieren bestimmter Parfumkompositionen Stressreaktionen mildert.[14] Japanische Forscher haben die Wirkung von Düften auf die Gehirnströme gemessen[15] und diese Untersuchung hat bereits in Büroräumen in Japan Anwendung gefunden, wo stimulierende, stressabbauende und konzentrationsfördernde Düfte durch die Klimaanlagen eingebracht werden. Obwohl viele Wissenschaftler gegenüber Untersuchungen dieser Art skeptisch sind, kann es keinen Zweifel daran geben, daß in zahlreichen Fällen Menschen durch die Behandlung von Aromatherapeuten geholfen wurde und wird.

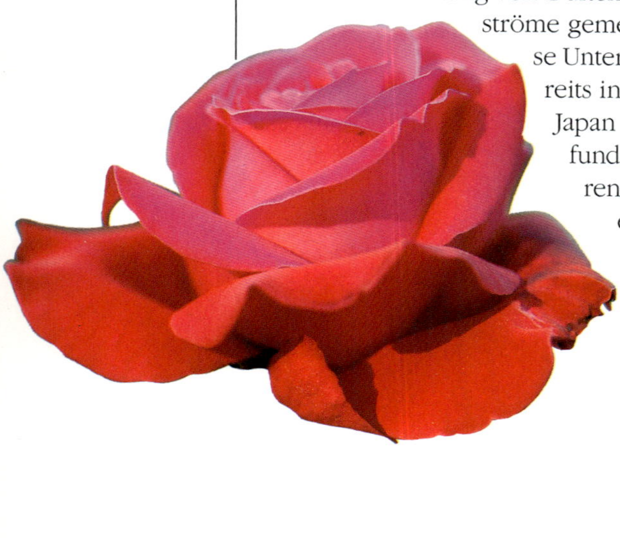

ES IST HIMMLISCH . . . ES HILFT MIR GEGEN DIE TRAURIGKEIT

Wahrscheinlich beeinflussen uns also die Substanzen, die in Parfums eingesetzt werden, nicht nur, indem sie persönliche oder kulturbedingte Assoziationen hervorrufen, sondern auch durch eine unmittelbare biologische Einwirkung auf das Hormonsystem und das zentrale Nervensystem. Wie das Aufgreifen des Duftwirkungsschemas eines Parfümeurs durch den Aromatherapeuten Robert Tisserand zeigt, schließen sich die zwei Betrachtungsweisen, Duft als Zeichen und Duft als biologischer Wirkstoff nicht unbedingt gegenseitig aus, sondern ergänzen einander.

WAS UNS DIE PARFUMS SAGEN

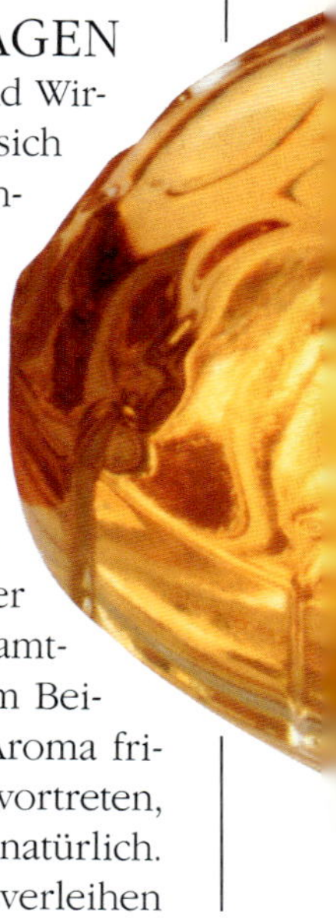

Was ich bisher über die Aussagen und Wirkungen von Düften gesagt habe, hat sich fast ausschließlich auf einzelne Riechstoffe und auf einfache Duftkomplexe wie zum Beispiel blumige Düfte bezogen. Parfums sind aber niemals so einfach. Kann man sagen, daß sich die Aussage und die Wirkung eines Parfums aus der Summe seiner Einzelbestandteile ergibt? Ja und nein. Zweifellos trägt jeder Bestandteil auf seine Weise zur Gesamtwirkung bei. Ein Parfum, in dem zum Beispiel der Duft der Zitrone und das Aroma frischer Gartenkräuter deutlich hervortreten, wirkt insgesamt belebend, jung und natürlich. Moschus und orientalische Balsame verleihen

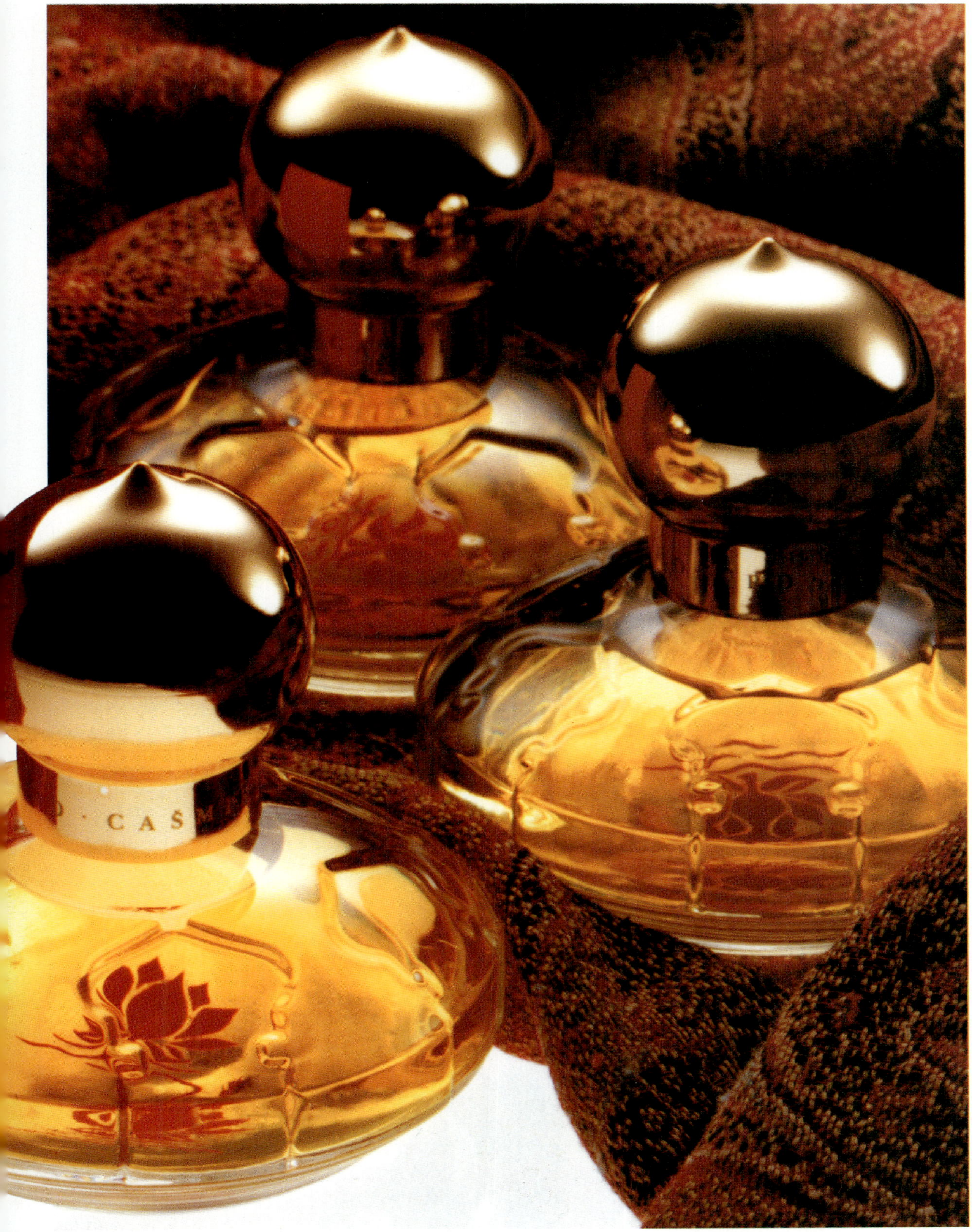

Ein geheimnisvoller Akkord aus Holznoten, exotischen Blüten und Früchten, langanhaltend in seinem Glanz.

jedem Parfum, in dem sie eingesetzt werden, Tiefe, Wärme und Sinnlichkeit.

Häufig findet man in Frauenzeitschriften und auf den Packungen von Parfumproben Beschreibungen, in denen die Hauptbestandteile eines Duftes aufgezählt werden. Dahinter steht der Gedanke, daß man sich aus dem Charakter dieser Bestandteile ein Bild der Wirkung des Parfums machen kann.

Das ist aber nur bedingt möglich. Denn ein Parfum ist eben weit mehr als die Summe seiner Teile. So wie die Anmutung eines Farbflecks in einem Bild und die Wirkung eines Tones in einem musikalischen Akkord entscheidend durch die Gesamtheit des Bildes und durch die anderen Noten im Akkord geprägt werden, so ergibt sich auch der Effekt einer Duftnote erst aus dem Zusammenhang, in dem sie auftritt.

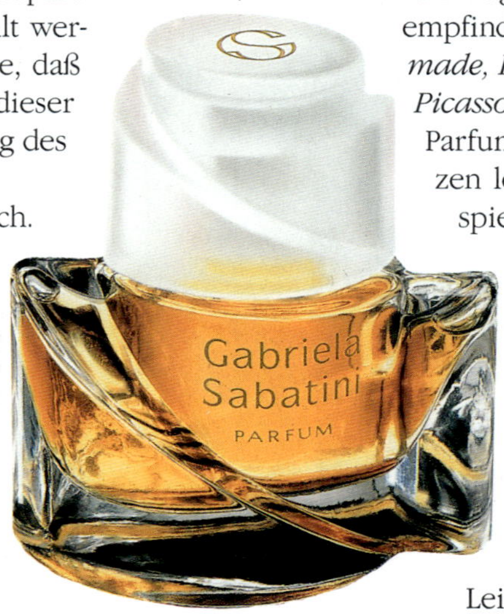

Duftnoten beeinflussen sich gegenseitig in ihrer Wirkung, und es entstehen in Duftmischungen oft ganz unerwartete Effekte. Darin liegt das Geheimnis der Duftakkorde. Wenn wir beispielsweise holzige und balsamische Düfte mischen, erfolgt nicht eine Neutralisierung der Weichheit und Süße der Balsame durch die Härte und Trockenheit der Hölzer, sondern es entsteht etwas ganz Neues: ein luxuriöser, betörend femininer »pudriger« Akkord! Fügt man noch einen Hauch weicher, wachsartiger und kühler Aldehyde hinzu, so wird das ganze noch feiner, noch mehr »Parfum«. Es gibt unendlich viele solcher Wechselwirkungen, und wann immer sie auftreten, entsteht eine neue und unerwartete Duftaussage.

Darüber hinaus können kontrastierende Duftnoten auf unterschiedliche Weise miteinander verknüpft werden, und je nachdem, wie es geschieht, ist auch die Wirkung des Ganzen verschieden.

Der Parfümeur kann sie unvermittelt nebeneinander stellen; so betont er den Gegensatz und das Widersprüchliche und macht die Spannung spürbar, wie in einem dissonanten Akkord in der Musik. Wenn er diesen Effekt in einem warmen, üppigen Parfum einsetzt, ist die Wirkung dramatisch, manchmal theatralisch. Das musikalische Gegenstück zu solchen Duftakkorden wären etwa die Orchesterklänge von Wagner und Richard Strauss. Ich empfinde zum Beispiel *Shalimar, Chamade, Private Collection* und *Paloma Picasso* auf diese Weise. In kühleren Parfums wirken ähnliche Dissonanzen lebhaft und kess, wie zum Beispiel in *Chanel No 19, Armani* oder *Rive Gauche*. Hier könnte man an die Musik von Françis Poulenc und Darius Milhaud denken.

Wenn eine kontrastierende Note subtil unter der glatten Oberfläche des Hauptakkordes angedeutet wird, kann sie ein Gefühl von heimlicher Leidenschaft und von Sinnlichkeit hinter einer kühl eleganten Fassade vermitteln. Ich finde diese Wirkung in einigen Parfums der jüngsten Zeit, die eine fast frische Blumennote mit feinen animalischen Nuancen verbinden: *Knowing, Montana, Ysatis, Salvador Dali*.

Den gleichen Effekt kann man auch auf umgekehrte Weise einsetzen, wenn man einen üppig-warmen Blütenakkord mit trocken-holzigen Kontrasttüpfelchen versieht. Parfums wie *Fendi* und *Panthère* verleiht nicht zuletzt dieser Trick einen raffinierten Touch von Ironie.

Der Parfümeur kann auch kontrastierende Noten durch allerlei feine Abstufungen und Übergänge verbinden. Dann werden die Gegensätze nicht mehr als Dissonanzen wahrgenommen und es ergibt sich ein Gefühl von nuancenreicher Ausgewogenheit und Eleganz. Viele klassische Parfums wie zum Beispiel das *No 5* von Chanel und *Madame Rochas*, und moderne Klassiker wie *Halston* und *Valentino, Diva* und *Silences* sind Beispiele dieses Stils.

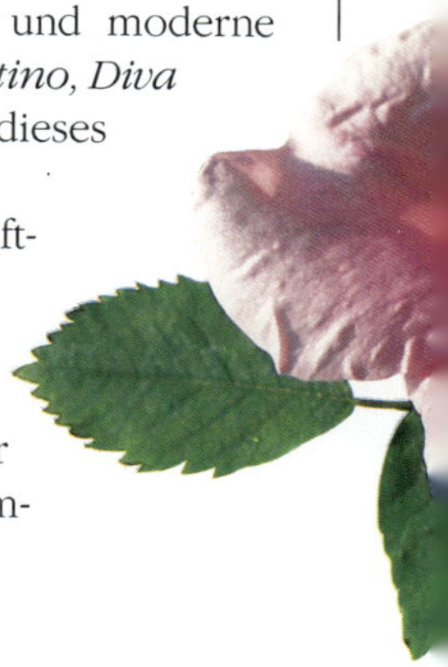

Wenn stark kontrastierende Duftnoten so eng und kunstvoll mit einander verknüpft werden, daß sich eine vollkommen einheitliche Wirkung ergibt, ist der Effekt des Parfums fast strom-

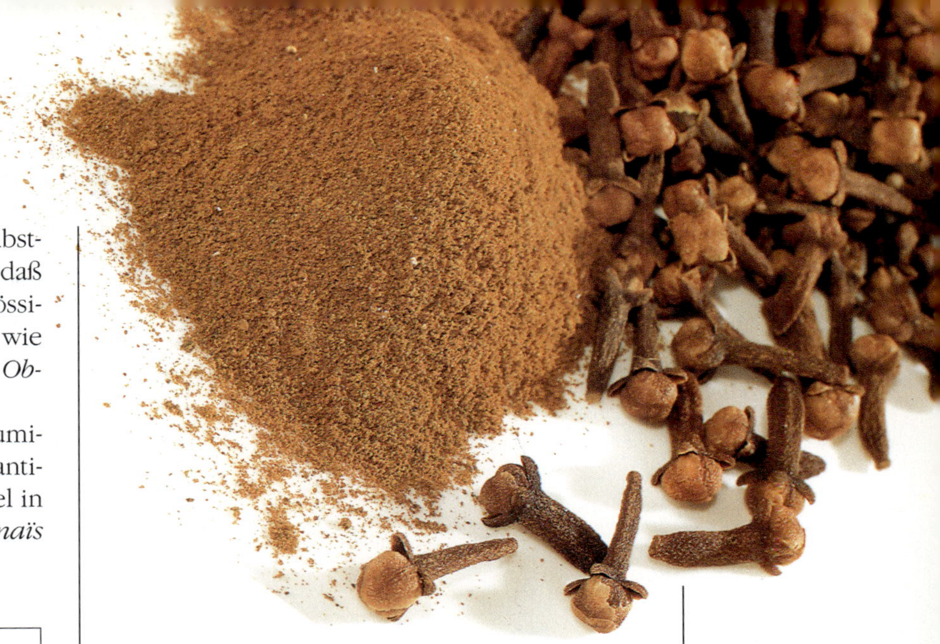

linienartig, der Effekt einer modernen, selbstsicheren Schönheit. Es ist wohl kein Zufall, daß man diese Wirkung vor allem in zeitgenössischen amerikanischen Parfums findet wie *Alliage, Aromatics Elixir, Giorgio* und *Obsession*.
Geringe Kontraste in einem vorwiegend blumigen Parfum können eine verträumte, romantische Stimmung vermitteln, wie zum Beispiel in *L'Air du Temps, Quelques Fleurs* und in *Anaïs*

Vor schwarzem Himmel
Flattert wirr der Vorhang
Im allzulauen Frühsommerwind.

Mit Lindenblütenatem,
Wie Honig lockend und wie Hopfen hohl,
Ruft die Nacht,

Wirr flattert mein Herz
Im allzulauen Frühsommerduft.

Anaïs. Parfums, in denen eine einzige Duftrichtung, sei sie blumig oder Lavendel oder Citrus, klar vorherrscht, wirken oft spontan, natürlich und im buchstäblichen Sinn unkompliziert.
Die Tatsache, daß wir die Bedeutung und die Aussage von Düften und Gerüchen aus der Situation ableiten, in der wir ihnen begegnen, trifft nicht nur auf die Bestandteile von Parfums zu, sondern auch auf die Parfums selbst. Wenn Sie einen Duft wiederholt an einer bestimmten Person oder in einer bestimmten Situation gerochen haben, wird er Sie immer wieder an diese Person und an diese Situation erinnern. Eine Teilnehmerin in einem meiner Duftseminare sagte als sie Bergamottöl roch sofort: »Das riecht wie meine Großmutter, wenn sie Kopfschmerzen hatte!« Eine andere berichtete, daß ein bestimmtes Herrenduftwasser in ihr immer ein Gefühl innerer Unruhe auslöst. Es ist die Marke, die sie einmal einem Mann geschenkt hatte, mit dem sie ein Verhältnis hatte, das unglücklich endete. Der Duft einer beliebten Lichtschutzlotion weckt Assoziationen mit sommerlichen Stränden. Es gibt einen bestimmten Typ von Erfrischungswasser, der mich immer an die Straßen von Barcelona erinnert.

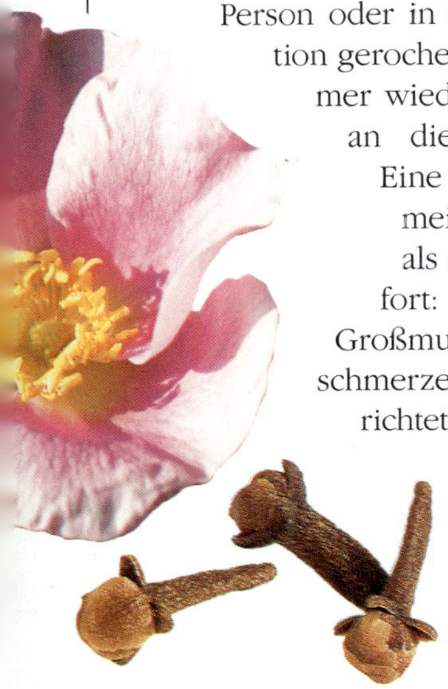

Die Assoziation eines Parfums mit Luxus und mit Mode wird weitgehend durch die Menschen, die es verwenden und die Situationen, in denen man es antrifft, geprägt. Ein Duft, den Sie beim Betreten einer exklusiven Boutique wittern, trägt für Sie eine ganz andere Bedeutung als einer, den sie täglich frühmorgens im Bus auf dem Weg in die Innenstadt riechen.
Wenn Sie in einem Luxusrestaurant zufällig einen Hauch des Parfums der Dame am Nebentisch einfangen und Ihnen dabei plötzlich bewußt wird, daß Sie dieses Parfum gerade in den letzten Wochen schon wiederholt gerochen haben, wissen Sie, daß dies ein Duft sein muß, der heute besonders in Mode ist. Solche Assoziationen sind um so ausgeprägter, je häufiger Sie das Parfum in seiner speziellen Umgebung antreffen. Andererseits kann ein Parfum, das Ihnen auffällt, das Sie aber mit keiner Person oder Situation verbinden, gerade dadurch für Sie eine Bedeutung erlangen: es ist offensichtlich ein ungewöhnlicher und individualistischer Duft.

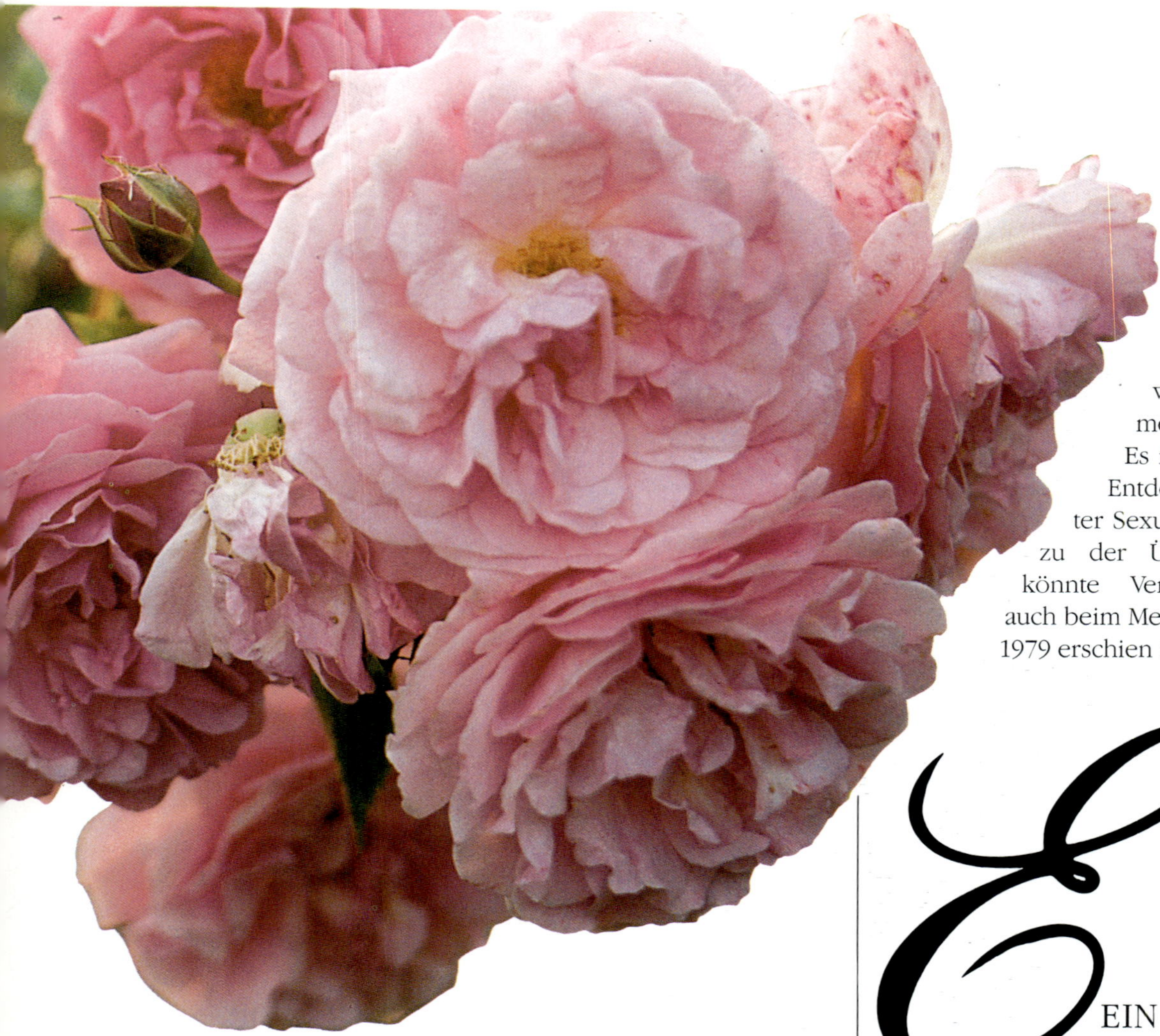

EIN PARFUM LEBT ERST, WENN MAN ES TRÄGT

DIE GEFLÜSTERTE ZAUBERFORMEL

Die Menschen ebenso wie die Tiere fassen Gerüche als Zeichen auf. Die Weise, wie sie auf solche Zeichen reagieren, ist jedoch völlig unterschiedlich. Das läßt sich am besten am Beispiel der Pheromone darstellen.

Vor etwa einem halben Jahrhundert entdeckte man, daß viele Tierarten mittels spezifischer chemischer Substanzen mit Artgenossen kommunizieren, manchmal über große Distanzen in Zeit und Raum. Die Substanzen, die sie dabei verwenden, nennt man Pheromone. Diese spielen in vielen Bereichen des Lebens der Tiere eine Rolle, darunter auch in der Paarung, und sie können eine fast unvorstellbar starke und zwingende Wirkung haben. So kann das weibliche Pheromon einer bestimmten Motte die Männchen dieser Art über Entfernungen von mehreren Kilometern herbeilocken – eine Leistung, an die unsere Parfums noch bei weitem nicht herankommen!

Es ist verständlich, daß die Entdeckung solcher potenter Sexuallockmittel bei Tieren zu der Überlegung führte, es könnte Vergleichbares vielleicht auch beim Menschen geben. Im Jahre 1979 erschien in einer populärwissenschaftlichen Zeitschrift ein Bericht, der sich auf eine Fehlinterpretation eines psychologischen Experiments stützte und in dem behauptet wurde, man hätte eine beim Menschen als Sexualpheromon wirksame Substanz tatsächlich entdeckt.[16] Die Neuigkeit wurde schnell von der Weltpresse aufgegriffen, und bald erschienen Parfums in den Regalen der Sex-Shops und in den Kleinanzeigen von Männerzeitschriften, die einen sofortigen und unwiderstehlichen Erfolg beim anderen Geschlecht garantierten. Ein großer amerikanischer Hersteller von populären Parfums brachte zwei Kreationen auf den Markt, welche den angeblich magischen Wirkstoff enthielten, eine für Männer und eine für Frauen. In der Werbung wurden diese Düfte als »die Ersten mit wissenschaftlich entwickelter Anziehungskraft« angepriesen; es wurden ein Mann und eine Frau gezeigt, die sich durch die Schwingungen des Duftes unwiderstehlich zu-

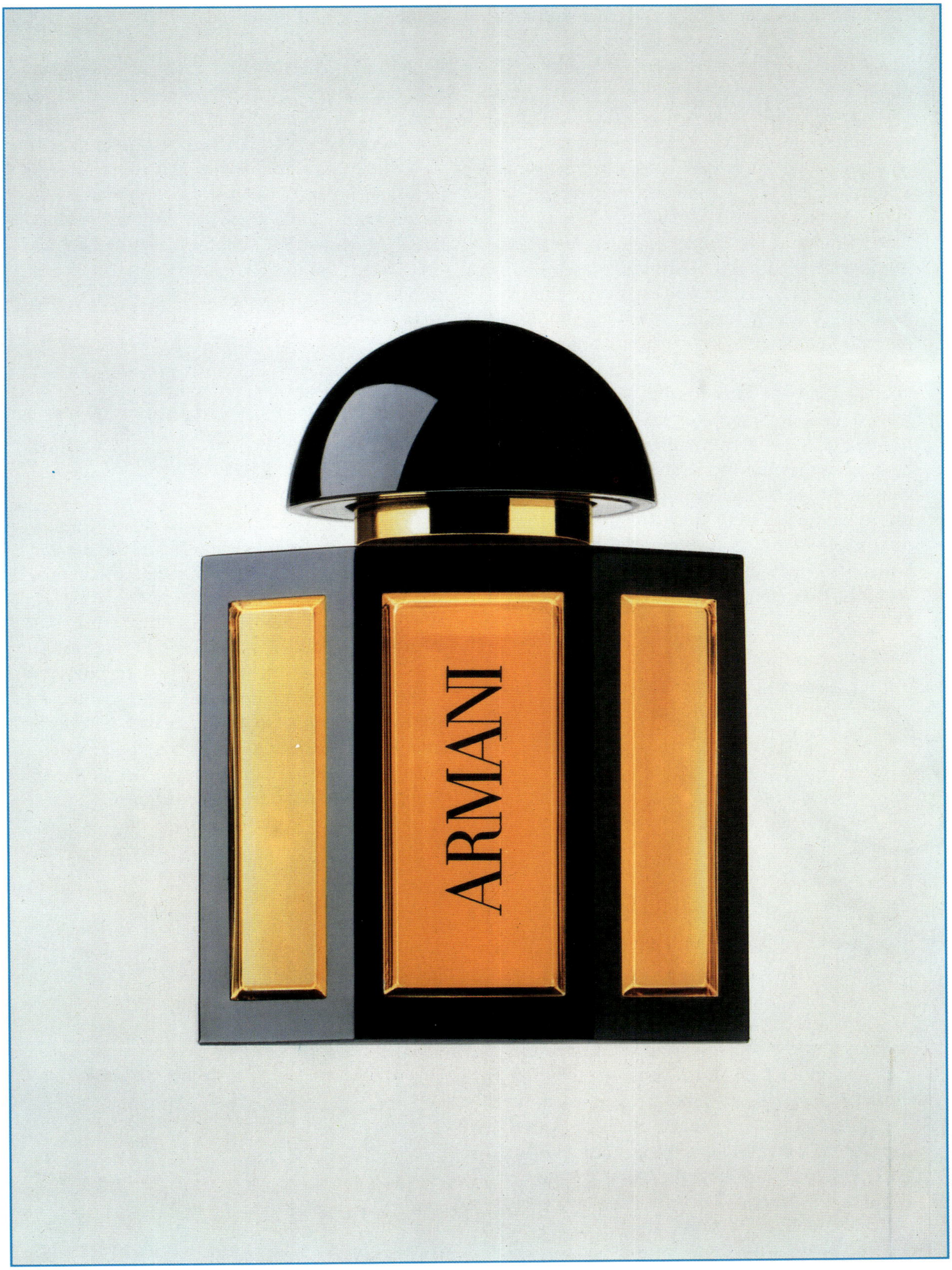

Parfum GIORGIO ARMANI Pour La Femme.

einander hingezogen fühlen.[17] Leider konnten die Parfums in ihrer Wirkung den Verheißungen nicht entsprechen und mußten bald vom Markt genommen werden.

Das menschliche Verhalten ist vom Verhalten der Tiere grundsätzlich verschieden, weit differenzierter und komplexer, und es ist unwahrscheinlich, daß der Traum von einem menschlichen Pheromon jemals in Erfüllung gehen wird. Sicherlich kann ein Parfum viel zur sexuellen Attraktivität einer Frau oder eines Mannes beitragen, aber nicht durch eine ganz bestimmte Duftnote, die den Partner in einen gefügigen Sklaven verwandelt. Ihr Parfum steigert Ihre Anziehungskraft, weil es Ihrem Partner ein Signal ist, daß Sie sich für ihn schön machen wollen. Und auch, wenn es das Richtige für Sie ist, weil es Sie selbstsicherer macht und Ihnen dadurch noch mehr Ausstrahlung verleiht. Und weil es Ihre Schönheit wie Kerzenschimmer in ein romantisches Licht tauchen kann und Ihrer Aura wie leise Musik Poesie verleiht. Nicht ein Wunderbestandteil in Ihrem Parfum macht Sie verführerisch, sondern Ihre eigene Ausstrahlung!

DAS RICHTIGE PARFUM TAUCHT IHRE SCHÖNHEIT IN EIN ROMANTISCHES LICHT

Parfums sprechen uns nicht in der klaren und eindeutigen Sprache von Befehlen an, wie die Gerüche bei Tieren. Es gibt allerdings auch für uns Gerüche, die eine solche Wirkung haben: der Geruch eines Bratens, wenn man Hunger hat, der Geruch von heißem Gummi, wenn man an einem elektrischen Gerät bastelt, der Geruch von auslaufendem Heizgas – aber solche Gerüche sind niemals Teil eines Parfums; sie würden seinen Reiz und seine Magie vollkommen zerstören.

Parfums sprechen uns im Flüsterton an, und wir erkennen ihren Sinn mehr an ihrem Ton als an den Worten, die sie flüstern. Wenn wir sie am Flakon riechen, wird der Name auf dem Flakon und alles, was er für uns bedeutet, untrennbarer Teil ihrer Aussage. Wenn wir sie an einem Menschen riechen, empfinden wir sie als Attribut dieses Menschen und sie fesseln uns, ziehen uns an oder stoßen uns ab, je nachdem, wie wir zu ihm stehen.

Was ist aufreizender:
Der umfangende Duft ihrer warmen Haut
Oder der Nachhall ihres Parfums
In ihrem Pelzmantel draußen im Flur?

Ein Parfum in seinem Flakon ist wie die Partitur einer Symphonie: es ist potentielles Erlebnis, die Verheißung eines Erlebnisses. Die Symphonie lebt erst, wenn sie aufgeführt wird, das Parfum, wenn man es trägt. Zum Glück erfordert das Tragen eines Parfums nicht solch spezialisierte und schwer erlernbare Fähigkeiten wie das Aufführen einer Symphonie, aber es ist doch eine Kunst. An diesem Punkt des Buches angelangt, haben Sie auf dem Weg zum Meister dieser Kunst bereits ein gutes Stück zurückgelegt.

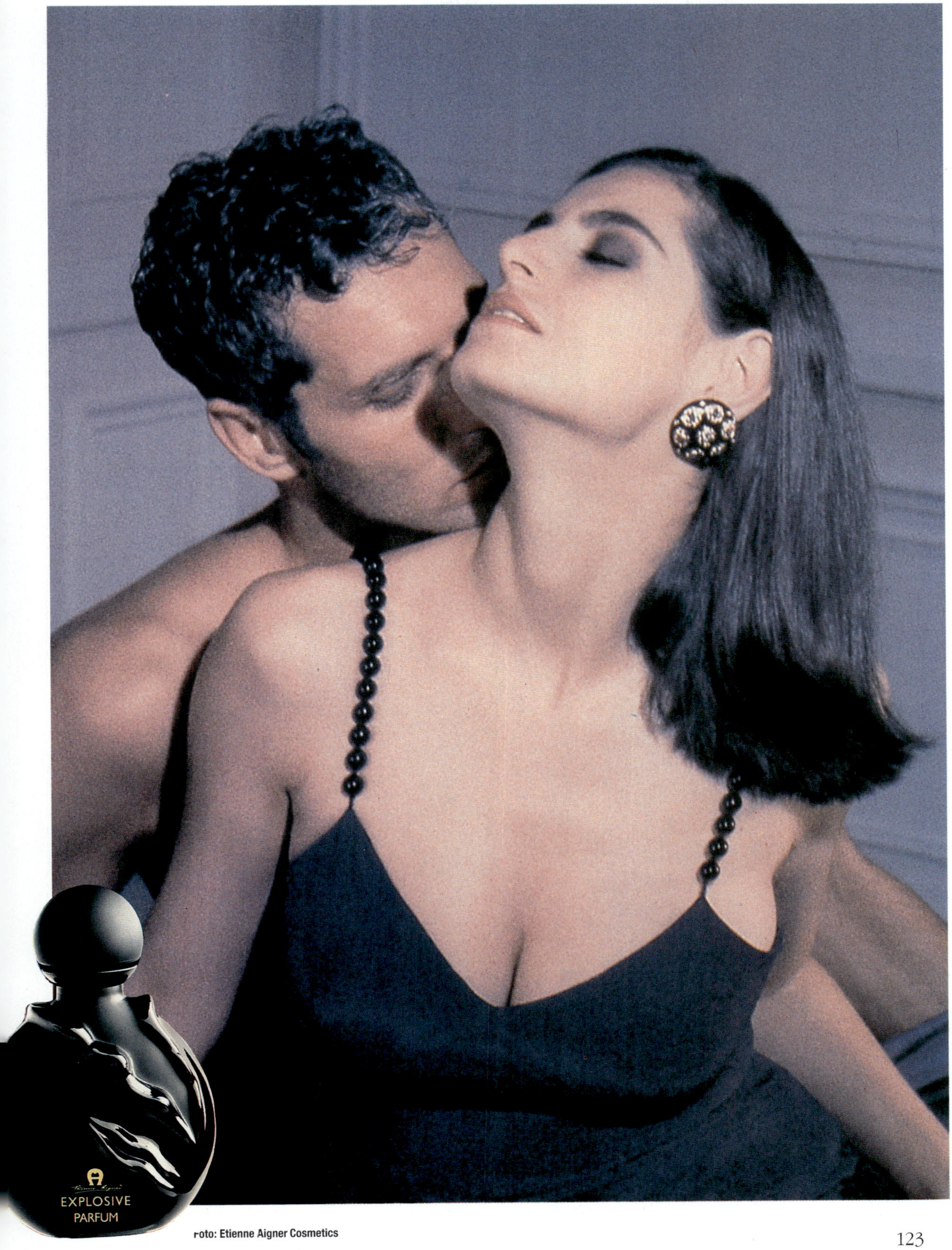

Ein Funke genügt. Verführerische Erotik. Betörender Luxus. Provozierende Leidenschaft.

Foto: Etienne Aigner Cosmetics

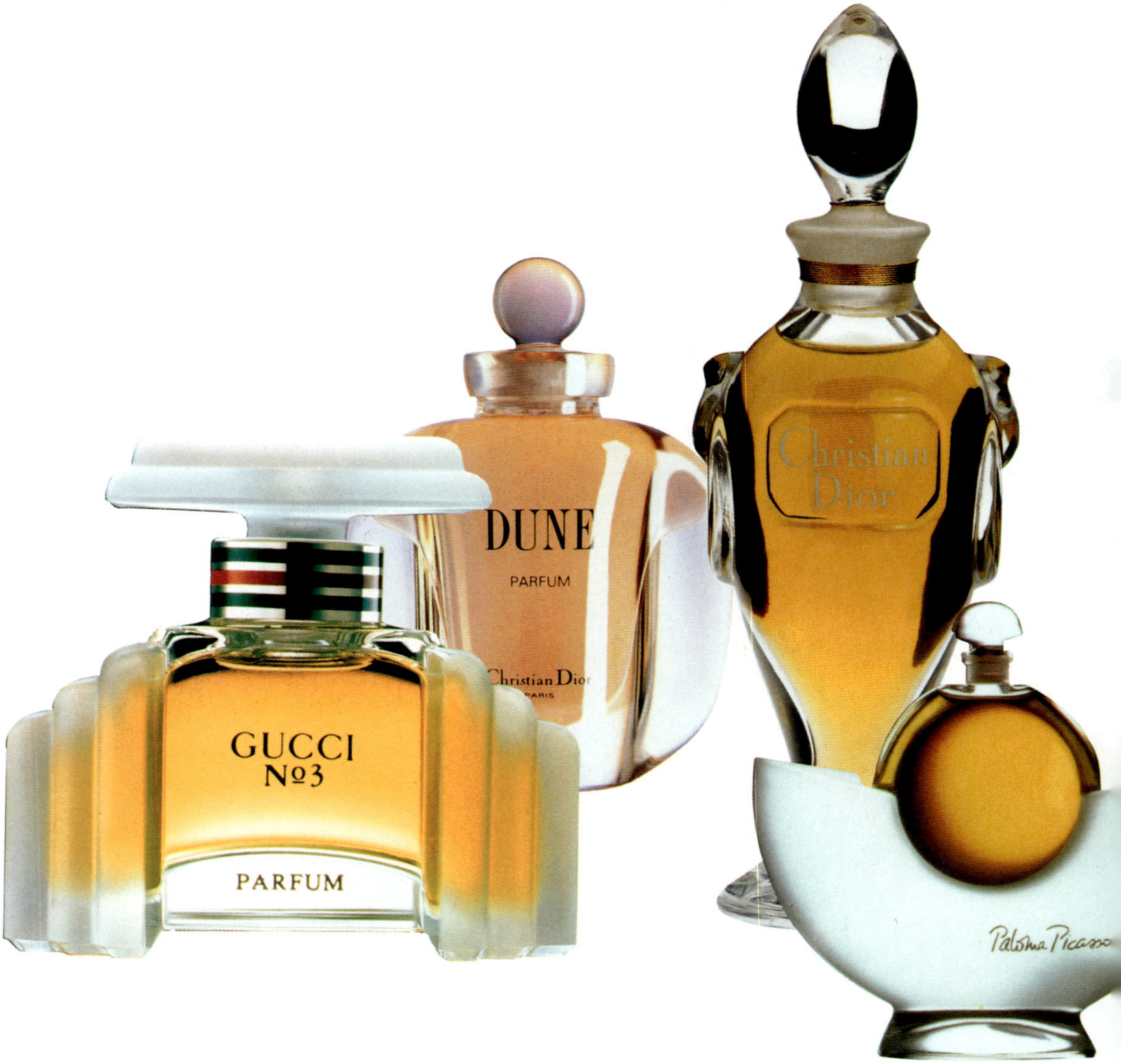
DUNE
PARFUM
Christian Dior
Christian
Dior
GUCCI
№3
PARFUM
Paloma Picasso

Moden und Trends im Duft

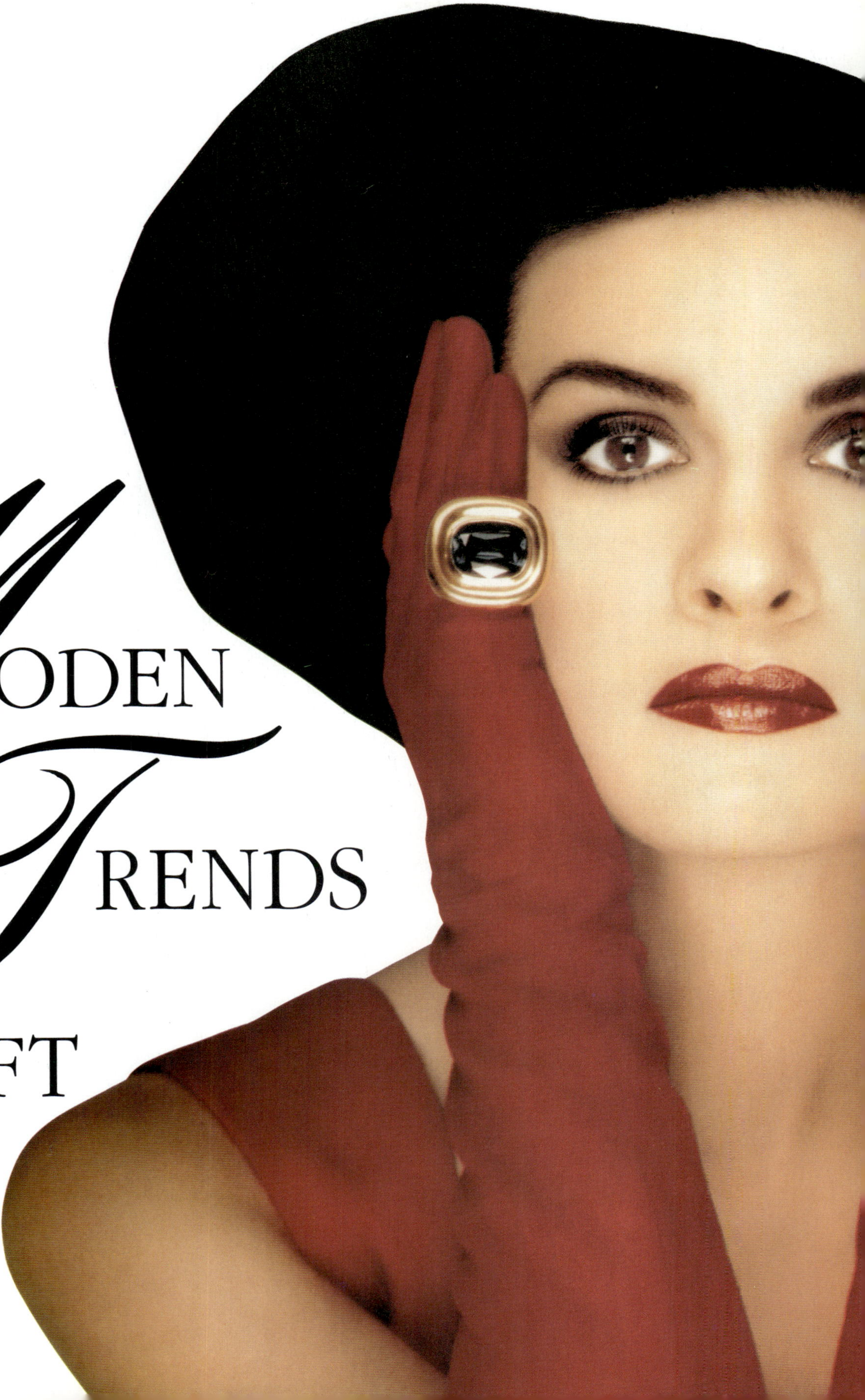

Foto: Parfums
Paloma Picasso

TRENDS VON GESTERN UND HEUTE

In den Regalen der Parfümerien stehen Parfums, die vor zehn, vierzig oder siebzig Jahren geschaffen wurden, brüderlich neben den neuesten Kreationen. Das zeigt, daß das Diktat der Mode beim Duft weniger zwingend ist als bei der Kleidung. Es bedeutet allerdings nicht, daß es bei den Düften keine Mode gibt. Trends manifestieren sich, wie bei der Kleidung, in den Gemeinsamkeiten zwischen den Parfums, die in einem bestimmten Zeitraum entwickelt und getragen werden. So zeichneten sich viele der Parfums, die im Europa der späten achtziger Jahren beliebt waren, durch eine üppige Wärme, große Haftung und Ausstrahlung aus. *Poison* wurde 1985 das erste große Erfolgsparfum dieses Typs, und Parfums wie *Fendi* (1985), *Panthère* (1986), *Scherrer 2* (1986), *Loulou, Passion, Joop!* (alle aus 1987) und *Boucheron* (1988) setzten ihn in unterschiedliche Richtungen abgewandelt fort.

Dieser Trend war nicht wie ein Komet plötzlich aus dem Weltall aufgetaucht. Man kann ihn als europäische Abwandlung eines Trends betrachten, der in den USA bereits 1981 mit dem dort sensationell erfolgreichen *Giorgio* eingesetzt hatte. In einem gewissen Sinn ist er auch eine Fortsetzung der Duftmode, die im Jahre 1977 mit *Opium* eingesetzt hatte; allerdings sind *Opium* und die anderen »orientalischen« Parfums der späten siebziger und frühen achtziger Jahre würziger als der mehr blumige und süß-balsamische spätere Trend.

Beim Entstehen des *Poison*-Trends war vielleicht auch ein Phänomen im Spiel, das die Mode dieser Zeit insgesamt erfaßte: der Brauch, den Namenszug oder die Initialen des Designers klar sichtbar auf Accessoires jeder Art, von Schals bis hin zu Handtaschen, anzubringen. Trägt man das Stück eines gefeierten Designers, so ist man stolz darauf und will, daß jeder es auch weiß. »Erkennbarkeit« ist ein Schlüsselwort der Zeit, und die intensiven und haftenden Trendparfums waren gewiß erkennbar. Die markanten Werbeanzeigen, die diese Parfums begleiten, spiegeln den gleichen Geist unbekümmerter, extrovertierter Selbstdarstellung.

Wenn auch ein Trend das Duftbild einer Periode prägt, beherrscht er es doch niemals vollkommen. Immer werden neben den neuesten auch weiterhin Parfums aus früheren Tagen getragen, und häufig zeichnen sich neben dem Haupttrend auch andere ab, darunter vielleicht die Vorboten eines kommenden Haupttrends.

So gibt es ab Mitte der achtziger Jahre eine Reihe von Parfums, die sich klar von den herrschenden Modeparfums absetzen und dabei untereinander eine deutliche Familienverwandtschaft aufweisen. Alle gehören technisch zur Chypre*-Familie[1], sie sind raffiniert und anspruchsvoll und leben aus dem Kontrast zwischen Blumigkeit und Herbheit einerseits und zwischen der Frische der Kopfnote* und der Sinnlichkeit des Fonds* andererseits. Dazu zählen *Niki de St. Phalle* (1983), *Ysatis* und *Paloma Picasso* (beide aus dem Jahre 1984), *Woman III, Montana, Salvador Dali* und *Explosive* (alle 1986) sowie *Knowing* (1988). Keines dieser Parfums wurde zum ganz großen Renner, aber zusammen ma-

BEIM DUFT IST DAS DIKTAT DER MODE SANFTER ALS BEIM KLEID

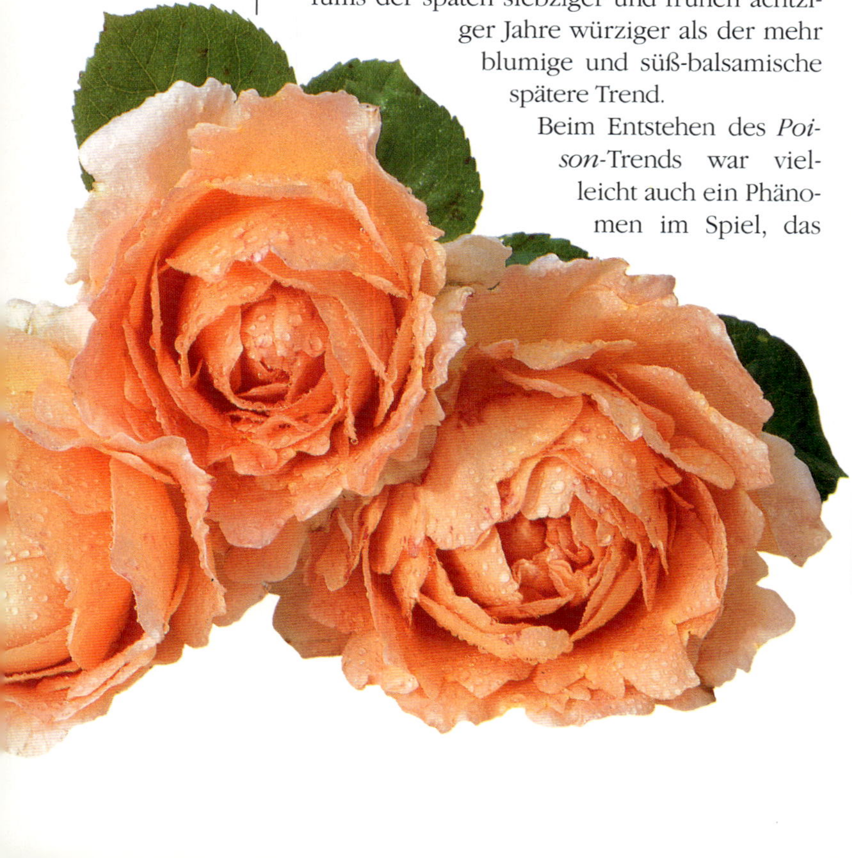

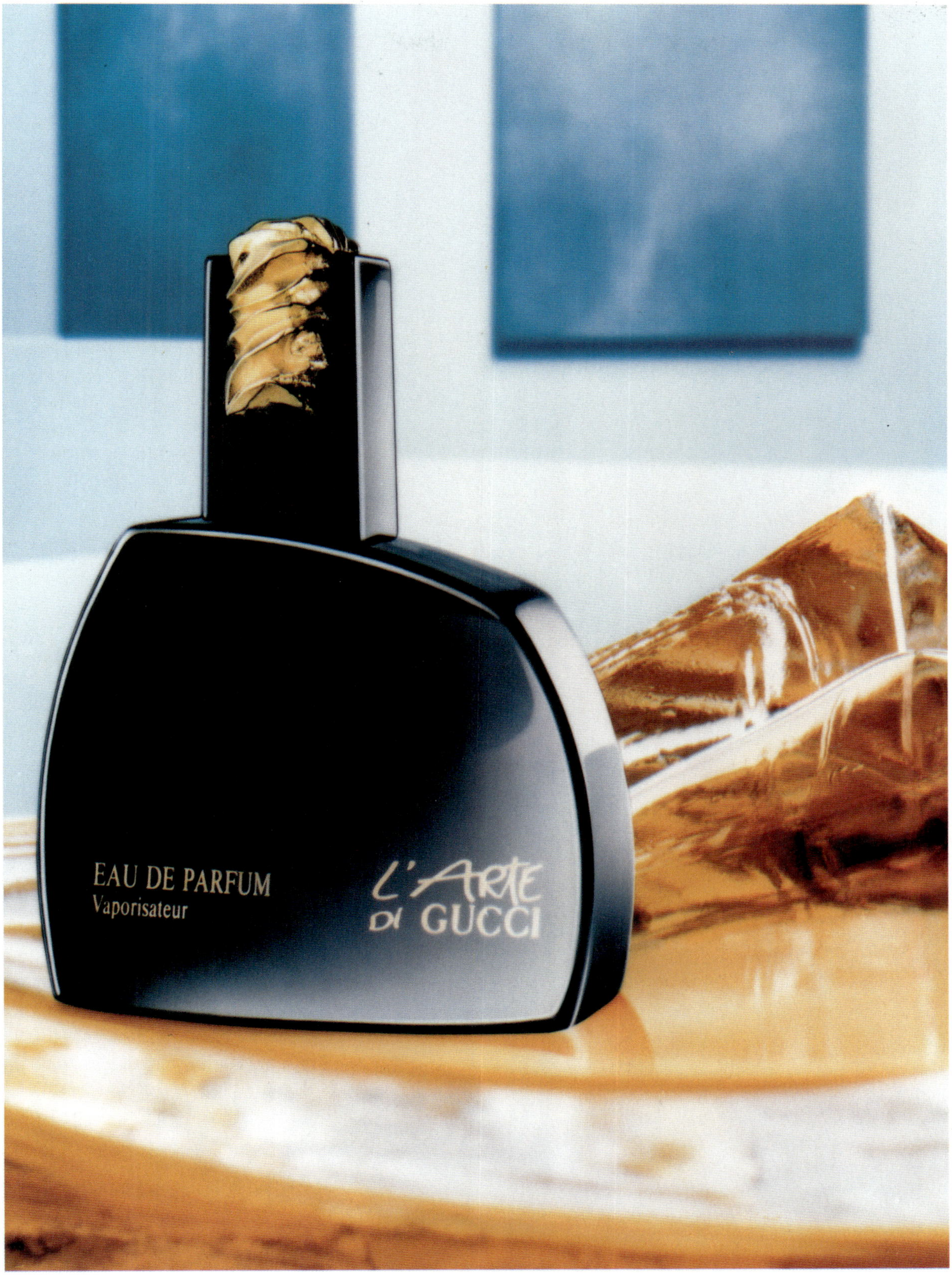

Ein Duft, sommerlich glänzend in vollendeter Eleganz.

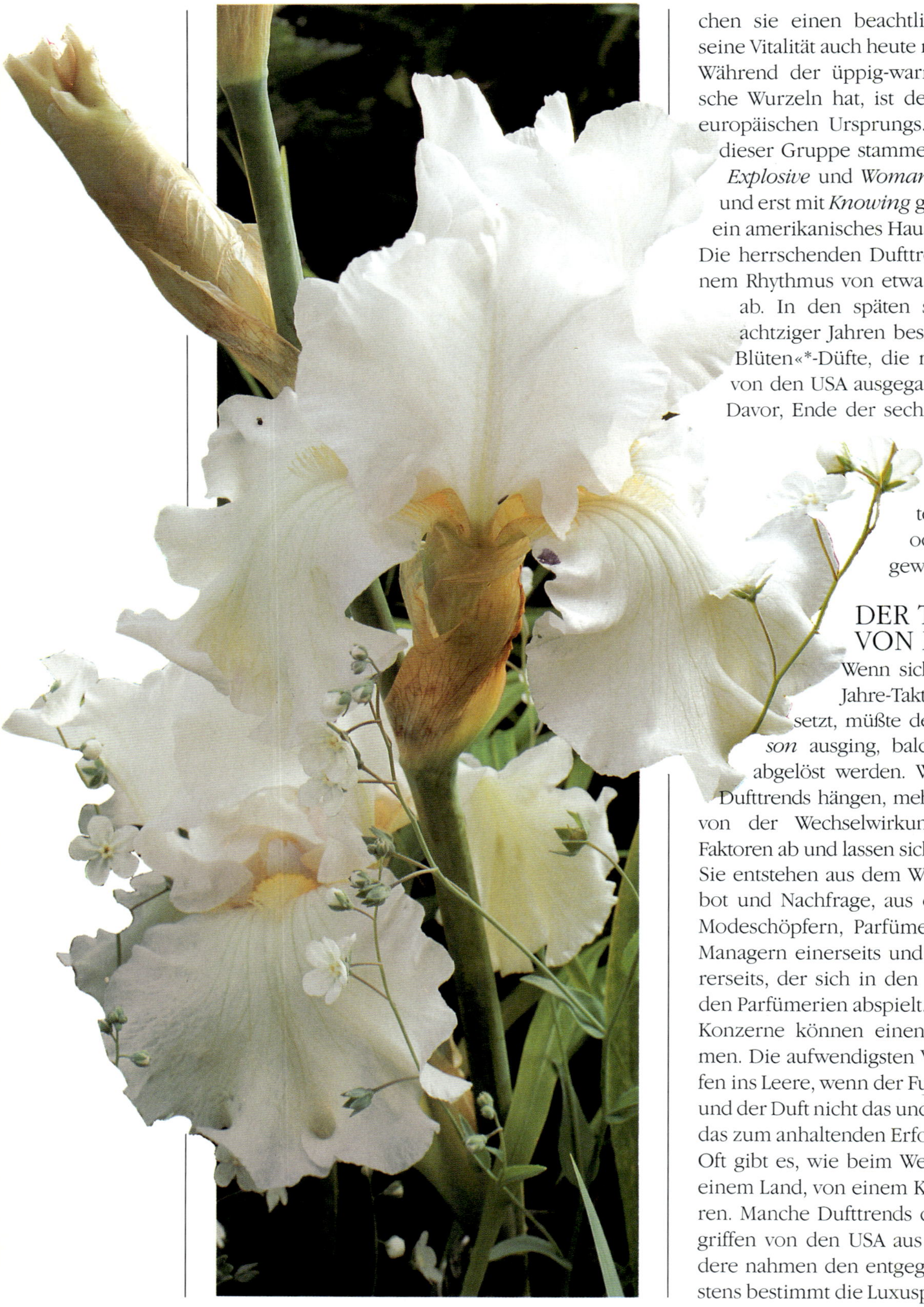

chen sie einen beachtlichen Trend aus, der seine Vitalität auch heute noch beweist.
Während der üppig-warme Trend amerikanische Wurzeln hat, ist der neue Chypre-Trend europäischen Ursprungs. Die frühen Parfums dieser Gruppe stammen alle aus Frankreich, *Explosive* und *Woman III* aus Deutschland, und erst mit *Knowing* griff der Trend auch auf ein amerikanisches Haus über.
Die herrschenden Dufttrends lösen sich in einem Rhythmus von etwa sechs bis acht Jahren ab. In den späten siebziger und frühen achtziger Jahren bestimmten die »Weißen Blüten«*-Düfte, die mit *Chloé* und *Jontue* von den USA ausgegangen waren, den Ton. Davor, Ende der sechziger und Anfang der siebziger Jahre, waren es blumige Noten mit einer ausgeprägten »grünen« blatt- oder grasartigen Note gewesen.

DER TREND VON MORGEN

Wenn sich der Sechs- bis Acht-Jahre-Takt auch in Zukunft fortsetzt, müßte der Trend, der von *Poison* ausging, bald durch einen neuen abgelöst werden. Wohin geht die Reise? Dufttrends hängen, mehr noch als das Wetter, von der Wechselwirkung unterschiedlichster Faktoren ab und lassen sich schwer voraussagen. Sie entstehen aus dem Wechselspiel von Angebot und Nachfrage, aus dem Dialog zwischen Modeschöpfern, Parfümeuren und Marketing-Managern einerseits und dem Publikum andererseits, der sich in den Werbemedien und in den Parfümerien abspielt. Auch die mächtigsten Konzerne können einen Trend nicht bestimmen. Die aufwendigsten Werbekampagnen laufen ins Leere, wenn der Funke nicht überspringt und der Duft nicht das undefinierbare Etwas hat, das zum anhaltenden Erfolg führt.
Oft gibt es, wie beim Wetter, Strömungen von einem Land, von einem Kontinent in den anderen. Manche Dufttrends der letzten Jahrzehnte griffen von den USA aus auf Europa über, andere nahmen den entgegengesetzen Weg. Meistens bestimmt die Luxusparfümerie den Trend.

Neue Duftrichtungen werden dort zuerst eingeführt, und nur wenn sie sich im Exklusivsektor durchsetzen, greifen auch populäre Marken sie auf. Beim Moschustrend, der um 1970 einsetzte und bis heute die internationale Parfümerie, oft auf versteckte Weise, stark beeinflußt, war es umgekehrt. Er fing an mit Duftöl in kleinen braunen Fläschchen mit primitiven Etiketten, die in den Drugstores der amerikanischen Großstädte auftauchten. Die Werbekampagne lief nicht in exklusiven Modezeitschriften und auch nicht im Fernsehen. Sie bestand aus Packpapierstreifen, die an die Schaufenster der Drugstores geklebt wurden: »The Musk Oil is here!«

TRENDS ENTSTEHEN AUS DEM DIALOG ZWISCHEN MODESCHÖPFERN, PARFÜMEUREN, MANAGERN UND DEM PUBLIKUM

Allen Unwägbarkeiten zum Trotz will ich es wagen, auf drei Trends hinzuweisen, die möglicherweise in den kommenden Jahren in Europa eine bestimmende Rolle spielen werden.

Seit etwa fünf Jahren hat sich, vor allem von Kalifornien ausgehend, im amerikanischen Markt eine Duftrichtung durchgesetzt, die erst in jüngster Zeit auch von europäischen Häusern aufgegriffen wurde. Es handelt sich um blumig-fruchtige Parfums, die eine ausgeprägte Haftung und Ausstrahlung besitzen ohne schwer oder aufdringlich zu sein. Wieder hat das Haus Giorgio of Beverly Hills das Motto für den Stil gefunden, diesmal in der Werbung für *Red*: »Never was something so soft so exciting« (niemals war etwas so Weiches so aufregend). Jasmin und teeartige Nuancen sind erkennbar, oft auch melonen- oder gurkenartige Grünnoten, und fruchtige Nuancen, die krautig-herb sind wie schwarze Johannisbeeren, exotisch wie Mango, süß wie Himbeeren oder weich-frisch wie Mandarinen. Trotz all dieser natürlichen Anklänge haben die Parfums etwas Artifizielles, es sind Stadtparfums, sie duften nicht wie Schalmeien und Hirtenflöten sondern wie heisere Saxophone. Unter den amerikanischen Repräsentanten dieses Typs wären *Calyx, Red, Liz Claiborne* und *Eternity* zu nennen. In Europa haben in jüngster Zeit *V'E, Iceberg* und *Byblos* diese Duftrichtung aufgegriffen. Es könnte ein Typ der Zukunft werden.

Von meinem zweiten Trendkandidaten ist das bisher markanteste Beispiel *Samsara*. Man kann dieses Parfum mit seiner sehr haftenden sinnlich-warmen Note als abgewandelte Fortsetzung des *Poison*-Trends sehen, doch ist hier die Dominanz der Moschus-Sandelnote so ausgeprägt, daß sie zum beherrschenden Stilelement wird. In Anbetracht der ungebrochenen Beliebtheit der Moschusnote könnte dies der Vorbote eines Trends der neunziger Jahre werden, zumal sich bei *Trésor* und bei den Herrendüften *Jazz* und *Photo* ähnliches abzeichnet.

Der dritte ist der Meeresduft-Trend. *New West Skinscent for Her* (Aramis/E. Lauder, 1990) brachte in einem lebhaften frischen Duft erstmalig eine Nuance, die an Algen und Seetang erinnert. Es ist an sich kein angenehmer Duft, aber durch die Erinnerung an eine Meeresbrise wirkt er frisch und belebend. Bald darauf brachten Calvin Klein in den USA mit *Escape* (1991) und Dior in Europa mit *Dune* (1991) weitere neue Damendüfte heraus, die ebenfalls diese Nuance enthielten. Mit *Kenzo for men* machte diese ihren Einzug auch in den Herrenduftmarkt. Neben Trends, die auf allgemeinen Duftmerkmalen beruhen wie die Intensität und Haftung der achtziger Jahre und solchen, die auf Dufttypen basieren, wie der neue fruchtige Jasmintrend, wird dieser durch eine bestimmte Duftnuance geprägt. Ob er sich durchsetzen wird...?

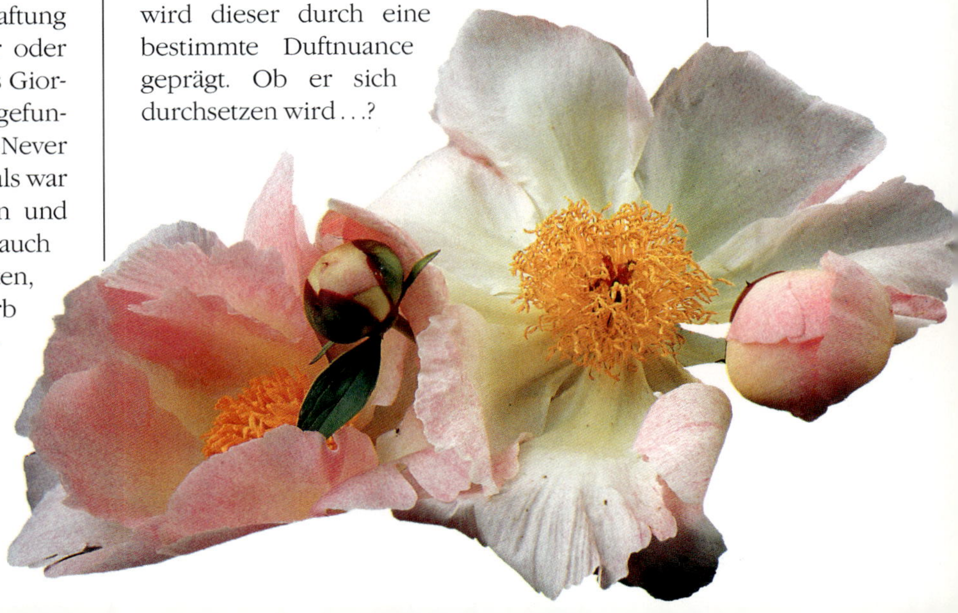

DER FRANZÖSISCHE UND DER AMERIKANISCHE STIL

Unter der Oberfläche der Duftmoden der vergangenen zwanzig Jahre hat sich ein längerfristiger Trend abgezeichnet, dem sich nur wenige Parfums entzogen haben. Fast alle Parfums, die seit etwa 1970 eingeführt wurden, sind sehr haftend, und die meisten sind intensiver und konzentrierter als die Mehrzahl der Parfums früherer Perioden. Sie haben auch eine gemeinsame Eigenschaft, für die es noch keine treffende Bezeichnung gibt: Ihr Duftcharakter ändert sich zwischem dem Augenblick des Auftragens und dem allmählichen Abklingen nur sehr wenig. Manche Parfümeure bezeichnen solche Parfums als »monolithisch«, wegen ihrer festen,

DAS FRANZÖSISCHE PARFUM ENTFALTET SICH ALLMÄHLICH, DAS AMERIKANISCHE UNMITTELBAR

blockartigen Struktur; vielleicht spiegelt der Begriff der »Stromlinie« auch etwas von dieser Wesensart.

Dies war immer schon eine Eigenschaft, in welcher sich die amerikanischen von den klassischen französischen Parfums unterschieden haben. In der französischen Tradition soll ein Parfum auf der Haut »leben« und seinen Charakter allmählich entfalten. In dieser Ästhetik liegt auch der Wunsch nach dem Geheimnisvollen, der im Werbespruch für das *Cathérine Deneuve* Parfum so schön zum Ausdruck kommt: »Peut-être ne pas tout dire, peut-être, pas à tout le monde« (vielleicht nicht alles sagen, vielleicht nicht jedem). Die Ausdrücke »Kopfnote«, »Herznote« und »Basisnote« wurden für diese Parfums geprägt; sie bezeichnen Phasen in der Entfaltung des Duftes, die sich in ihrem Duftcharakter deutlich voneinander abheben.

Im idealen amerikanischen Parfum gibt es keinen Unterschied zwischen diesen drei Phasen; das Parfum bleibt seinem Charakter vom Moment des Aufsprühens bis zum Augenblick des Abklingens treu. Ich habe das Wort »Aufsprühen« bewußt verwendet; denn man erreicht den Effekt einer unmittelbaren Entfaltung des ganzen Duftcharakters besser mit Sprays als mit flüssigen Parfums. Das ist wahrscheinlich der Hauptgrund dafür, daß in Amerika die Spray-Parfums seit jeher beliebter sind, in Europa dagegen die flüssigen.

Wollen Sie den Unterschied zwischen der französischen »allmählichen« und der amerikanischen »monolithischen« Tradition einmal an einem Beispiel ganz konkret beobachten? Vergleichen Sie *Fidji* mit *Charlie*, oder *Madame Rochas* mit *Halston*. In jedem dieser Paare gibt es Gemeinsamkeiten in der Duftnote und zugleich deutliche Unterschiede im Stil. *Fidji* ist im Angeruch recht leicht und frisch; die wärmeren, blumigen Noten kommen erst nach und nach zur Geltung; ein animalischer Duftkomplex ist zwar vorhanden, aber er bleibt immer ganz diskret im Hintergrund. In *Charlie* liegen alle Nuancen sofort frei, und sie formen einen Akkord, der lange haftet, vibrierend aber fast ohne sich zu ändern. Ähnlich ist es bei *Madame Rochas* und *Halston*.

Vergleichen Sie die Formen eines französischen und eines amerikanischen Parfums miteinander, zum Beispiel das *Eau de Parfum* oder das *Eau de Toilette* von beiden,
dann fällt ihnen

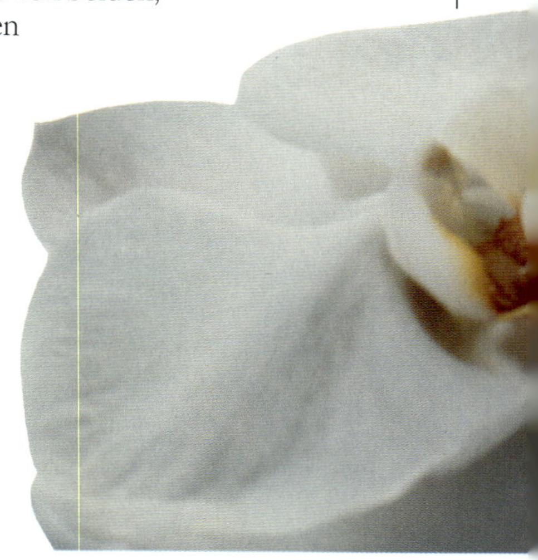

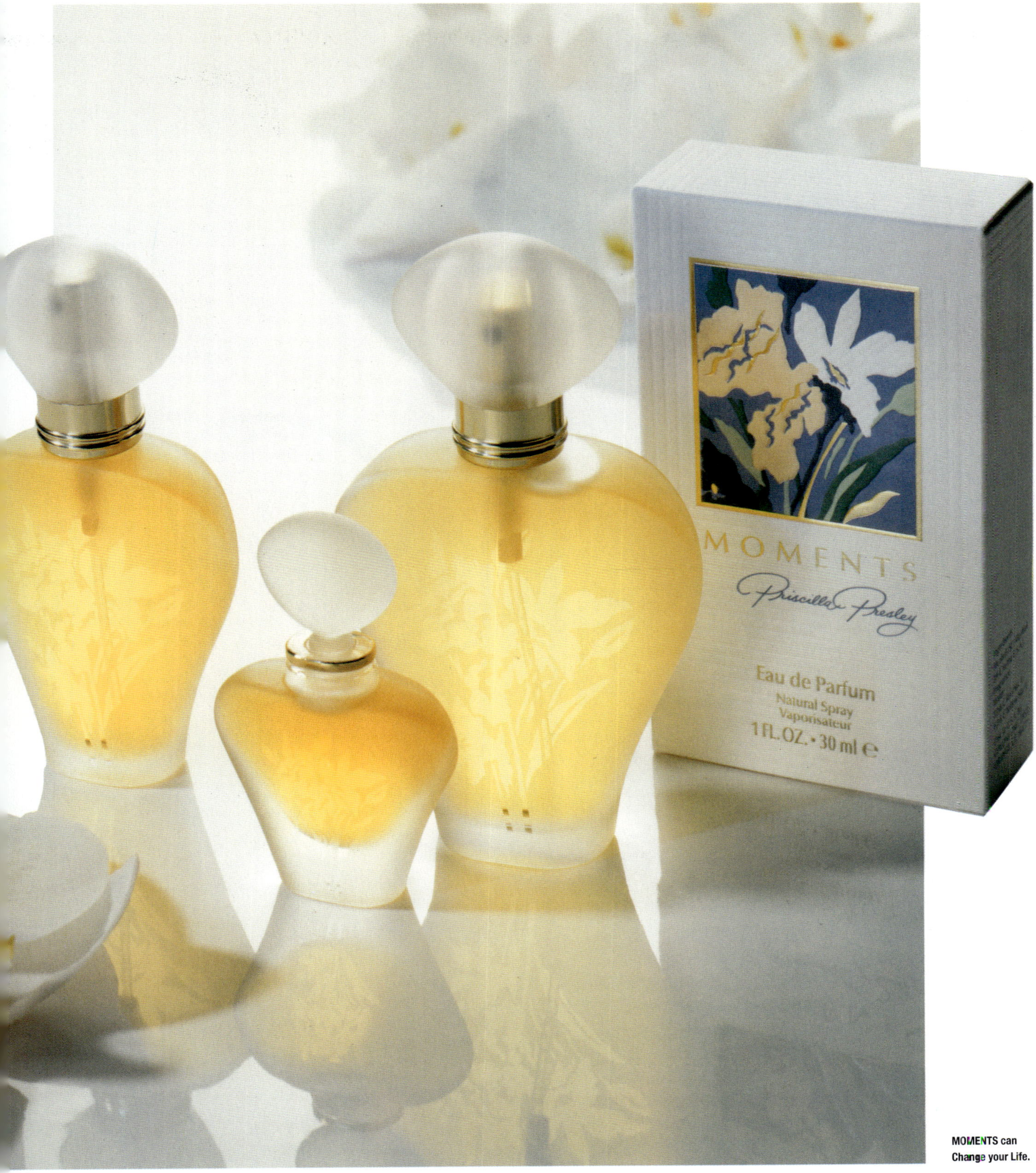

MOMENTS can Change your Life.

außerdem auf, daß das amerikanische Parfum intensiver ist und länger auf der Haut haftet. Die Amerikanerin hat immer schon größeren Wert auf Intensität und Haftung gelegt als ihre europäische Schwester.

Ein gutes französisches Parfum ist wie ein Gemälde, das mit einem feinen Pinsel gemalt wurde: Voller subtiler Übergänge, Nuancen und Schattierungen. Man muß es von nahe betrachten und sich länger damit befassen, um seine Feinheiten zu schätzen. Ein gutes amerikanisches Parfüm ist wie ein Bild des abstrakten Expressionismus, mit kräftigen, massiven Pinselstrichen, stark und unmittelbar in seiner Wirkung, und am besten aus einiger Distanz zu bewundern.

Es gibt für diesen Unterschied gute Erklärungen. In Amerika waren die ersten Frauen, die Parfum regelmäßig verwendeten, die berufstätigen Frauen, deren Zahl in den Jahren des Zweiten Weltkrieges und danach stark zunahm – eine damals fast neue Bevölkerungsgruppe, die sich ihren eigenen Stil und ihr eigenes Selbstverständnis erst schaffen mußte. Am Arbeitsplatz wahren die Menschen untereinander ganz selbstverständlich was der amerikanische Anthropologe Edward T. Hall als die »gesellschaftliche Distanz« bezeichnet hat, eine Distanz von eineinhalb bis vier Meter.[2] Deshalb suchte die amerikanische Frau ein Parfum, das man über solche Distanzen wahrnehmen kann. Um es nicht alle paar Stunden neu auftragen zu müssen, erwartete sie darüber hinaus, daß das Parfum mindestens den ganzen Vormittag oder Nachmittag anhielt, am liebsten den ganzen Tag. Außerdem mußte sie sich das Parfum leisten können, deshalb wünschte sie sich diese Eigenschaften nicht nur im kostbaren *Extrait*, sondern auch im *Cologne*, einer Form, die in Preis und Aufmachung in etwa dem französischen *Eau de Toilette* entspricht.

In Europa waren die Stätten, die den Stil des Parfumtragens geprägt haben, das Theater, der Ballsaal und vor allem der Salon – Orte, an denen man den Menschen, um die es geht, auch körperlich sehr nahe ist. Deshalb stellte man die Intensität der Parfums so ein, daß sie optimal war, wenn man sie aus der »persönlichen« Distanz von etwa einem halben bis eineinhalb Meter wahrnahm. Die Form, die man bei wichtigen gesellschaftlichen Anlässen trug, war das *Extrait*; das *Eau de Toilette*, das man am Tage zuhause verwendete, sollte nur ein leichter Hauch, eine diskrete Erinnerung an den Abendduft sein.

So kommt es, daß das ursprüngliche *Extrait* von *Shalimar* (Paris, 1925) weniger als zehn Prozent Duftkonzentrat enthielt, während das *Cologne* von *Giorgio* (Los Angeles, 1981) über dreißig Prozent Konzentrat enthält.

Zusätzlich zum Unterschied in den gesellschaftlichen Rahmenbedingungen, die die Tradition der Parfums prägten, spielt wahrscheinlich auch ein psychologischer Faktor eine maßgebliche Rolle. In der berühmten und immer noch aktuellen Studie des amerikanischen Volkscharakters »The lonely crowd«, die kurz nach dem Zweiten Weltkrieg veröffentlicht wurde[3], ist die Grundeinstellung des Amerikaners als »other-directed«, dem Mitmenschen zugewandt, beschrieben, im Gegensatz zur europäischen »inner-directed«, verinnerlichten Einstellung. Ich meine, daß sich dieser Unterschied auch in der Verwendung von Parfums spiegelt: die amerikanische Frau denkt hauptsächlich daran, wie ihr Parfum auf ihre Umgebung wirkt, die Europäerin trägt es mehr für sich selbst.

Beim Vergleich der europäischen und der amerikanischen Tradition fällt mir noch ein weiterer Unterschied auf: Die amerikanischen Parfums sind süßer. Der »blumig-orientalische« Kom-

DAS AMERIKANISCHE PARFUM WURDE VOM BERUFSLEBEN, DAS FRANZÖSISCHE VOM SALON GEPRÄGT

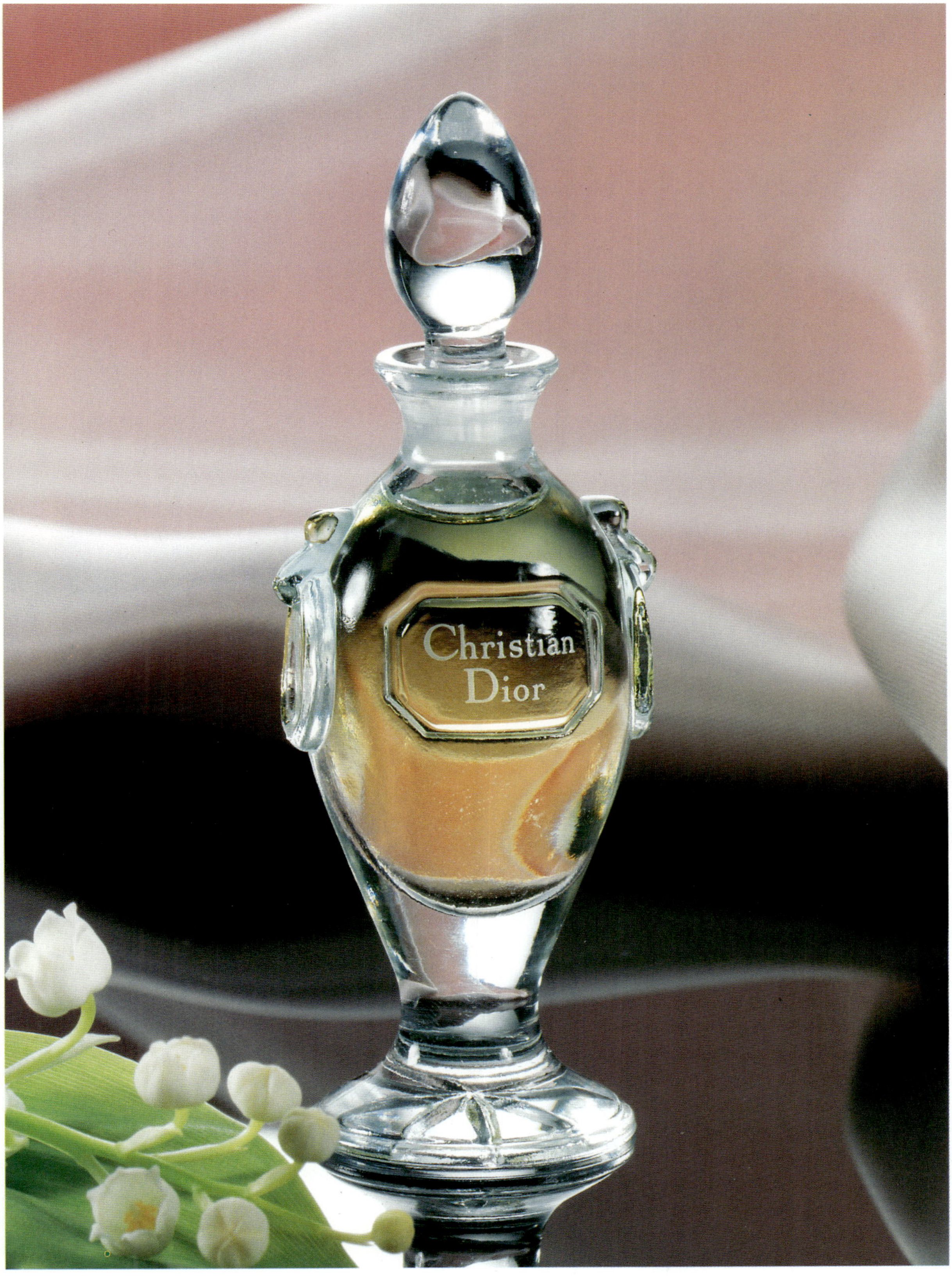

DIORISSIMO-Amphore von Christian Dior. Florale Fröhlichkeit, romantisch und heiter. Ein intensives Blumenbouquet mit zarter Maiglöckchennote.

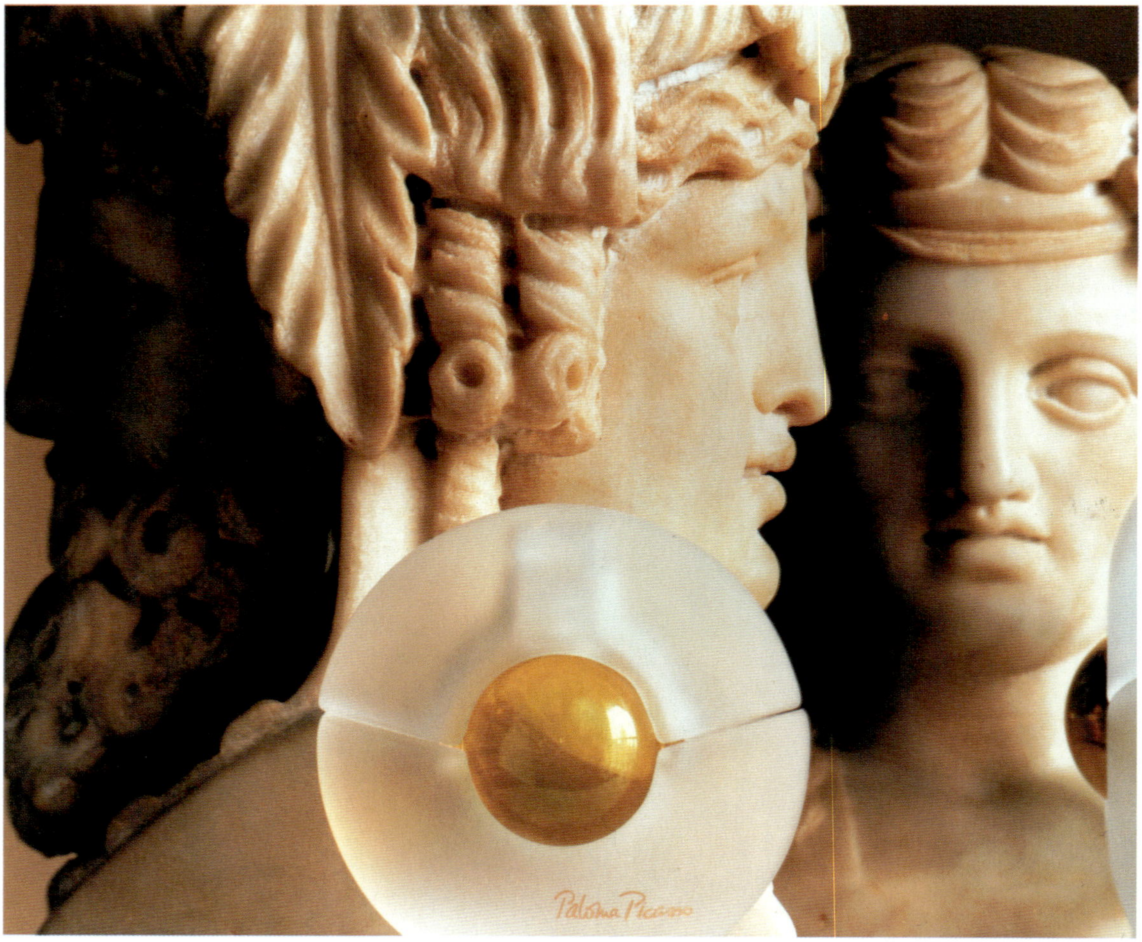

Parfum PALOMA PICASSO. Auszeichnung ihres Flakons in der Ausstellung des Museums für dekorative Künste, Paris.

plex, die Verbindung von blumigen Noten mit Vanille und Balsamen, tritt häufiger auf; und die Blumennoten selbst sind wärmer, narkotischer, die »Weißen Blüten« sind in Amerika viel beliebter als in Europa. Ich glaube, daß diese Unterschiede sowohl in der amerikanischen Kultur wie in der Natur begründet sind.
Geißblatt, Gardenie und Magnolie, mit ihrem warmen, betörenden Duft wachsen in den Südstaaten Amerikas, der Geburtsstätte des gepflegten Lebensstils des Landes, wild und haben dort die Vorstellung eines Gartenduftes und eines Naturduftes geprägt. Das historische Zentrum des europäischen Geschmacks liegt in der Region von Paris; dort wurde das Ideal eines natürlichen Blumenduftes von der Kühle der Rose, der klaren Süße des Maiglöckchens und der Würze der Narzisse und Nelke geformt.
Zur Beliebtheit des süß-blumigen Typs in Amerika trägt vielleicht auch die Tatsache bei, daß fast alle Babyprodukte in den USA, angefangen mit der Babyserie von Johnson & Johnson, Marktführer seit Generationen, eine solche Duftnote haben. Dieser Duft bedeutet in Amerika menschliche Wärme und Beschütztheit, er bedeutet Sauberkeit und sich Wohlfühlen. In Europa haben die Babyprodukte andere Duftnoten, und hier empfindet man die süß-blumigen Nuancen eher als schwül, sinnlich und mehr oder weniger exotisch.
Seit etwa 1970 hat der amerikanische Stil den internationalen Duftmarkt

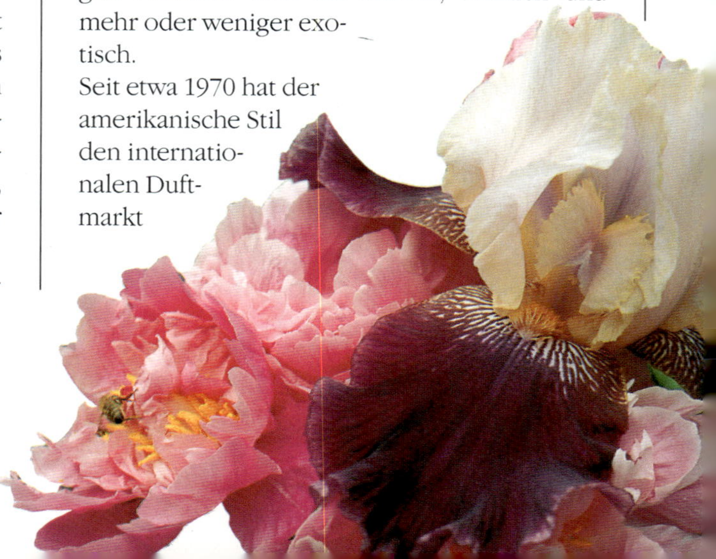

einschließlich des französischen stark beeinflußt. Das hat beachtliche, fast revolutionäre Folgen gehabt. Nicht nur stehen die neueren Parfums aus Frankreich den amerikanischen im Stil oft nahe (markante Beispiele sind *Opium* und *Poison*), auch bei den älteren hat es in einer Reihe von Fällen Neuauflagen gegeben (zum Beispiel bei *Femme, Arpège, Madame Rochas, Quelques Fleurs*) beziehungsweise Serienerweiterungen (zum Beispiel das *Eau de Parfum* des *No 5* von Chanel), die sich dem amerikanischen Stil annähern.

Vielleicht ist dieser Einfluß die Folge einer generellen Amerikanisierung des Geschmacks (Blue Jeans und Elvis Presley, Coca Cola und MacDonald's erobern die Welt). Vielleicht entstammt er der Tatsache, daß gesellschaftliche Bedingungen, die den amerikanischen Stil geprägt haben (die berufstätige Frau, die Emanzipation der Frau, die Demokratisierung der Kultur), heute auf die übrigen Industrieländer übergegriffen haben. Vielleicht liegt es auch an der Internationalisierung der meisten großen Parfumhäuser und der Tatsache, daß der amerikanische Parfummarkt so bedeutend ist, daß auch die führenden europäischen Parfumhersteller ihre neuen Parfums dort testen, bevor sie sie in den Handel bringen. Jedenfalls läßt sich der wachsende amerikanische Einfluß auf die internationale Parfümerie nicht leugnen, auch wenn bisher kein europäischer Hersteller Kreationen herausgebracht hat, die ganz so amerikanisch sind wie *Giorgio, Obsession, Calyx* oder *Red*.

In jüngster Zeit haben neben Frankreich und den USA auch andere Länder, vor allem Italien und Spanien, wachsende Bedeutung in der internationalen Parfümerie erlangt, und Japan und Deutschland warten schon in den Kulissen. Obwohl diese Länder einige sehr schöne Parfums eingebracht haben, ist ihr Einfluß nicht so revolutionär wie der amerikanische, weil ihr Geschmack in Parfums durch die französische Tradition geprägt ist.

MODISCHE UND KLASSISCHE PARFUMS

Manche Parfums überdauern den Modezyklus und bleiben, auch nachdem sich neue Trends durchgesetzt haben, weiterhin beliebt. Das sind die Klassiker. Im Laufe

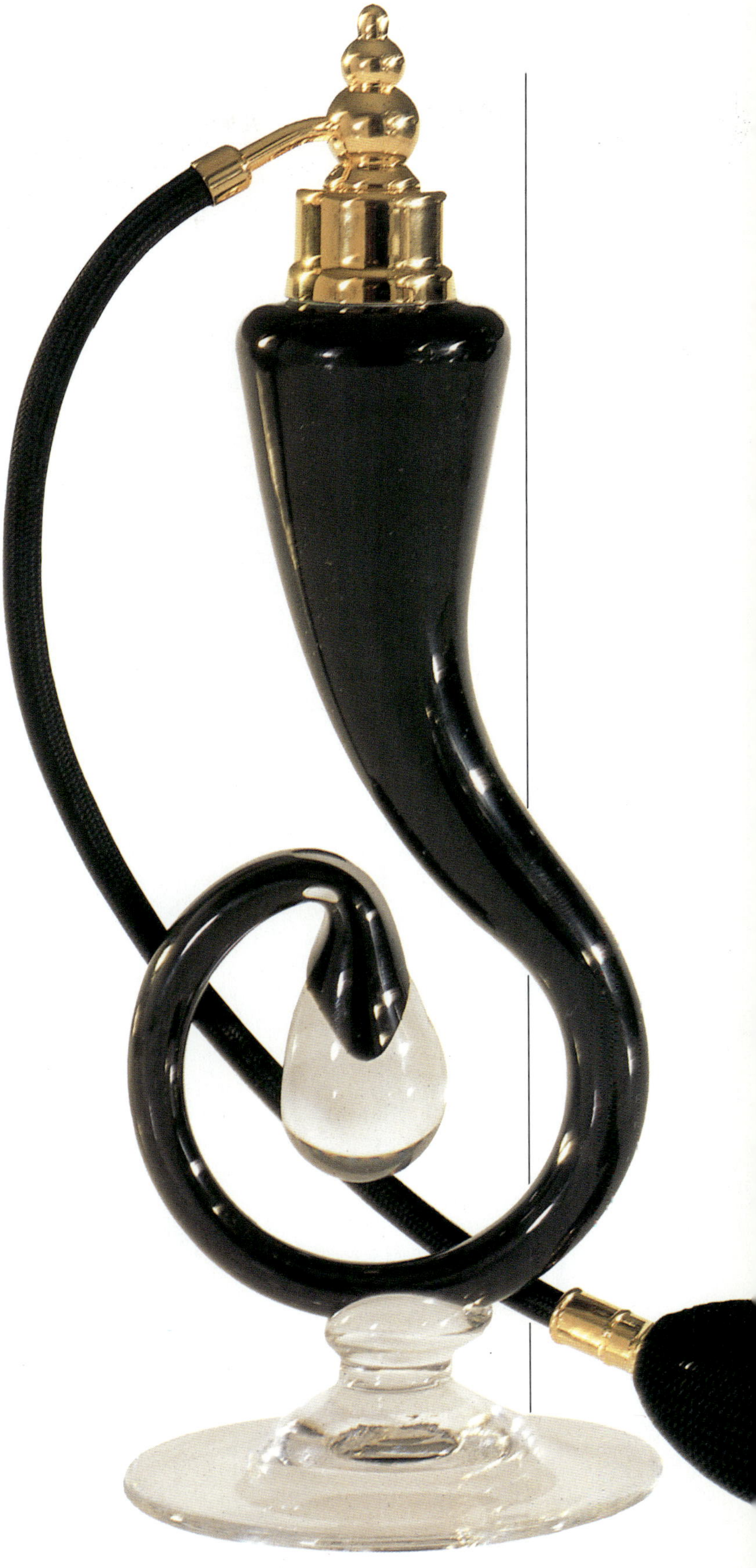

der Zeit werden solche Parfums oft das Modell für die allgemeine Vorstellung eines femininen, eleganten Duftes schlechthin, und Variationen auf ihr Thema finden Eingang in populäre Seifen, Badeserien, Shampoos und Deos. Die Duftnoten solcher Parfums werden so Teil der Duftkultur einer ganzen Epoche.

So können Parfums, die zur Zeit ihrer Einführung als Avantgarde gelten, die Klassiker einer späteren Periode werden. Das Musterbeispiel einer solchen Entwicklung ist Chanels *No 5*. Als es im Jahre 1921 eingeführt wurde, war seine ausgesprochene und »synthetisch« anmutende Aldehydnote etwas Unerhörtes, und die ersten Frauen, die es verwendeten, müssen tapfer gewesen sein. *No 5* war das duftende Gegenstück zum neuen Kunststil von Picasso, Braques und Fernand Leger – und die Ergänzung der schwarz-weißen, geradlinigen Mode von Coco Chanel, die ja ebenfalls einen revolutionären Bruch verkörperte mit der vorangegangenen fließenden, üppigen und spätromantischen Modetradition. Der Geist, dessen frühe Verkörperung das *No 5* war, gilt als der Geist der fabelhaften zwanziger Jahre, des Jazz-Zeitalters.

In den Folgejahren kamen viele Parfums auf den Markt, die sich das *No 5* zum Vorbild genommen hatten , und der Stil dieses Parfums wurde der Trend des Jahrzehnts. Das bedeutendste Parfum im Stil des *No 5* war *Arpège*, eine wunderschöne, harmonische Kreation, die selbst zum Klassiker wurde.

Allmählich wurde der Trend immer populärer. Parfums der mittleren Preisklasse griffen die Duftnoten von *No 5* und *Arpège* auf, und ab Mitte der fünfziger Jahre konnte man den Duft von *Arpège* sogar in einer der führenden amerikanischen Toiletteseifen, »Camay«, finden. Der Duft, der eine Generation früher avantgarde gewesen war, war nun der Standard für alles, was kostbar und feminin duften sollte. Es ist ein Zeichen der hohen künstlerischen Qualität des Parfums und ein Triumph der weitblickenden Politik des Hauses Chanel, daß das *No 5* selbst trotzdem niemals »gewöhnlich« geworden ist.

Wenn auch *No 5* das Musterbeispiel eines Parfums ist, das die Evolution vom Avantgarde-Parfum zum Modeparfum zum Klassiker durchwandert hat, so ist es doch nicht das einzige. *Shalimar, Miss Dior* und *Youth Dew, L'Air du Temps, Fidji* und *Chloé* haben alle, jedes auf seine Weise, ebenfalls Geschichte gemacht.

Nicht jedes Parfum, das Jahrzehnte überlebt, wird ein Klassiker. Manche bleiben immer »speziell«. Sie sprechen die relativ kleine Gruppe von Frauen an, die diesen Duft in einem Frühstadium als »ihr« Parfum adoptiert haben und ihm treu geblieben sind, und individualistische jüngere Frauen, die ihn im Laufe ihrer Entdekkungsreisen in der Welt der Düfte gefunden haben. Viele der Parfums, die heute von gut sortierten Parfümerien geführt werden, gehören dieser »speziellen« Kategorie an. Indem sie auch solchen, selten gefragten Parfums einen Platz auf den Regalen bewahren, leisten die Parfümerien der Welt der Düfte einen unschätzbaren Dienst.

DAS AVANTGARDE-PARFUM VON HEUTE IST DER KLASSIKER VON MORGEN

Hin und wieder entdeckt eine junge Generation ein Parfum, das jahrzehntelang in der »speziellen« Ecke ein ruhiges Dasein geführt hat, ganz neu für sich. Bald erscheinen dann neue Parfums, welche die alte Duftnote in neuem Ge-

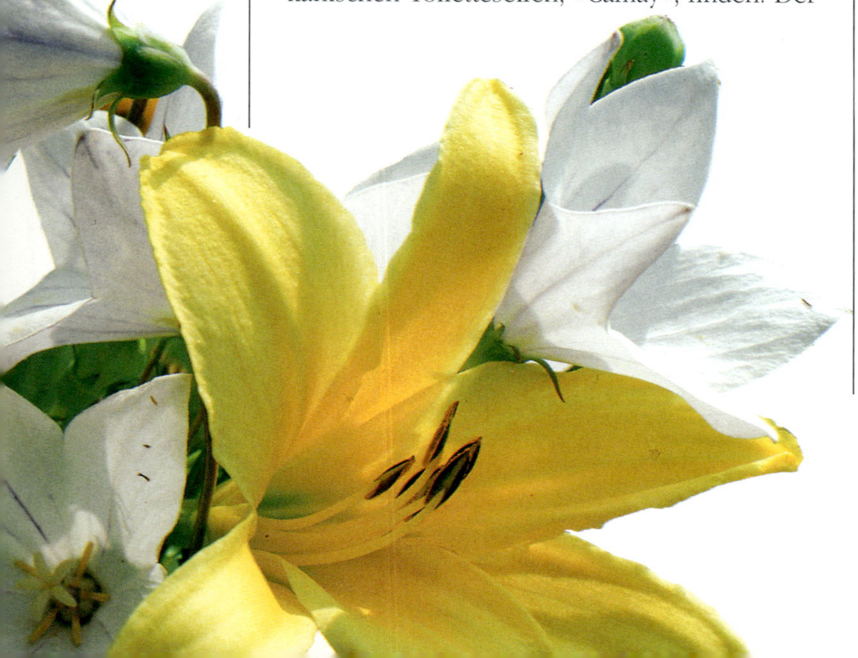

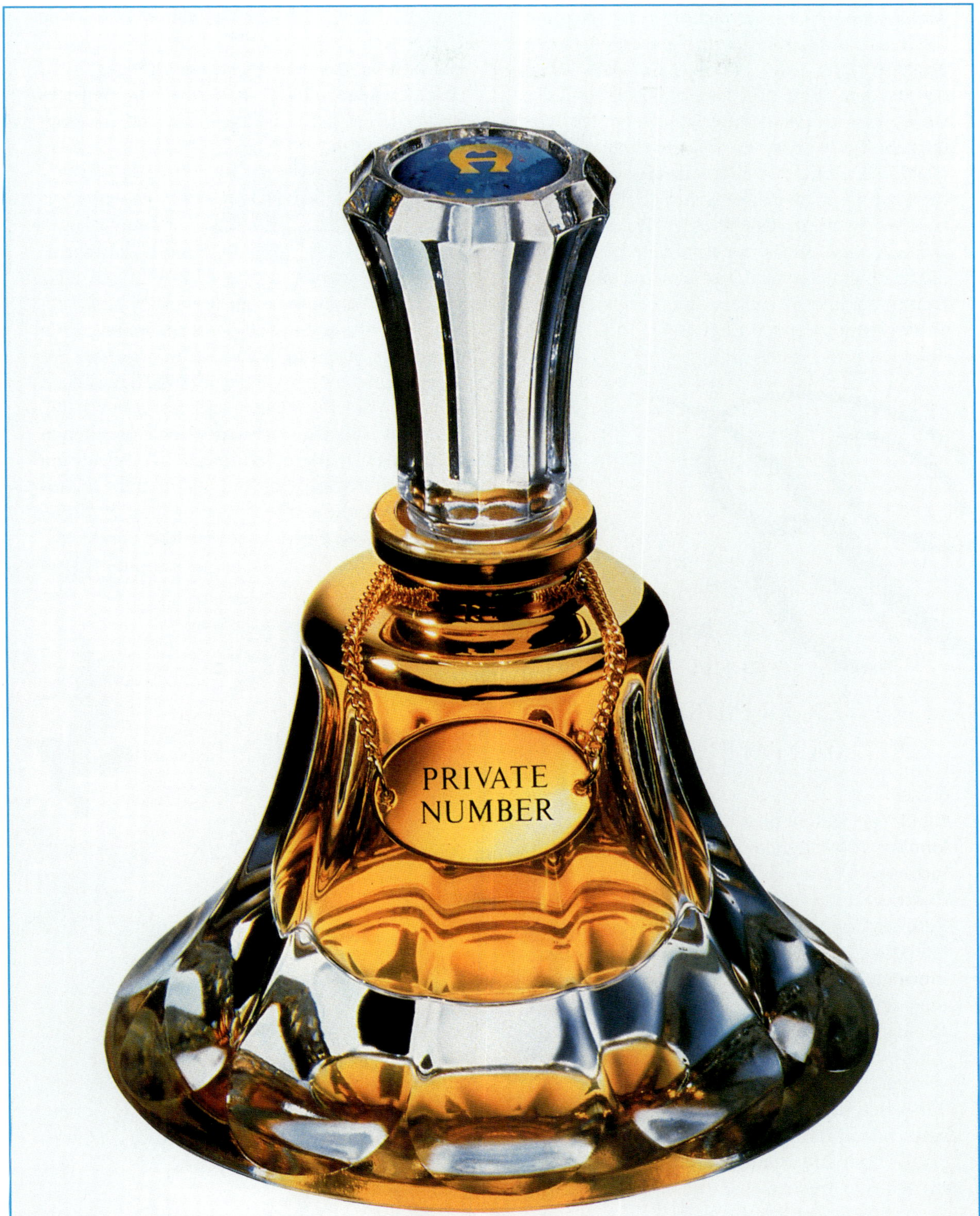

Foto: Etienne Aigner Cosmetics

Private Number – Kostbare Essenzen fügen sich zu einem Duft, der sich an Ihnen einzigartig entfaltet. Ihre Haut, Ihre Persönlichkeit, Ihre Ausstrahlung.

wand aufgreifen, und manchmal setzt sogar ein solcherart reinkarniertes Parfum einen neuen Trend in Gang. Das geschah mit *L'Heure bleue*, das aus dem Jahre 1912 stammt und 1976 in der Gestalt von *Oscar* in Amerika erfolgreich wiedergeboren wurde. Es folgten einige anverwandte Parfums, vor allem *Vanderbilt*, welche die Note populär machten. Auf ähnliche Weise kam *Shalimar* aus dem Jahre 1925 sechzig Jahre später in *Must de Cartier* zu neuem Leben; ihm folgte eine Reihe von Parfums mit ähnlichen Duftnoten, und so entstand die »orientalische« Moderichtung der achtziger Jahre.

BEIM ORIENTALISCHEN TREND DER ACHTZIGER JAHRE STAND SHALIMAR PATE

In diesen Fällen fand die Wiedergeburt der Parfums unter neuen Namen statt. Einige Parfums sind aber unter ihrem ursprünglichen Namen zu neuem Leben erweckt worden, so zum Beispiel Houbigants *Quelques Fleurs* von 1912, ein Bestseller der zwanziger Jahre, Worths *Dans la Nuit* aus den zwanziger Jahren, und, im Rahmen des Revivals der orientalischen Parfums, Molinards *Habanita* von 1934. Es wird interessant sein, den Erfolg dieser Reinkarnationen zu verfolgen!

Wir haben die klassischen Parfums als Parfums beschrieben, die die Zeit ihres ersten großen Erfolgs überdauert haben und weiterhin in breiten Kreisen beliebt sind. Manchmal wird die Bezeichnung »klassisch« auch in einem anderen Sinn verwendet, zum Beispiel wenn wir von einem »modernen Klassiker« sprechen. Dann meinen wir einen harmonisch ausgewogenen Duft, der außerhalb der Welt der wechselnden Moden steht, weil er sich an einem unvergänglichen Kodex der Schönheit orientiert und nicht an den Tagestrends. So haben wir die Bezeichnung auch in der »Landkarte der Parfums« verwendet.

DIE PARFÜMERIE ALS DUFTMUSEUM

So interessant es ist, über Dufttrends zu lesen, es wäre noch spannender, könnte man das alles durch das Schnuppern an den erwähnten Düften nachvollziehen. Wäre es nicht schön, wenn es in Ihrer Stadt ein Duftmuseum gäbe, daß Sie an verregneten Sonntagnachmittagen besuchen könnten? Solche Museen gibt es leider nicht, doch mit Hilfe der nachfolgenden Liste können Sie jede gutsortierte Parfümerie in ein Duftmuseum umfunktionieren. Sie finden hier Parfums für Damen, die heute in den großen Parfümerien und Duty Free Shops erhältlich sind, nach

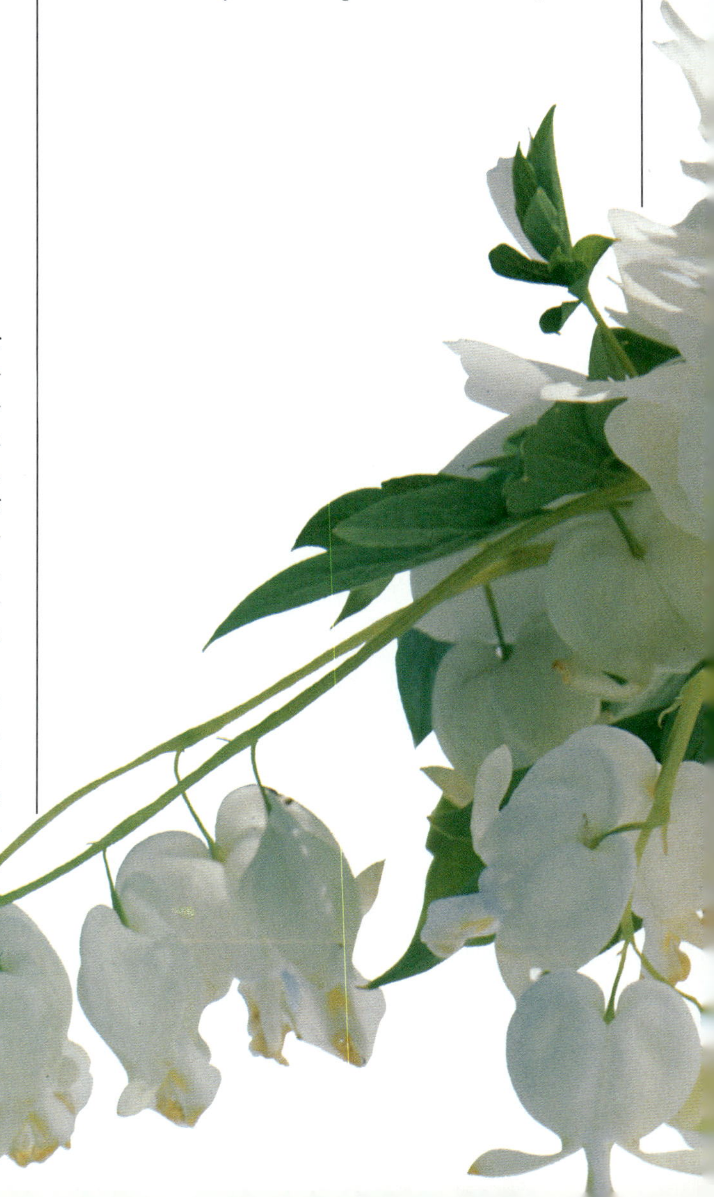

Epochen beziehungsweise Ländern geordnet. Bei den Designerparfums richtet sich die Ländereinteilung nicht nach dem Ursprungsland des Designers, sondern nach dem Land, in dem das Parfum zuerst in den Handel gekommen ist. Deshalb finden Sie Karl Lagerfeld in den USA, Kenzo und Paco Rabanne in Frankreich und Laura Biagiotti in Deutschland. Viel Spaß bei Ihrem nächsten Parfümerie-Museumsbesuch!

Ein Duft von Heu
an blauen Sommertagen,
Wie Tierfell warm
und prickelnd wie Muskat.
Feldblumenduft,
offen wie Kinderaugen.

Der feuchte Hauch von Erde
und von bittrem Gras.

Erde und Heu und Blumen,
Sonne,
Das ist der Duft des Glücks.

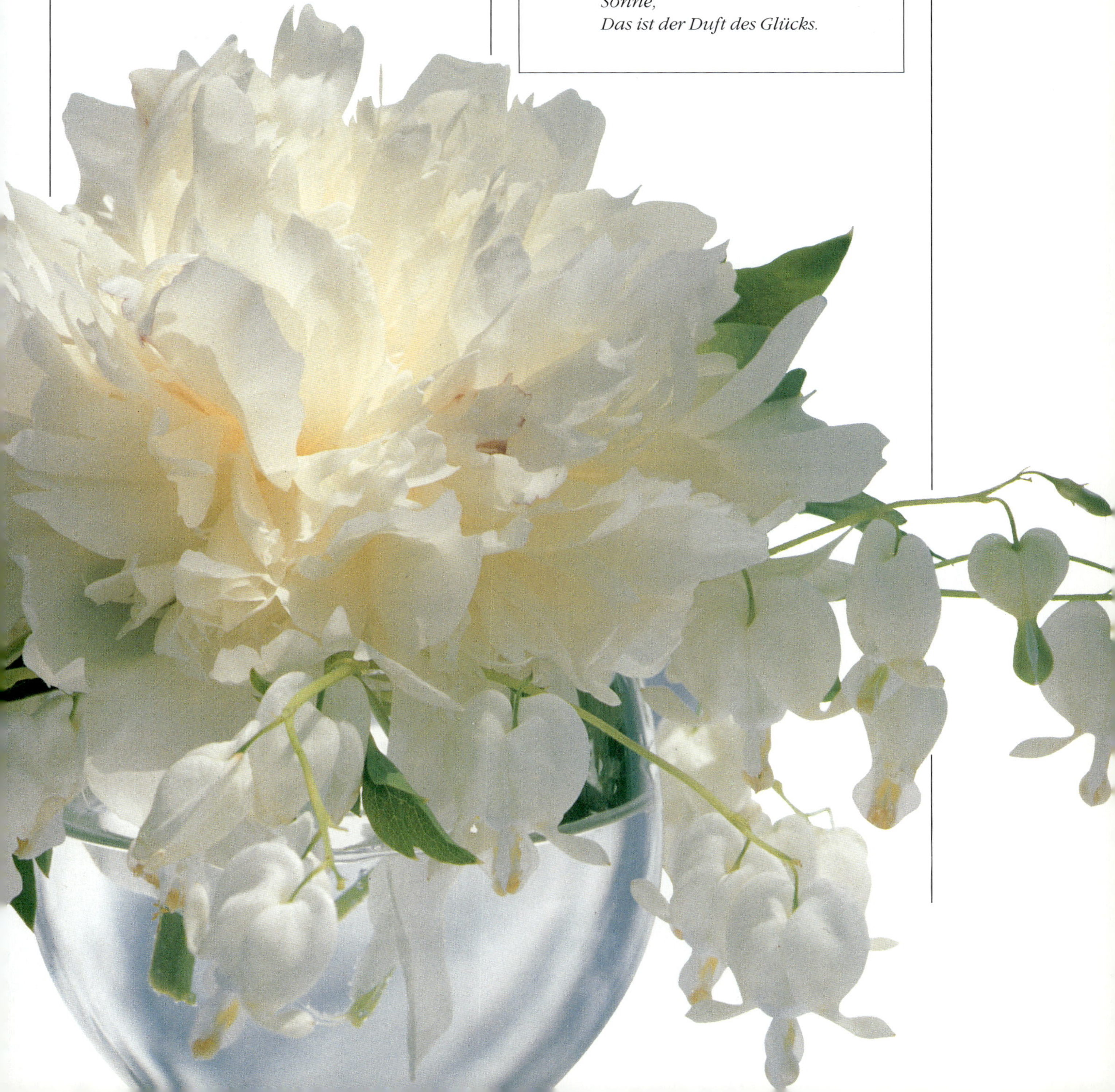

Klassiker aus den Jahren vor 1930

Mit Ausnahme von *Quelques Fleurs* waren all diese Parfums seit ihrer Einführung ohne Unterbrechung im Handel erhältlich. Die Parfums von heute sind den Urfassungen aus der alten Zeit sehr ähnlich. Bei *Chanel No 5* ist das *Eau de Parfum* allerdings eine moderne Überarbeitung des klassischen Themas.

Quelques Fleurs	Houbigant	1912	F
Mitsouko	Guerlain	1919	F
Chanel No 5	Chanel	1921	F
Shalimar	Guerlain	1925	F

Die französischen Parfums der vierziger und fünfziger Jahre

Diese Parfums zeichnen sich durch einen sehr markanten, eigenwilligen Charakter aus.

Femme	Rochas	1942	F
Vent Vert	Balmain	1945	F
L'Air du Temps	Nina Ricci	1947	F
Miss Dior	Dior	1947	F
Diorissimo	Dior	1956	F

Die französischen Parfums 1960 bis 1975

Das Ideal dieser Epoche war Leichtheit, Feinheit und klassische Ausgewogenheit. Das blumige Element herrscht vor.

Y	Yves St. Laurent	1964	F
Fidji	Guy Laroche	1966	F
Calandre	Paco Rabanne	1968	F
ô de Lancôme	Lancôme	1969	F
Chanel No 19	Chanel	1970	F
Rive Gauche	Yves St. Laurent	1970	F
Eau de Rochas	Rochas	1970	F
Givenchy III	Givenchy	1970	F
Cristalle	Chanel	1974	F

International bedeutende amerikanische Parfums bis 1975

Die amerikanischen Parfums waren bis in die sechziger Jahre von französischen Vorbildern geprägt. Bei der Entwicklung des eigenständigen amerikanischen Stils hat die Persönlichkeit von Estée Lauder eine bahnbrechende Rolle gespielt.

Youth Dew	Estée Lauder	1952	USA
Estée	Estée Lauder	1969	USA
Alliage	Estée Lauder	1972	USA
Aromatics Elixir	Estée Lauder	1972	USA
Chloé	Lagerfeld	1973	USA
Halston	Halston	1975	USA

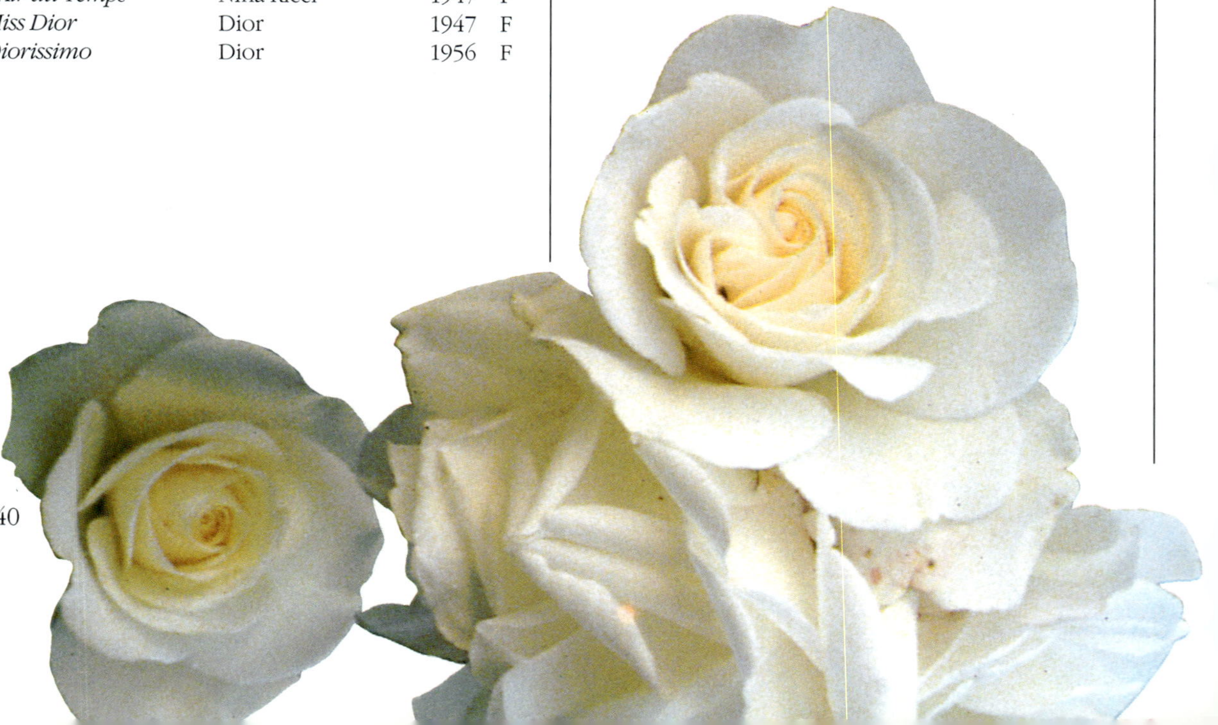

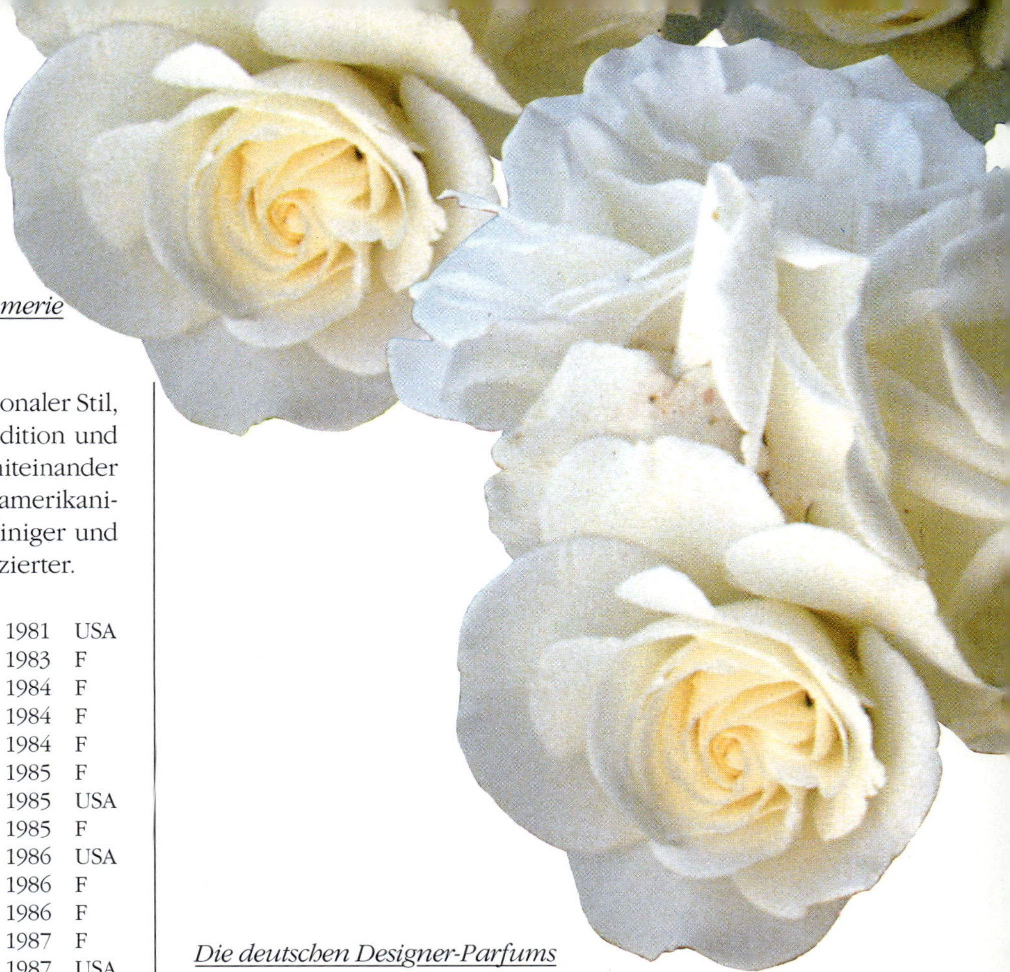

Die französisch-amerikanische Parfümerie seit 1975

Seit 1975 entwickelt sich ein internationaler Stil, der Merkmale der französischen Tradition und des neuen amerikanischen Stils miteinander vereint. Dabei bleiben allerdings die amerikanischen Parfums zumeist etwas geradliniger und plakativer, die französischen differenzierter.

Giorgio	Giorgio	1981	USA
Paris	Yves St. Laurent	1983	F
Coco	Chanel	1984	F
Paloma Picasso	Paloma Picasso	1984	F
Ysatis	Givenchy	1984	F
Gem	van Cleef & Arpels	1985	F
Obsession	Calvin Klein	1985	USA
Poison	Dior	1985	F
Beautiful	Estée Lauder	1986	USA
Montana	Claude Montana	1986	F
Panthère	Cartier	1986	F
Byzance	Rochas	1987	F
Passion	Elizabeth Taylor	1987	USA
Boucheron	Boucheron	1988	F
Kenzo	Kenzo	1988	F
Knowing	Estée Lauder	1988	USA
Ungaro	Ungaro	1990	F
C'est la Vie!	Christian Lacroix	1990	F
Society	Burberry	1991	USA

Die neuen kühlen Blumigen

Die Vorläufer dieses Stils kommen aus Frankreich. In den USA kam er Ende der achtziger Jahre zur Entfaltung mit einer Reihe von Parfums, die in Europa bisher nur vereinzelt erhältlich sind. Hier haben ihn vor allem italienische Häuser aufgegriffen.

Cristalle	Chanel	1974	F
Lauren	Ralph Lauren	1978	USA
Eau de Givenchy	Givenchy	1980	F
Red	Giorgio	1988	USA
Moods Donna	Krizia	1989	I
Iceberg	Eurocosmesi	1989	I
Action	Trussardi	1989	I
Parfum d'Elle	Claude Montana	1990	F
Wrappings	Clinique/E. Lauder	1990	USA
V'E	Gianni Versace	1990	I
Byblos	Hanorah	1990	I
Rose Cardin	Pierre Cardin	1990	F

Die deutschen Designer-Parfums

Die exklusive deutsche Designer-Parfümerie entfaltet sich erst Ende der siebziger Jahre. Sie vermeidet zumeist ein Vorherrschen blumiger Aspekte und nimmt zunehmend eigenständige Züge an.

Woman Pure	Jil Sander	1980	D
Bath and Beauty Pure	Jil Sander	1981	D
Fiori Bianchi	Laura Biagiotti	1982	D
Woman Two	Jil Sander	1983	D
Obelisk	MCM	1985	D
Explosive	Etienne Aigner	1986	D
Woman III	Jil Sander	1986	D
Joop!	Joop	1987	D
Adidas Woman	Adidas	1988	D
Le Bain	Joop	1988	D
Roma	Laura Biagiotti	1988	D
Blue Paradise	MCM	1989	D
Bogner Woman	Bogner	1990	D
Escada	Margareta Ley	1990	D
Noa Noa	Otto Kern	1990	D
Nuit d'Eté	Joop	1990	D
Woman No. 4	Jil Sander	1990	D

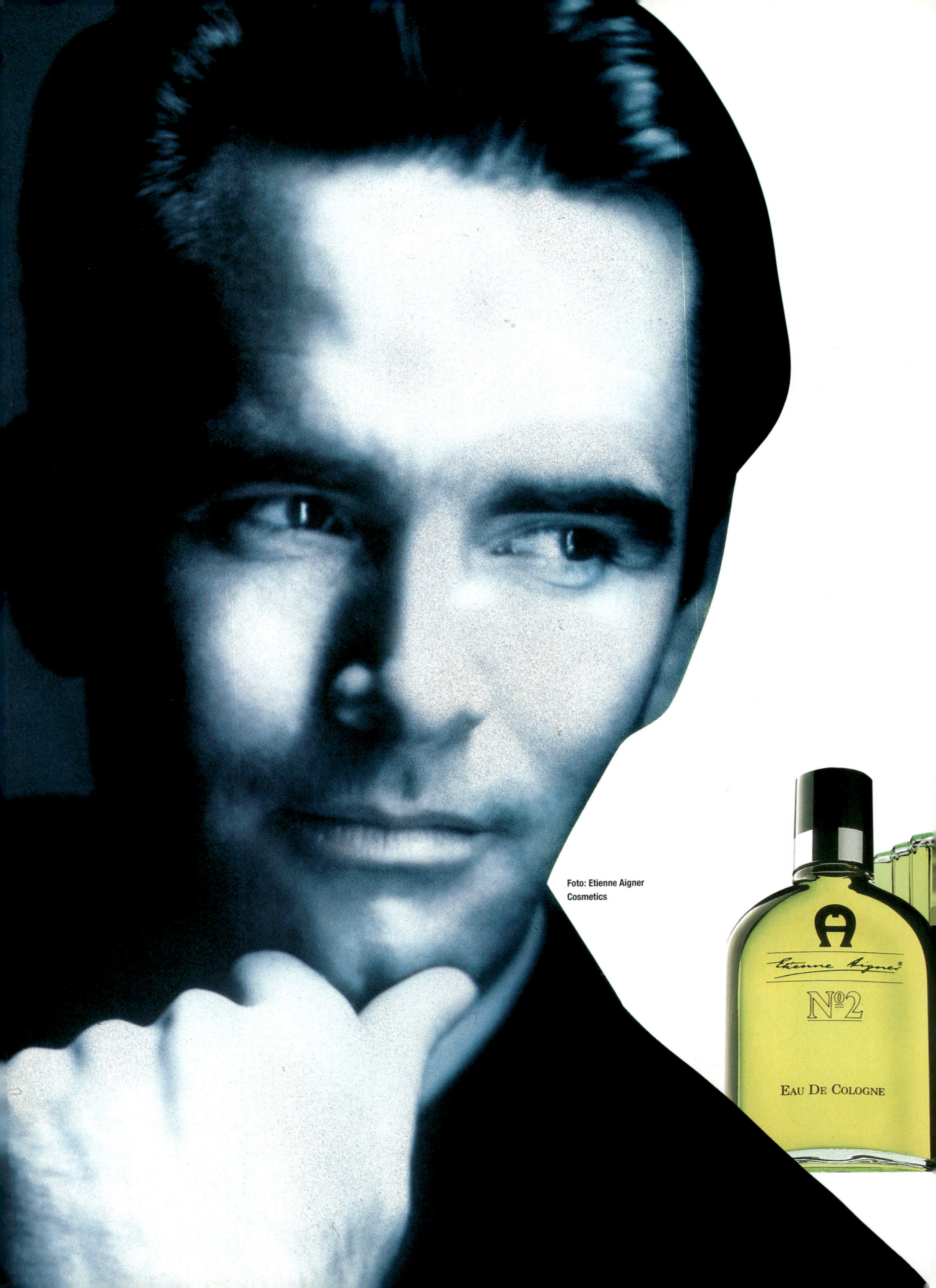

Foto: Etienne Aigner Cosmetics

DUFT FÜR DEN MANN

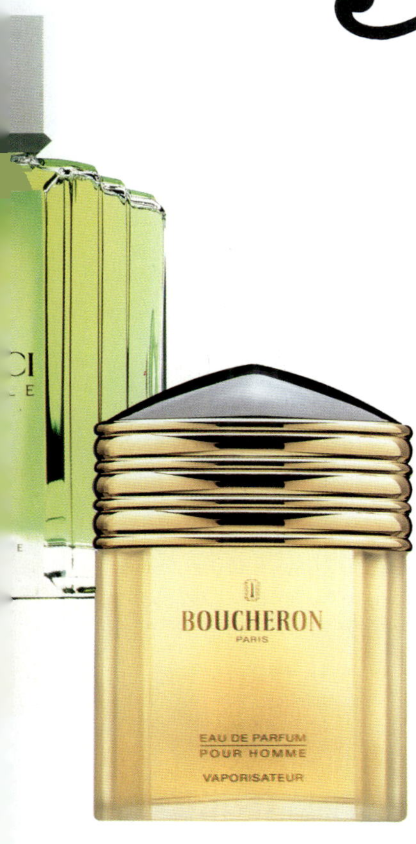

DIE EMANZIPATION DES MANNES

Der Geruchssinn spielt beim Mann wahrscheinlich eine weniger bedeutende Rolle im Erleben und Wahrnehmen als bei der Frau. Doch wenn manch ein Macho meint, Düfte seien Weibersache, so ist dies ein Urteil, das nur in bestimmten Zivilisationen zu bestimmten Zeiten gültig war und das in unserer Kultur seine Gültigkeit längst verloren hat.

In den Regalen der Parfümerien und Kaufhäuser sind heute die Männerdüfte fast so reich sortiert wie die Damenparfums; und der Anteil der Herren der Schöpfung, die regelmäßig einen Duft verwenden – nicht nur ein After Shave, sondern zunehmend auch Colognes und Eaux de Toilette – nähert sich von Jahr zu Jahr mehr dem entsprechenden Anteil der Damen an.

Das ist keine ganz neue Entwicklung. Unsere Urgroßväter in der zweiten Hälfte des vorigen Jahrhunderts und bis zur Kulturrevolution nach dem Ersten Weltkrieg bedufteten sich weit stärker als ihre Gemahlinnen. Sie verwendeten zwar keine Eaux de Toilette, aber dafür reichlich Haarwässer und Pomaden, Brillantinen und Bartwichsen, die alle kräftig beduftet waren: mit Portugal, Fougère, Bay Rum und anderen beliebten Citrus-, Lavendel- oder Gewürzbouquets, im Typ gar nicht so unterschiedlich von unseren modernen Männerdüften. Madame dagegen mußte bei der Verwendung ihrer Blütenbouquets große Zurückhaltung an den Tag legen. Eine Frau, die sich durch ihr Parfum bemerkbar machte, war keine Dame. Die besten Kundinnen der Pariser Parfümerien jener Zeit waren die reizenden doch zwielichtigen Geschöpfe der demi monde.

Generell ist zu beobachten, daß sich der Mann in den Kulturen, in denen er eine stark dominierende Rolle innehat, kräftiger parfümiert als die Frau. Ich will die Schlußfolgerung, was dies über unsere heutige Kultur aussagt, dem Leser überlassen. Jedenfalls ist der Mann, was den Duft anbelangt, deutlich im Begriff aufzuholen.

Pikanterweise spielt bei diesem Aufholen (fast hätte ich gesagt: bei dieser Emanzipation) des Mannes die Frau eine wesentliche Rolle. Die moderne, aufgeschlossene Frau hat immer wieder ihre Vorliebe für den angenehm duftenden Mann ganz offen bekundet und oft ist sie es, die ihrem Mann ein schönes Cologne schenkt und ihm hilft, seine Scheu vor dem Duft zu überwinden.

DAS DOMINIERENDE GESCHLECHT PARFÜMIERT SICH STÄRKER

Der junge Mann von heute hat diese Ermunterung durch die Frau nicht mehr nötig. Er greift von sich aus ohne Zurückhaltung zum Duft. Bei vielen Jugendlichen und jungen Männern beobachte ich ein fast noch stärkeres Interesse an Duft als bei den Mädchen und jungen Frauen der gleichen Altersgruppe.

MÄNNER- UND DAMENDÜFTE

Der traditionelle Unterschied läßt sich einfach beschreiben: Bei den Herrendüften spielen die blumigen Noten im Vergleich zu den Damenparfums eine weitaus untergeordnetere Rolle. Das trifft auch heute noch zu, obgleich man in den letzten zwanzig Jahren auch bei den Herrendüften blumige Komponenten nicht mehr so streng vermeidet wie ehemals. Im *Eau Sauvage*, in *Fahrenheit* und *Joop*! für Männer, um nur einige Beispiele zu nennen, sind blumige Aspekte durchaus zu erkennen.

Oft wird behauptet, die Herrendüfte seien frischer, leichter und weniger haftend als die Parfums für Damen. Dies ist ein Fehlurteil, das zumindest auf die Männerdüfte seit dem Zweiten Weltkrieg nicht zutrifft. Gerade die Herrendüfte, die in der breiten Bevölkerung seit den fünfziger und sechziger Jahren international größte Beliebtheit erlangt haben, *Old Spice, Brut* und *Tabac Original*, sind, wenn man sie

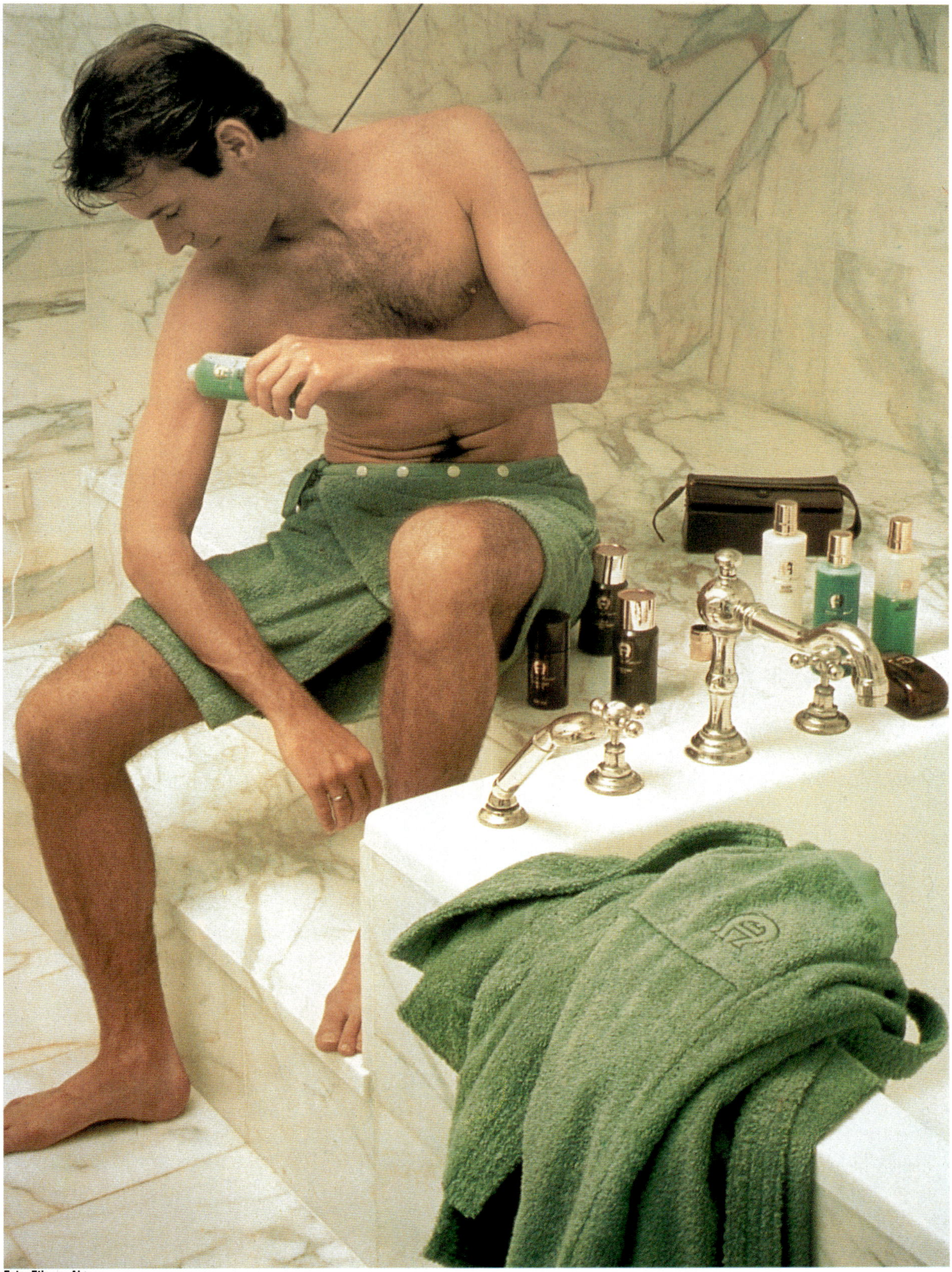

Foto: Etienne Aigner
Cosmetics

ETIENNE AIGNER
No 1 – Klassisch-würzig, männlich und selbstsicher.

unbefangen betrachtet, durchaus süß, intensiv und haftend; das gleiche gilt für den Renner der siebziger Jahre, *Musc for Men*. Was hier irreführt, ist (zumindest bei den drei erstgenannten) die Werbung, die immer konsequent die Frische betont hat, um den Männern die Scheu zu nehmen.

ZWISCHEN MÄNNER- UND FRAUENDÜFTEN GIBT ES VIELE VERWANDTSCHAFTEN

Überhaupt sind, abgesehen von der Zurückhaltung bei den blumigen Komponenten, die Unterschiede zwischen Damen- und Herrendüften weniger ausgeprägt, als uns die Werbung glauben macht. Viele erfolgreiche Herrrenduftwässer sind abgewandelte Damenparfums: *Habit Rouge* stammt von *Shalimar* ab, *Devin* von *Alliage*, *Aramis 900* von *Aromatics Elixir*. In diesen Fällen stammen beide Kreationen aus dem gleichen Haus, bei den Paaren *Aramis-Cabochard* und *Brut-Canoe*, die ebenfalls deutlich verwandt sind, ist dies nicht der Fall. Von dem umgekehrten Weg, der Ableitung eines Damenparfums von einem Herrenduft, ist mir nur ein Fall bekannt: *Ysatis-Kouros*.

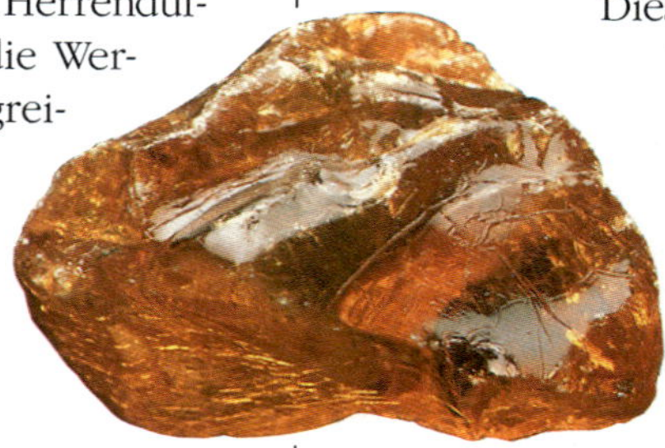

Seit etwa 1970 haben Parfumhäuser auch kurz nacheinander einen Damen- und einen Herrenduft in den Handel gebracht, die in Name, Konzept und Duft eng miteinander verwandt sind: *Musc* und *Musc for Men* (Jovan), *KL* und *KL Homme* (Lagerfeld), *Obsession* und *Obsession for Men* (Calvin Klein), *Joop!* und *Joop! Homme*. In einigen Fällen (*Old Spice* und *Eau Sauvage*) hat ein Parfum, das ursprünglich als Damenduft konzipiert war, schließlich als Herrenduft seinen Weg gemacht; bei *Jicky* war es gerade umgekehrt.

Aufgeschlossene Frauen haben den Unterschied zwischen den beiden Gattungen niemals allzu ernst genommen und ohne Bedenken auch Herrendüfte verwendet. Der umgekehrte Fall ist allerdings selten, so wie ja auch viele Frauen Hosen doch (außerhalb von Schottland) nur wenige Männer Röcke tragen.

Bei aller Verwandtschaft zwischen Damen- und Herrendüften gibt es jedoch noch einen wesentlichen Unterschied: Der typische Herrenduft ist einfacher. Zum Teil liegt dies an der Zurückhaltung bei den Blumennoten; denn die vielleicht stärksten Kontraste und Spannungen in einem Parfum spielen sich zwischen Blumennoten einerseits und trocken-holzigen, moosigen und herb-krautigen Noten andererseits ab. Zum Teil liegt es auch daran, daß das »künstliche« Element, das in der einen oder anderen Form Teil jedes modernen Damenparfums ist, bei den Herrendüften oft ganz fehlt. Die Herrennoten wirken, von einigen Beispielen aus jüngster Zeit (*Drakkar Noir, Cool Water, Joop! Homme* und andere) abgesehen, natürlicher.

Dies hat zur Folge, daß die Probleme der Harmonie zwischen Parfum und Hautchemie bei den Männerdüften weniger delikat sind als bei den femininen Parfums. Selten kippt ein Herrenparfum auf der Haut um, und es gehört eher zu den Ausnahmefällen, wenn es auf der Haut des einen Mannes ganz anders wirkt als bei einem anderen. Daraus sollte man nicht schließen, daß jeder Mann jeden Männerduft verwenden kann. Es gibt hier, genau wie bei den Damenparfums, gravierende Unterschiede im persönlichen Geschmack und Stil. Nur aus chemisch-biologischer Sicht ist die Harmonie zwischen Duft und Verwender beim Mann weniger diffizil als bei der Frau.

DUFTBERATER: DIE LANDKARTE DER MÄNNERDÜFTE

Die Himmelsrichtungen in der Landkarte der Männerdüfte (siehe Seite 150) sind die gleichen wie in der Landkarte der Damendüfte. Oben, im »Norden«, liegen die kühlen, frischen belebenden Düfte; unten die warmen, sinnesfreudigen. Auch wenn das blumige Element bei Männerdüften niemals vorherrscht, so spielt es in den Düften auf der linken Seite der Karte doch als Teil des Duftkomplexes eine Rolle. Viele der Kreationen, die hier stehen, sind in jüngster Zeit entstanden. Sie sprechen den emanzipierten Mann an (beim Mann hat es in den achtziger Jahren eine Emanzipation gegeben, die in der Wandlung der Modestile radikaler war als die Frauenemanzipation der siebziger Jahre!), der sich nicht scheut, seine Gefühle zu zeigen. Bei den Düften rechts, im »Osten« der Landkarte, spielen blumige Noten keine Rolle; dies sind die holzigen und würzigen dynamischen Düfte, die dem mehr traditionellen Selbstverständnis des Mannes entsprechen.

Die Landkarte der Männerdüfte ist ein Ausschnitt der Landkarte der Parfums. In der senkrechten Achse entsprechen sich die beiden, denn die Herrendüfte decken die volle Spanne zwischen den extrem kühlen und den sehr

DIE ACHTZIGER JAHRE: DIE MODEEMANZIPATION DES MANNES

warmen Duftnoten ab. Auf der waagrechten Achse entspricht jedoch die linke Seite der Männerduftlandkarte (»etwas blumig«) in etwa der Mittelachse der Parfumlandkarte; die Männerduftlandkarte ist also in dieser Dimension im Vergleich zur Parfumlandkarte »gestreckt«.

Vergleichen Sie die beiden Landkarten, so werden Sie finden, daß zu den Düften, die in beiden erscheinen, in der Männerduftlandkarte andere Charakterbezeichnungen angegeben sind als in der Parfumlandkarte. Das liegt daran, daß der gleiche Duft ganz anders wirkt, je nachdem, ob ihn eine Frau oder ein Mann verwendet. Der Grund hierfür ist nicht so sehr in Unterschieden in der Hautchemie zu suchen als in der Tatsache, daß die Tradition und deshalb auch die Erwartungen in beiden Fällen unterschiedlich sind. (Das gilt im übrigen nicht nur für Düfte. Wie unterschiedlich wirken beispielsweise eine Krawatte oder ein Rüschenhemd an einem Mann und einer Frau!). Düfte wie *Aramis 900, Fahrenheit* oder *Joop!* für Männer wirken an einer Frau eher sportlich und herb-elegant, an einem Mann dagegen vermitteln sie ein individualistisches und fast schon gewagtes Stilbewußtsein. Ein klassischer Herrenduft ist etwas ganz anderes als ein klassisches Parfum für Damen.

101 SCHÖNE MÄNNERDÜFTE

Wir wollen uns nun 101 Männerdüfte, die heute in gut sortierten europäischen Parfümerien und Duty Free Shops zu finden sind, im einzelnen kurz ansehen. Dazu umwandern wir die Landkarte entgegen dem Uhrzeigersinn und fangen links oben an.

B1

Zunächst treffen wir auf einige Düfte, die ihre lebhafte Frische einem ausgeprägten Zitrusakkord verdanken, der durch leicht blumige und

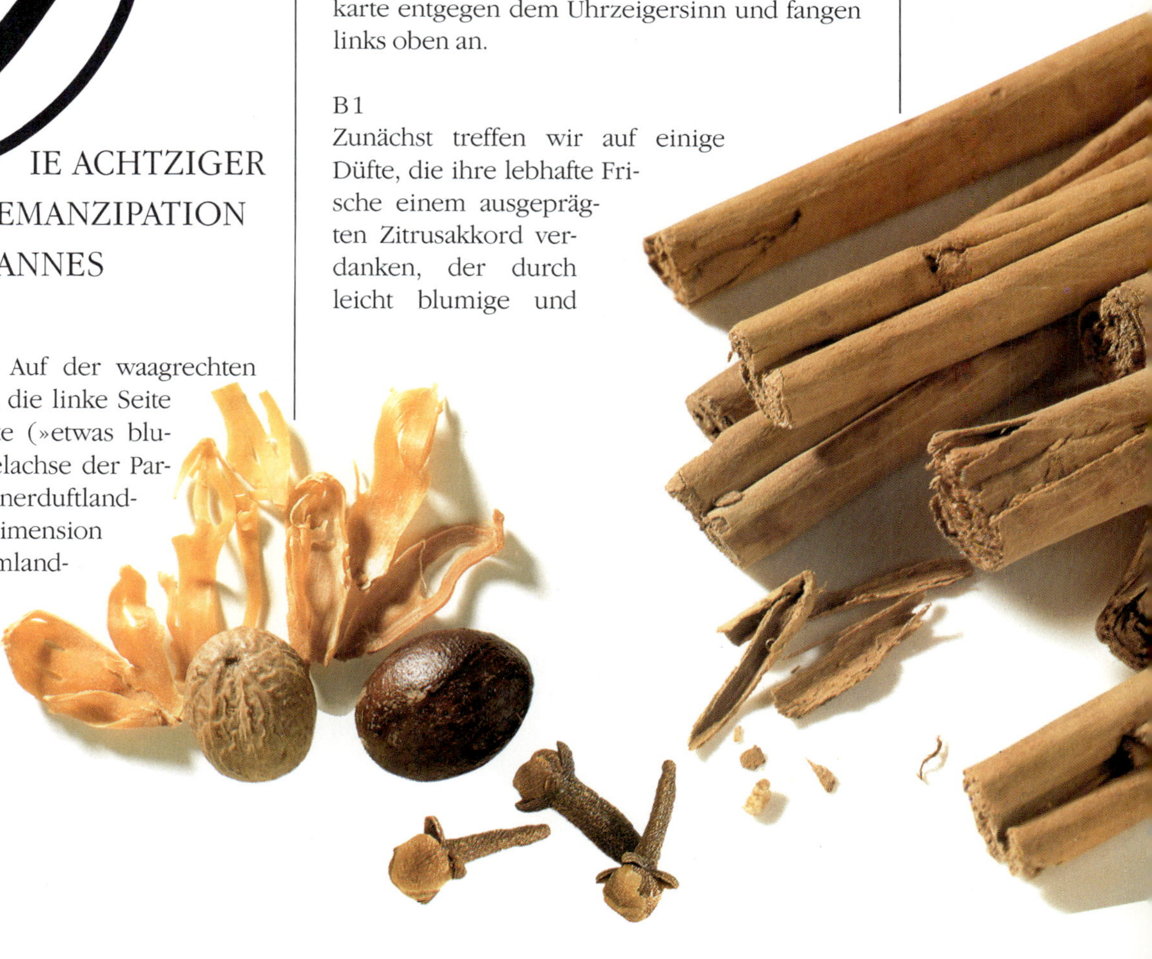

Holznoten abgerundet wird. *Armani pour l'Homme* (1984) ist intensiv und haftend; *Chevignon for Men* (1992) und *Lacoste* (1984) sind leichter und klassischer. *Trophée* (Lancôme, 1982) duftet nach Zitronen, Lavendel und Geranium, mit einem Hauch von der Rinde von jungen Zweigen. In *Monsieur de Givenchy* (1959) wird die Zitronennote durch eine Nuance, die an frisch geschnittenes Gras erinnert, belebt.

KLARE, KLASSISCH AUSGEWOGENE DÜFTE

A1
In *Eau Sauvage* (Dior, 1966) entsteht aus Zitrusdüften, einem aromatisch-krautigen Akkord und einer Jasminnote ein ausgewogener, sehr natürlich wirkender Duft. Eine ähnliche Jasminnote finden wir auch in *Cool Water* (Davidoff, 1988), doch hier entsteht durch scharf-krautige und fruchtige Kontrastnoten ein hochmoderner Duft, »cool« und herausfordernd zugleich.

A2
In *Eternity for Men* (Calvin Klein, 1989) ist das blumige Element noch ausgeprägter; im Nachgeruch tritt Moschus warm hervor. Ganz eigene Wege geht *Kenzo pour Homme* (Kenzo, 1991), das einen Duft nach Algen und Meer mit zitronigen und blumigen Elementen vereint. *Lauder for Men* (1985) verschmilzt blumige, krautigholzige und würzige Elemente zu einem Akkord von feiner Eleganz. *Davidoff* (1984) vereint eine krautig-frische Ledernote mit einem fruchtig-rosigen Akkord.
Aramis (1965) vereint die warme Frische von Bergamott mit der erdigen Kühle von Patchouli, einer bitteren erdig-ledrigen Note und der exotischen Würze von Kumin. Es war über 15 Jahre lang der beliebteste Luxus-Herrenduft in Amerika und wurde das Modell für viele spätere Herrendüfte in aller Welt.

A3
In *Fahrenheit* (Dior, 1988) verschmilzt eine eigenwillige Sämischledernote mit dem dunklen Duft von Veilchenblättern zu einem ausstrahlenden und sehr haftenden Akkord von schwebender Wärme. Wer diesen Duft trägt, bleibt nicht unbemerkt. Diskreter, doch ebenso charakteristsch ist *Grey Flannel* (Geoffrey Beene, 1976), ein Evergreen für Individualisten. Auch *Action Uomo* (Trussardi, 1990) vereint ledrige und »grüne« Noten, wirkt aber durch krautige Akzente frischer und aktiver.
Adidas Active Bodies (1990) ist ein strahlender Akkord von Sandelholz, Mirabellenpflaumen und Bergamott mit pfeffrigen und blumigen Akzenten. *Devin* (Aramis, 1978) vereint die kienige Frische von Zypressenblättern mit der warm-staubigen Note von Ambra und pfeffrigen, erdigen und blumigen Nuancen zu einem charakterisitschen Akkord von individualistischer Eleganz. *Cerruti pour Homme* (1979), ein Duft von geschmeidiger italienischer Eleganz, gehört der gleichen Familie an.

A4
Egoïste (Chanel 1990) wird durch den Kontrast zwischen einer warmen Dörrfrucht- und Rumnote, die an feinen Pfeifentabak erinnert, und der fast staubigen Trockenheit von frisch gesägtem Holz und Ambra geprägt. Eine pfeffrige Nuance gibt dem Akkord Biß. *Minotaure* (Paloma Picasso, 1992) vereint die Frische von Bergamott und die erdigen Noten von Patchouli und Ambra mit einer charakteristischen, haften-

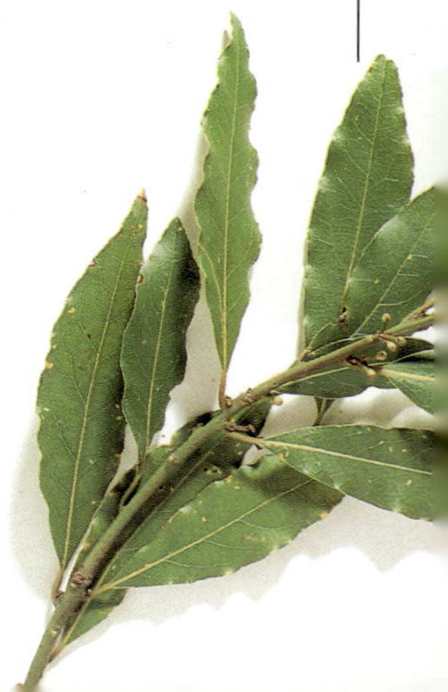

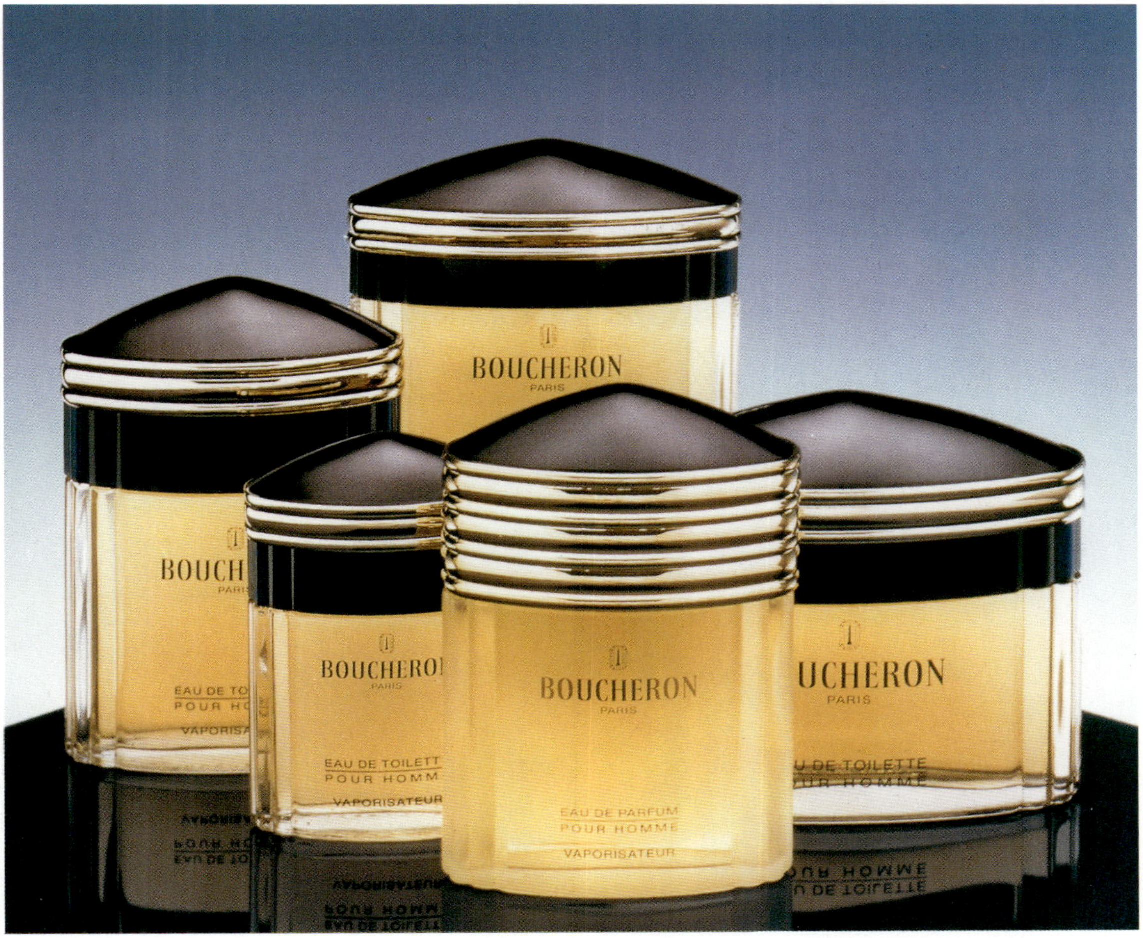

den Note, die an Karamel und Haselnuß gemahnt. Eine ähnliche Note finden wir in *Nightflight* (Joop, 1992) im Akkord mit Bergamott und Fliedernuancen, und in *Background* (Jil Sander, 1993), wo sie durch einen aromatischen Akkord aus Basilikum und Estragon eingeführt wird.

Ganz eigene Wege geht *Joop! Homme* (1989), nicht nur in seiner Farbgebung. Wolfgang Joops Beschreibung »ein Rausch voller Harmonie aus blumigen, holzigen und orientalischen Elementen: eine Duftorgie scheinbarer Gegensätze« ist nichts hinzuzufügen.

B4

Oben in Feld B4 und unten in B3 bestimmt die ausstrahlende, krautig-holzige Note von Patchouli den Duftcharakter. Das unverwechselbare *Aramis 900* (1973) hat ledrige und fast honigartig-süße Nuancen. *Giorgio for Men* (1984) ist prickelnd wie Muskat und warm wie Heu. *Gentleman* (Givenchy, 1974) ist eine Duftimprovisation über die ausstrahlende, krautige Holznote von Patchouli. Bei *Kouros* (Yves Saint Laurent, 1981) wird die Patchouli-Note umrankt von honigartigen und trocken-animalischen Nuancen. *Lapidus pour Homme* (1987) kontrastiert animalische und honigartige Komplexe mit einer lebhaften, krautig-fruchtigen Kopfnote. In *Lagerfeld* (1978) verbindet sich ein süß-holziger Ambré*-Komplex mit blumigen und ledrigen Elementen zu einer strahlenden und selbstbewußten Duftkomposition. In *Etienne Aigner No. 1* (1975) wird die feine Herbheit der Ledernote durch die Frische eines Zitrusakkords und den dunklen Glanz des Ambréakkords* nuanciert.

DUFTBERATER

Landkarte der Männerdüfte

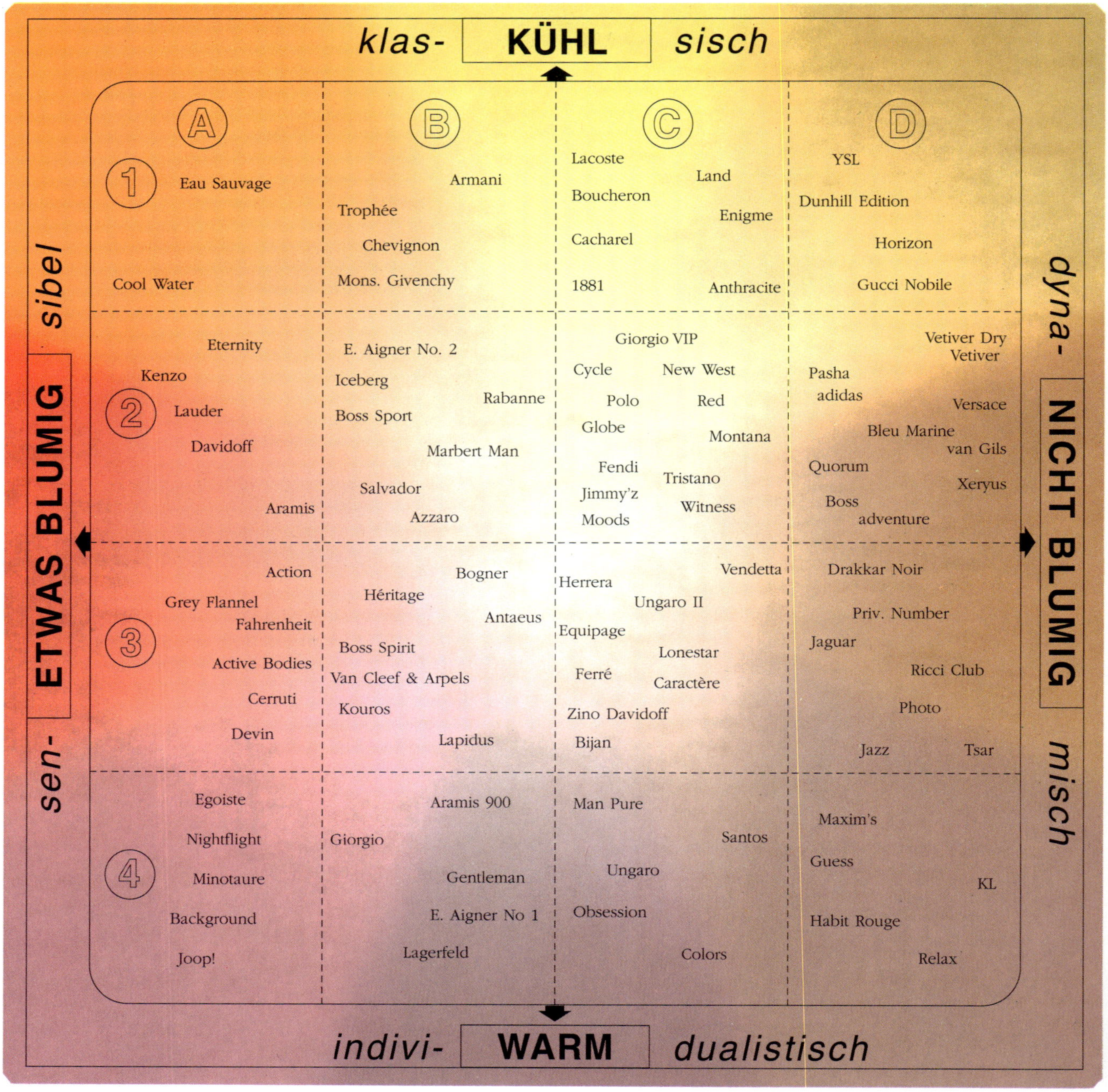

Männerdüfte

C2
Machen wir nun einen Sprung nach rechts oben, in Feld B2 und C2. In ihrer Verschmelzung von dem dunkel-krautigen Duft von Patchouli und Moosen mit der Frische von Zitrusschalen und fein blumigen Nuancen rechnet der Parfümeur einige der Kreationen in diesen Feldern der Chyprefamilie* zu. *Polo* (Ralph Lauren, 1980), das den warmen Chypreakkord mit der Frische von Fichtennadeln vereint, wurde in

SCHÖN IST ES, MAN SELBST SEIN ZU KÖNNEN

den achtziger Jahren zum beliebtesten Luxusherrenduft in den USA. In der Duftfamilie von *Polo* liegen auch *Boss* (Hugo Boss, 1985), *Globe* (Rochas, 1990) und *Cycle* (Otto Kern, 1991). *Boss* und *Cycle* sind jedoch frischer und herber, und in *Globe* tragen fruchtige und Maténuancen zur Eigenständigkeit der Note bei. *Giorgio VIP* (1987) ist ein Duft von Tannenwald, überlebensgroß in der Intensität des aromatischen Nadelduftes und der staubigsüßen Holznote.
Red for Men (Giorgio, 1991) und *New West for Him* (Aramis, 1988) sind durch die aromatische Würze der Kräuter, die in den Hügeln Kaliforniens wachsen, geprägt. Dabei ist *New West* frischer und hat blumige Nuancen, *Red* ist pfeffriger.

B2
Rabanne pour Homme (1971) ist ein Welterfolg der siebziger Jahre und immer noch aktuell. Aus der Verbindung von Lavendel mit blumigen, frisch-krautigen, heuartig-warmen und würzigholzigen Elementen entsteht hier ein zeitlos eleganter Akkord, der auch für *Marbert Man* (1977), *Boss Sport* (1988) und *Iceberg Uomo* (Eurocosmesi, 1991) und andere internationale Herrendüfte Pate gestanden hat. *Marbert Man* ist kräftig, selbstbewußt und sehr haftend. *Boss Sport* variiert das klassische Thema mit einer kühl-blumigen Note, die an jungen Flieder gleich nach dem Aufblühen erinnert. *Iceberg* hat die Frische einer Meeresbrise. *Etienne Aigner No. 2* (1976), eine krautige Variante des Chypre*-Akkords, ist ein Duft von zeitloser Eleganz. *Salvador Dali* (Dali, 1992) ist ein lebhafter Akkord von frischen, fruchtigen, holzigen und leicht ledrigen Noten.
Azzaro pour Homme (1978) ist ein Klassiker der neueren Generation der Männerdüfte: Ein klarer, unbeschwerter Akkord aus Holznoten, Bergamott und Lavendel, mit blumigen und fruchtigen Nuancen und mit einem Hauch des aromatischen Duftes mediterraner Sträucher.

C2
In den Düften unten in Feld C2 spielt auch das würzige Element eine wesentliche Rolle. *Montana Homme* (Claude Montana, 1989) ist koniferig-herb in der Spitze, würzig-warm in der Herznote*, harmonisch und elegant in der Gesamtwirkung. *Fendi Uomo* (1989) hat den feinen ledrigen Duft von irischem Whiskey, mit pfeffrigem Biß und einem Hauch von Melisse. *Moods Uomo* (Krizia, 1989) vereint die Fruchtigkeit von Birnen mit der aromatischen Süße von Fichtenharz und einem Hauch von Nelken und Muskat. *Witness* (Bogart, 1992) vereint eine Muskatnote mit warm-aromatischen Akzenten und der krautigen Herbheit von Patchouli* zu einem harmonischen Akkord. Auch in *Jimmy'z* (Régine, 1991) setzt die Muskatnote den Akzent. Sie ist hier mit der Frische von Mandarinen und Lavendel und der Wärme von Heu und Ambra vereint. In *Tristano by Onofri* (Babor, 1989) wird ein armer Heuakkord durch trokken holzige, würzige und Koniferennuancen belebt.

B3
Eine ledrige Note findet sich in unterschiedlichen Ausprägungen in der Gruppe von Herrendüften oben in Feld B3 und C3 wieder. Die Verbindung der animalischen Wärme dieser Note mit frischen Akzenten führt zu Dufteffek-

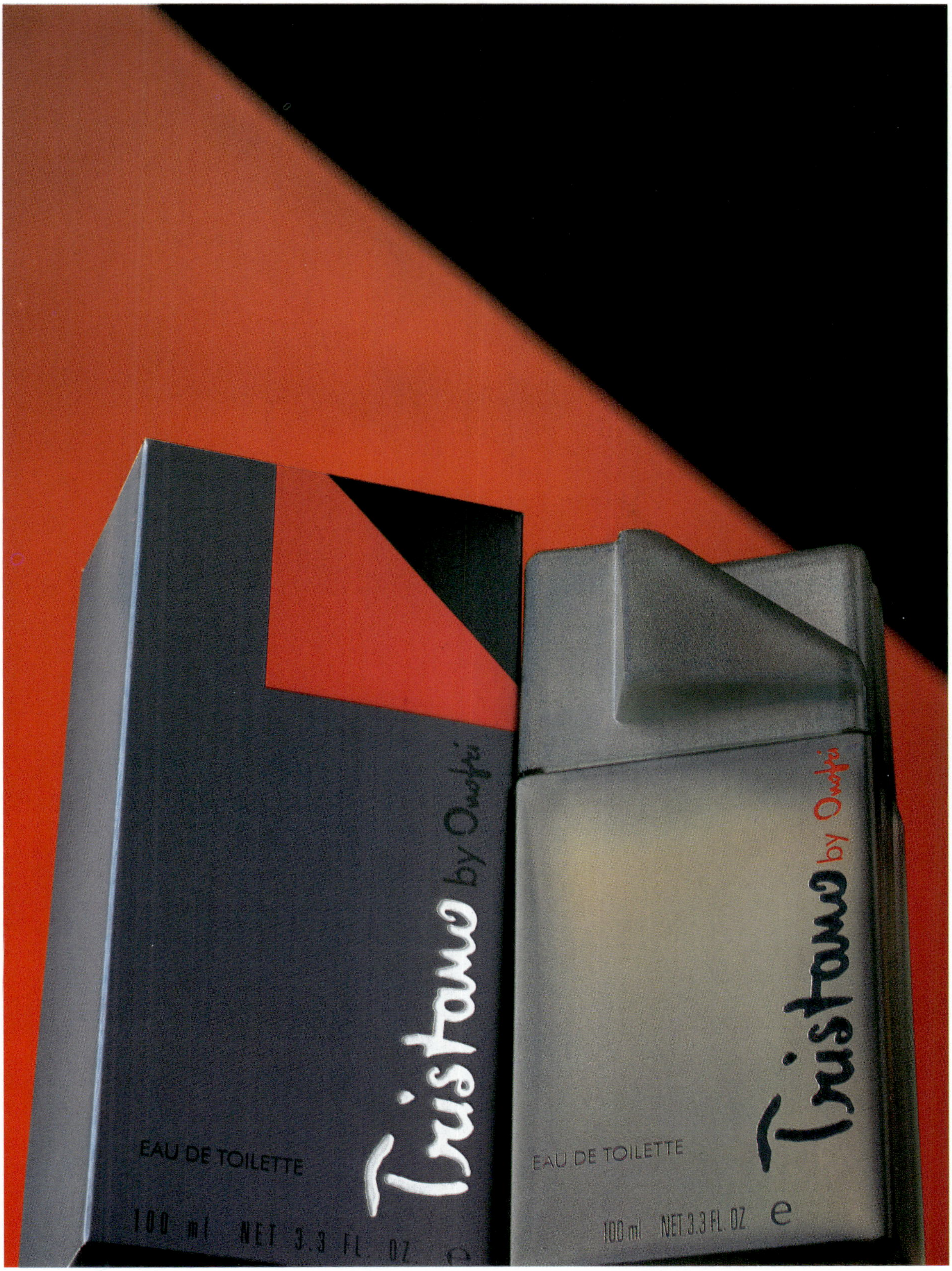

TRISTANO BY ONOFRI – maskulin und ausdrucksstark.

ten von distanzierter Sinnlichkeit. *Antaeus* (Chanel, 1981) ähnelt Aramis im Angeruch, doch es entwickelt sich wärmer, sinnlicher, mit einem Moschusakzent. *Van Cleef & Arpels Homme* (1978), *Boss Spirit* (1989) und *Héritage* (Guerlain, 1992) kontrastieren die ledrige Note mit der herben Frische von Gebirgskräutern. *Bogner* (1990) vereint eine bitter-ledrige Note mit der feinen Blume von altem Whiskey.

C3
In *Bijan Men* (1981) und *Open* (Roger & Gallet, 1985) schenken würzige und Ambré*-Noten Tiefe und Wärme, die bei *Bijan* durch die erdig-kühle Note von Vetiver raffiniert abgewandelt wird. Bei *Ferré Uomo* (1985) und *Caractère* (Daniel Hechter, 1989) ist die krautig-frische Kopfnote ausgeprägter. *Zino Davidoff* (1986) vereint ledrige und krautige Nuancen mit der Wärme von altem Holz. Eine animalisch-ledrige Nuance verleiht *Lonestar* (Juvena, 1992) seinen cowboyartig direkten Charakter.
Equipage (Hermès, 1970) und *Ungaro II* (1992) zeichnen sich durch eine Zitrusnote aus, die den ersten Eindruck bestimmt. *Equipage* ist würzig wie Nelken und Ingwer, *Ungaro II* etwas ledrig und krautig frisch wie Geraniumblätter. *Herrera for Men* (1991) hat eine fein apfelartige Nuance und *Vendetta Uomo* (Valentino, 1992) ist das würzigste Parfum der ganzen Gruppe.

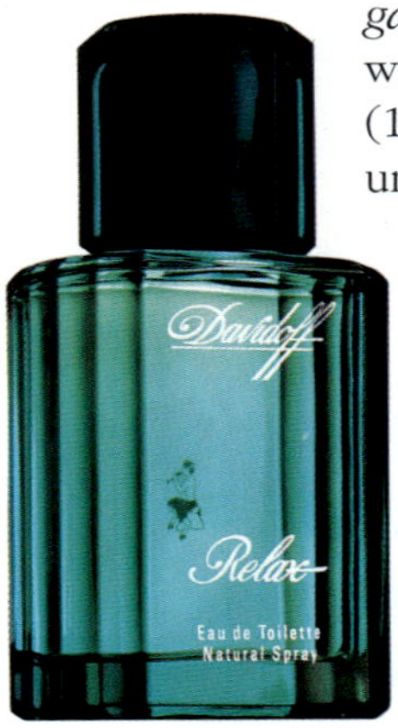

C4
Noch stärker beherrscht in den Düften in Quadrat C4 die balsamisch warme Ambré*-Note das Duftbild. *Santos* (Cartier, 1981) ist ein feiner, komplexer Akkord, in dem die Süße frisch getrockneter Tabakblätter, die Würze von Muskat und Ingwer und eine ledrige Nuance von herbem Lavendel- und Koniferenduft überlagert werden.
Man Pure (Jil Sander, 1981) vereint die Wärme von Holz in der Sonne mit Nuancen von Leder und Pfeifentabak. *Ungaro pour l'Homme* (1991) verbindet trocken-holzige und Ambranoten mit einem Hauch von Meeresduft und kreiert so einen Duft, der an trockenes Treibholz am Meeresstrand erinnert. In *Obsession for Men* (Calvin Klein, 1986) wird der Ambréakkord durch eine Zitrusnote und durch würzige und holzige Nuancen belebt. Mit dunkel-süßen Akzenten von Rum, Rosinen und Schokolade geht *Colors Uomo* (Benetton, 1988) unbekümmert ganz eigene Wege.

EIN DUFT VON UNAUFDRINGLICHER INDIVIDUALITÄT

D4
Der edle Charakter von *Maxim's* (Pierre Cardin, 1988) entsteht aus dem Wechselspiel des Ambréakkords mit einer feinen Orangennote und ledrigen Nuancen. *Guess Men* (Revlon, 1992) ist direkter, weniger nuanciert und mehr animalisch. *Habit Rouge* (Guerlain, 1964), dessen Name sich auf den traditionellen roten Rock des Jägers bezieht, strahlt durch seine feine Kopfnote* von Orangenschalen und Maraschinolikör nostalgische Eleganz aus. *KL pour Homme* (Lagerfeld, 1986) ist edel, mit zitronenfrischer Spitze und trocken-holzigen Akzenten. *Relax* (Davidoff, 1990) ist ein Fest der Sinne.

D3
Bei den Düften in Feld D3 tragen Holzakkorde wesentlich zum Charakter bei. *Tsar* (Van Cleef & Arpels, 1989), *Photo* (Lagerfeld, 1990), *Jazz* (Yves Saint Laurent, 1988) und *Ricci Club (Nina*

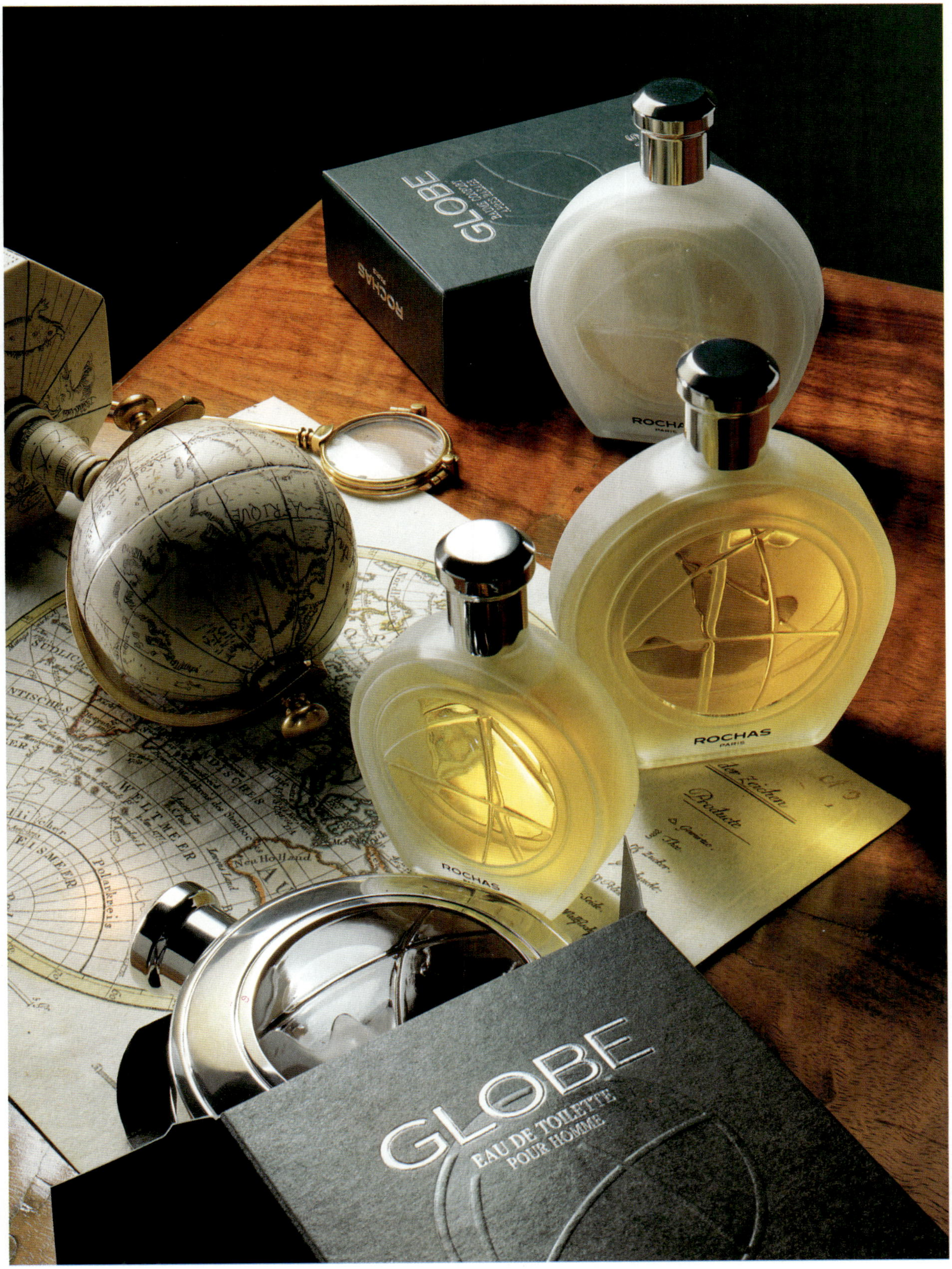

GLOBE – das erste Universum des Mannes. Ein Duftwasser, in dem alle Duftnoten der Welt harmonieren.

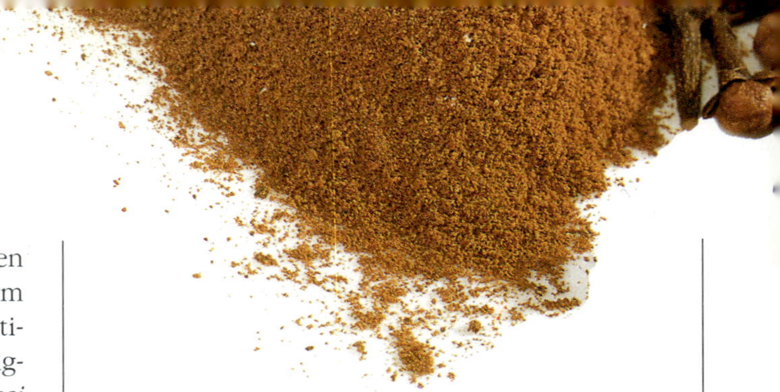

Ricci, 1989) leben aus dem Kontrast zwischen der herb-krautigen Kopfnote* und einer warm glänzenden Basisnote* aus dem etwas nußartigen Sandelholz, Moschus und dem rauchig-würzigen Eichenmoos. Bei Tsar und *Ricci Club* herrscht die Kopfnote vor, bei *Jazz* die Basisnote. *Tsar* hat warm-aromatische, das klassisch klare *Ricci Club* würzige Akzente. *Photo* erhält durch eine herbe, an Grapefruit gemahnende Note eigenständigen Charakter. *Jaguar* (1988) hat die Wärme von altem Holz und feinen Zigarren.

Ein Duft, so bitter,
daß man kaum zu atmen wagt,
Metallisch streng wie der
Geschmack des eignen Blutes,
Stechend wie Rauch,
der im Verfliegen,
Ambra erstrahlen läßt
wie eine schwarze Sonne.

Die Düfte oben in Feld D3 und in D3 werden vom Parfümeur als »aromatische* Fougères*« beschrieben. Sie vereinen die Herbheit alpiner Kräuter mit der klaren Frische von Lavendel und der sonnigen Wärme von Heu und mediterranen Sträuchern. *Drakkar Noir* (Guy Laroche, 1982), der Welterfolg und Trendsetter der achtziger Jahre, lebt aus dem kontrastreichen und doch ausgewogenen Zusammenspiel der kühlen Bitterkeit von Wacholderbeeren, der Wärme von Sommerheu und der klaren Krautigkeit von Lavendel. In *Private Number for Men* (Etienne Aigner, 1992) schenkt eine Heunote natürliche Wärme.

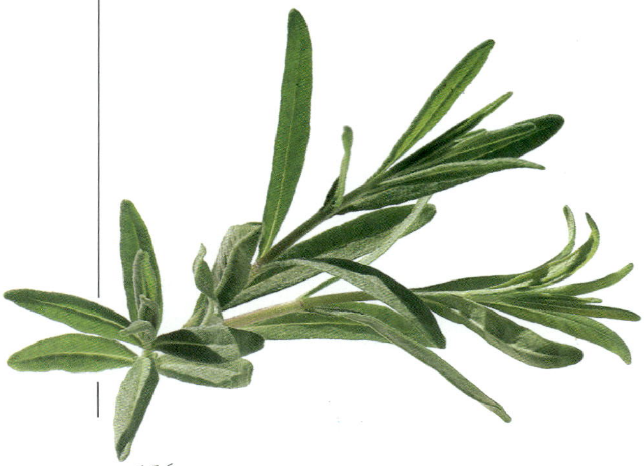

D2

Adidas Adventure (1992) hat eine krautige Kopfnote, prickelnd wie Bergluft. *Boss* (1985) ist herb, kühl und konsequent, von der »grünen« Spitze bis zum Wacholder-Fichtennadel-Fond. *Xeryus* (Givenchy, 1986) duftet wie die Hügel der Provence im Sommer, wie bittere Wildkräuter, aromatische Sträucher und trockenes Holz. *Van Gils* (1990), mit seiner pfeffrigen Nuance, ist klassisch elegant. In *Quorum* (Puig, 1982) tritt eine frische Lavendelnote klar hervor. *Bleu Marine* (Pierre Cardin, 1986) hat ledrige und Tabaknuancen, *Pasha* (Cartier, 1992) eine feine Fichtennadelnote. *Adidas* (1986), mit seinen Salbei- und Liebstöckl-Akzenten, ist natürlich und harmonisch. *Versace l'Homme* (1984) ist krautig, mit der Würze von Ingwer. In *Vetiver* (Guerlain, 1961) und *Vetiver Dry* (Carven, 1988) setzt das Vetiveröl mit seiner feinen grünen* und erdig kühlen Nuance einen eigenen Akzent.

D1

In den Düften in Quadrat D1 und C1 überwiegt die Frische, auch wenn bei der Mehrzahl im Fond wärmere Töne vorhanden sind, die dem Duft Haftung verleihen. *Dunhill Edition* (1986) und *Gucci Nobile* (1988) sind klassische Lavendelnoten mit herber Koniferenspitze. In *Horizon* (Lancôme, 1993) vereint sich Zitrus- und minzig-krautige Frische mit einem diskreten Fond von Moschus und Edelhölzern. *YSL Pour Homme* (Yves Saint Laurent, 1971) hat die durchsichtige Kühlheit eines Martini-Cocktails.

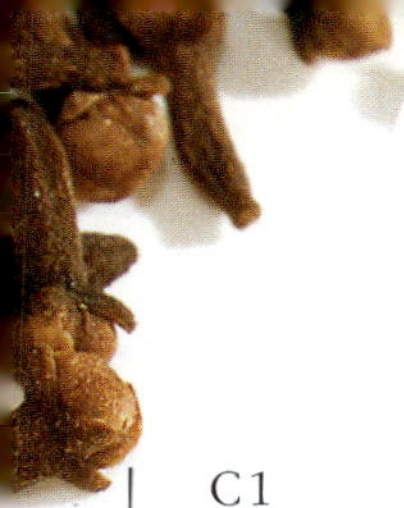

C1
In diesem Feld herrscht die Frische des Zitrusakkords vor. In *Armani pour l'homme* (1984) und in *Land* (Lacoste, 1991) ist das Kunststück, einen sehr leichten und frischen Duft dennoch haftend zu machen, gelungen. In *Armani* ist das Thema Zitrone. In *Land* tritt eine herbe, erdig-krautige Nuance dazu. *Boucheron Homme* (1991) ist krautig, aromatisch und herb wie Alpenwiesen.
Die Düfte unten in diesem Feld besitzen deutlich würzige Akzente. *Cacharel pour l'Homme* (1981) verdankt sein lebhaftes Temperament einem würzigen Akkord aus Muskatnuß und Patchouli. *Anthracite pour Homme* (Jacomo, 1991) ist fast noch würziger, mit pfeffrigen Akzenten von Koriander. *Enigme* (Pierre Cardin, 1992) wirkt durch seine warm-holzige Basisnote ruhiger. In *1881* (Cerruti, 1990) vereint sich der Zitrusakkord mit feinen Gewürz- und Lavendelnoten zu einer spritzigen Duftwirkung.

MODEN UND TRENDS BEI MÄNNERDÜFTEN

Die geschichtliche Entwicklung war in unserem Jahrhundert bei den Männerdüften ganz anders als bei den Damenparfums. Die kulturelle Umwälzung nach dem Ersten Weltkrieg, die bei den Damen erstmalig nach langer Zeit dem markanten, ausstrahlenden und haftenden Parfum wieder zur Salonfähigkeit verhalf, verlief bei den Männern in die genau entgegengesetzte Richtung. Die kräftig parfümierten Pomaden und Haarwässer der Vorkriegsgeneration waren nun passé, in waren die frischen, dezenten Rasierwässer. Paul Jellinek brachte noch die Einstellung der Generation zwischen den Kriegen zum Ausdruck, als er im Jahre 1951 schrieb:
»Der kultivierte Mann darf also und soll vielleicht sogar einen Wohlgeruch zeigen, aber er darf nicht ›parfümiert‹ riechen. Der ihm anhaftende Duft muß sozusagen nur als zufällige Begleiterscheinung seiner Toilette empfunden werden und darf nie die Verwendung eines Parfüms als Selbstzweck – nämlich, um durch den Wohlgeruch auf das andere Geschlecht zu wirken – verraten.«[1]

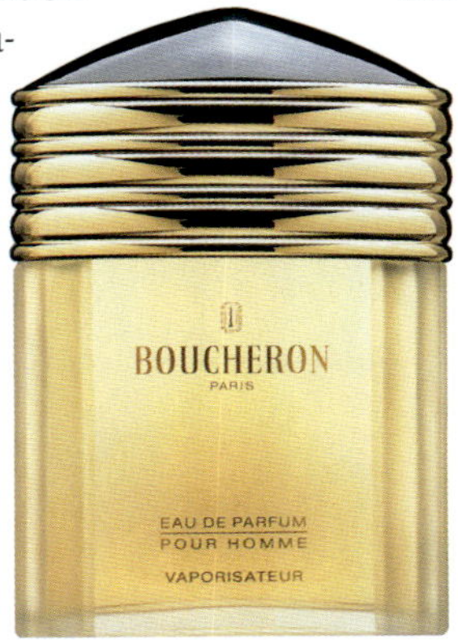

Diese Einstellung änderte sich auch in den zwanzig Jahren nach dem Zweiten Weltkrieg nur wenig. Zwar handelte es sich bei den in der ganzen westlichen Welt überaus populären, sogar marktbeherrschenden Düften *Old Spice* (Shulton, USA, 1937), *Tabak Original* (Mäurer & Wirtz, Deutschland, 1959) und *Brut* (Fabergé, USA, 1964) um ausgesprochen süße und haftende Kompositionen, aber sie wurden vorwiegend in sehr verdünnter Form als After Shave eingesetzt. Für ihre psychologische Einstufung war darüber hinaus wichtig, daß sie nicht von Firmen stammten, die als Luxusparfumhäuser oder Hersteller femininer Kosmetik bekannt waren. Man erstand sie nicht in der Parfümerie, sondern in der Drogerie und später zunehmend im Supermarkt, dort, wo man auch seinen übrigen Rasierbedarf kaufte.

DER DUFT DER HÜGEL DER PROVENCE IM SOMMER

Um 1960 kamen dann die berühmten französischen Parfumhäuser, eines nach dem anderen, mit Herrendüften auf den Markt, die über Parfümerien vertrieben wurden: Carven 1957, Chanel und Guerlain 1961, Lanvin 1964, Dior 1966. Rochas, das sein witzig-nostalgisches *Moustache* bereits 1949 kreiert hatte, war ein mutiger Vorläufer gewesen. Damit wurde die ehemals strenge Trennung zwischen Männerduft und Parfum allmählich aufgelockert. Elizabeth Arden durchbrach mit der Kreation von *Sandalwood for Men* 1957 mit überraschendem Erfolg ein weiteres Tabu: Hier nahm ein Haus, das für feminine Kosmetik und Parfums berühmt war, den Schritt in die Männerwelt.

Der endgültige Durchbruch kam 1965 mit Estée Lauders *Aramis.* Dieser Herrenduft von einem femininen Kosmetik- und Parfumhaus, exklusiv über Parfümerien beziehungsweise, in den USA, über renommierte Department Stores vertrieben, wurde zum durchschlagenden und

AUCH MÄNNERDÜFTE WERDEN MODISCHER

nachhaltigen Erfolg, zunächst in den USA, dann auch in Europa und der ganzen Welt. Daß es sich hier außerdem um einen ungewöhnlich hoch dosierten und intensiven Duft handelte, der noch dazu dem femininen *Cabochard* (Grès) ähnelte, setzte das i-Tüpfelchen auf die Revolution. Seitdem gibt es in der Welt der Männerdüfte keine Tabus mehr bis auf das eine: Überwiegend blumige Männerdüfte gibt es immer noch nicht.

Seit den siebziger Jahren hat sich die Welt der Männerdüfte weitgehend der der femininen Parfums angeglichen. Die gleichen Häuser sind in beiden Bereichen aktiv und erfolgreich, und in den Regalen der Parfümerien erscheinen Jahr für Jahr etwa ebenso viele neue Herren- wie Damendüfte. Die Duftkonzentration der Herrendüfte, und damit ihre Intensität und Haftung, hat ständig zugenommen, und die Vorliebe verlagert sich zunehmend vom diskreten *After Shave* zum genußvollen *Men's Cologne.* War noch in den siebziger Jahren das *After Shave* mit Duftölkonzentrationen von zwei bis drei Prozent die typische Anwendungsform, ist es heute das *Cologne* mit etwa zehn Prozent Duftölgehalt. Es hat den Anschein, daß sich dieser Trend fortsetzen wird, denn die jungen Männer gehen heute weit unbekümmerter und großzügiger mit Duft um als ihre Väter.

Seitdem es bei den Männerdüften jedes Jahr viele Neueinführungen gibt, zeichnen sich auch Modetrends klarer ab. Die siebziger Jahre sahen die Einführung vieler ledriger Noten. In den frühen achtziger Jahren waren die aromatischen Düfte der mediterranen Bergwelt ein beliebtes Motiv, dann kamen, mit *Drakkar Noir* (1982), die Düfte mit einer herb-grünen koniferig-krautigen Kopfnote. Die ehemals bei den Männerdüften fast obligate Lavendelnote gerät immer mehr in den Hintergrund. In den letzten Jahren hat es einige bemerkenswerte Neueinführungen gegeben, in denen das blumige Element stärker ausgeprägt ist als je zuvor. Obwohl sie nicht alle sehr erfolgreich waren, können sie durchaus die Vorläufer eines sich anbahnenden Trends sein. Die launische, schnellebige Mode hat nicht nur von der Männerbekleidung Besitz ergriffen, sondern auch von den Männerdüften.

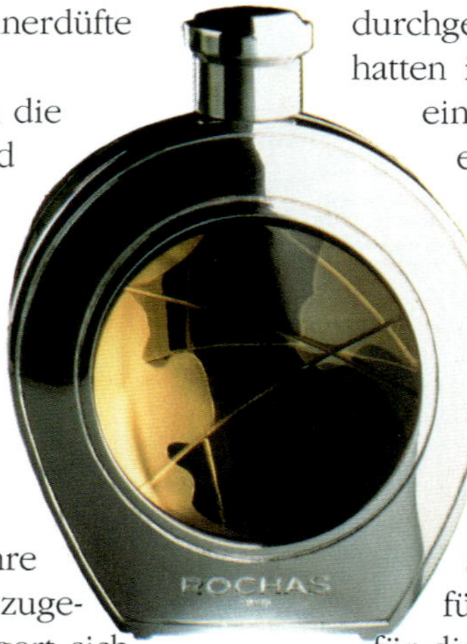

FRAGEN ZUM TRAGEN

Mit der Mode kommt der schnelle Wechsel. In den USA wurde unlängst eine große Befragung unter Männern zwischen 18 und 49 Jahren durchgeführt.[2] Fast die Hälfte aller Befragten hatten innerhalb der letzten zwölf Monate einen neuen Duft versucht; bei mehr als einem Viertel war die letzte Flasche, die sie gekauft hatten, eine neue Marke. Wahrscheinlich hätte eine Befragung in Europa ähliche Ergebnisse gezeitigt.

Die Goldene Regel, nach der man sich bei der Wahl eines neuen Parfums an dem eigenen Empfinden (fühle ich mich mit diesem Duft wohl?) orientieren soll, ist für den Mann selbstverständlicher als für die Frau. Jedenfalls gibt es in Männerzeitschriften nur ganz selten Ratschläge zur Frage »welcher Duft für welchen Typ?«, und das ist gut so.

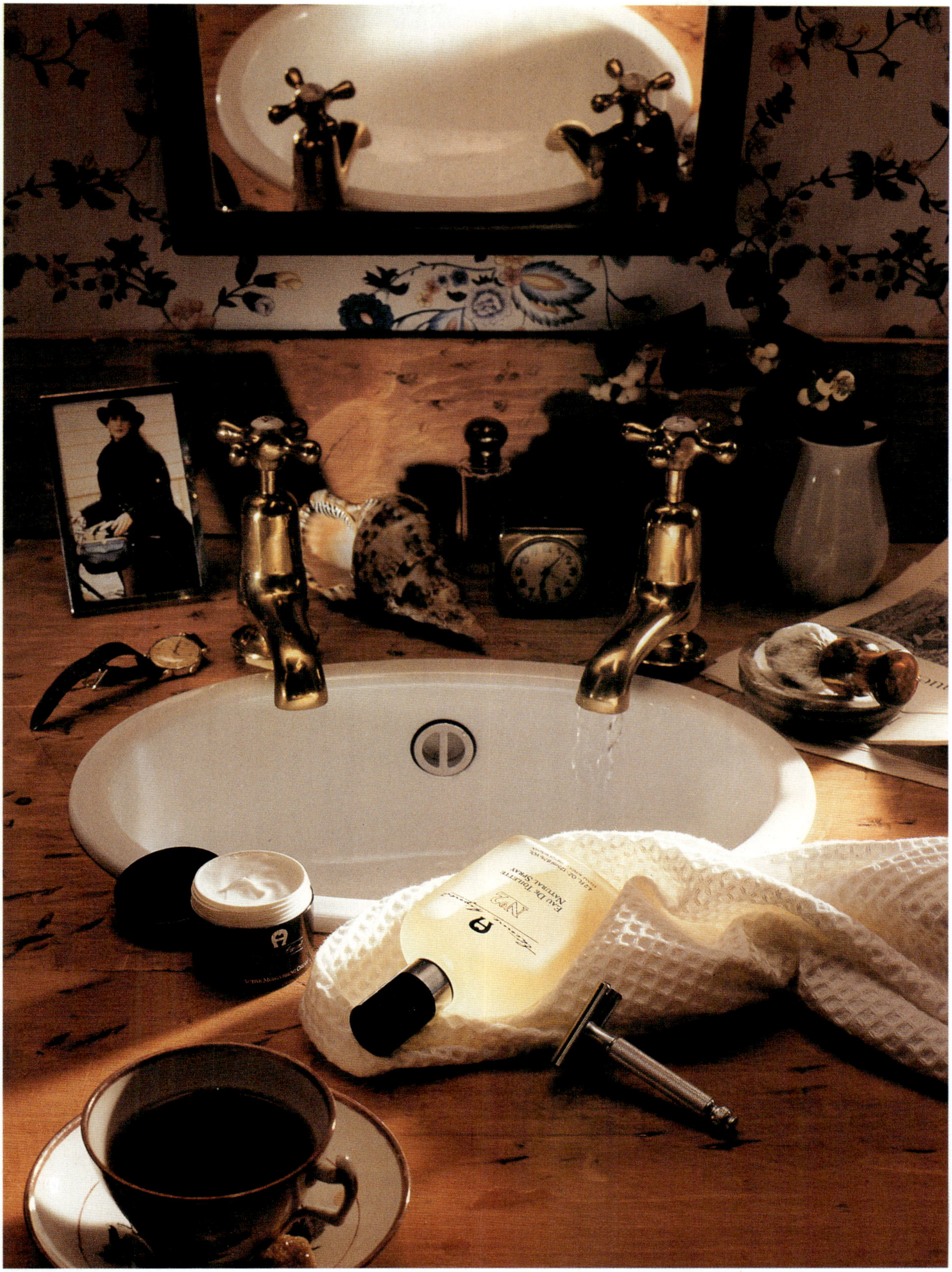

Foto: Etienne Aigner Cosmetics

ETIENNE AIGNER
No 2 – seit 1976 ein immerwährender Bestseller, in einer Produktpalette, die keinen Wunsch unerfüllt läßt.

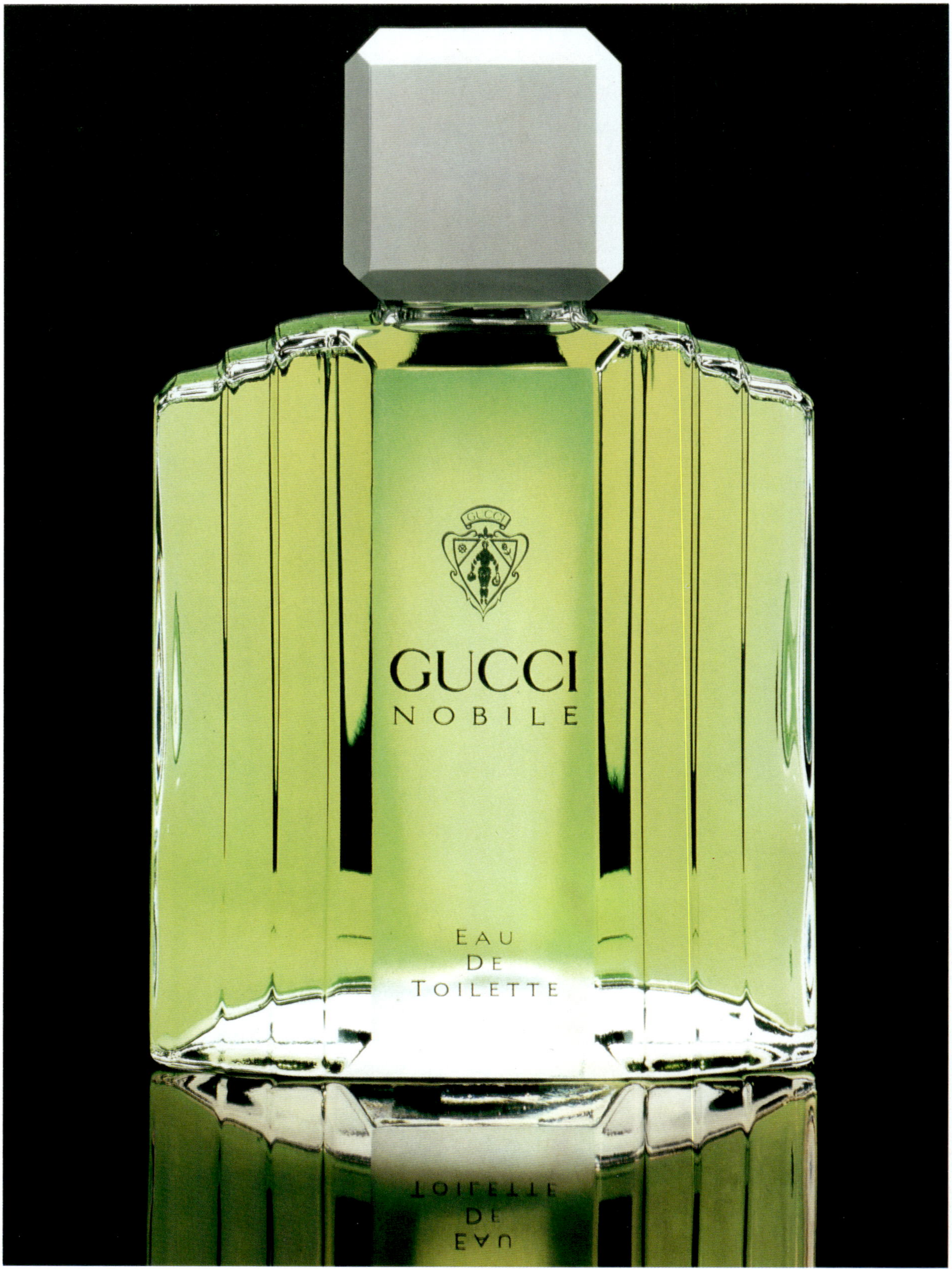

Ein klassischer Duft von unvergänglicher Eleganz.

Natürlich spielt das Empfinden der Partnerin auch eine wichtige Rolle. Vor allem die jüngeren Befragten in dieser amerikanischen Studie gaben »den Frauen gefallen« als einen Hauptgrund für die Verwendung von Düften an. Wie haben sich die Zeiten seit Paul Jellineks »Psychologischen Grundlagen« geändert!

Drei von vier Männern hatten drei oder mehr verschiedene Marken zuhause. Etwa zwanzig Prozent hatten darunter eine oder mehrere, die sie für »besonders attraktiv für Frauen« hielten; das waren ihre »Killer Colognes« (ein Don Juan wird in Amerika als Ladykiller bezeichnet!). Leider gab es, als diese Befragung durchgeführt wurde, die Landkarte der Männerdüfte noch nicht, aber ich vermute, daß die Mehrzahl dieser »Killer Colognes« in der unteren Hälfte der Landkarte lagen!

DESIGNERDÜFTE: GUTER STIL, SICHERER GESCHMACK

MÄNNERDÜFTE UND MÄNNERTRÄUME

Die Werbung und die Namen der Düfte verknüpfen diese mit den Wunschträumen, die sie verkörpern und verwirklichen sollen. Offensichtlich sind die Träume der Männer weniger phantasievoll als die der Frauen. Hier gibt es kein *Poison*, kein *Opium* oder *Passion*, allerdings wohl eine *Obsession*. Namen wie *Fidji, Shalimar* oder *Noa Noa*, die in ferne Traumwelten führen, sucht man bei den Männern vergebens; man findet nur, bei einigen Düften, eine Verknüpfung mit Regionen, die einen bestimmten Lebensstil symbolisieren: *Tuscany* (in Deutschland *Etruscan* benannt) und *New West*. Vereinzelt findet man historische oder mythische Leitfiguren wie in *Aramis* und *Antaeus*, in *Kouros* oder *Tsar*. Man findet neuerdings, in *Caractère* und *Egoïste*, die mehr oder weniger rücksichtsvolle Selbstverwirklichung oder, wie in *Polo, Jazz, Photo* oder einfach *Relax*, das zu sich selbst Finden in der Freizeit.

In den letzten Jahren bringt allerdings die Werbung durch die Darstellung des nackten Männerkörpers, oft zusammen mit Frauenkörpern, bei einigen Düften ein weiteres Element ins Spiel: Sinnlichkeit, Erotik und die narzißtische Freude am eigenen Körper.

Vorwiegend wird aber die Welt der Männerdüfte bestimmt durch Designernamen, Namen die guten Stil und sicheren Geschmack vermitteln. Das vor allem anderen sucht der Mann von heute in seinem Duft. Daß er es in vielen Männerdüften findet, zeigt die lebhafte Entwicklung dieser Duftwelt.

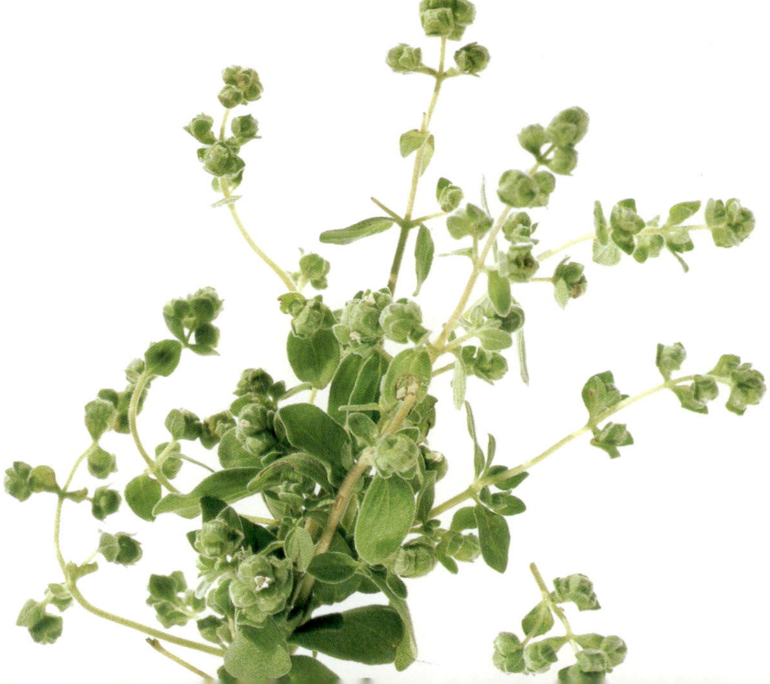

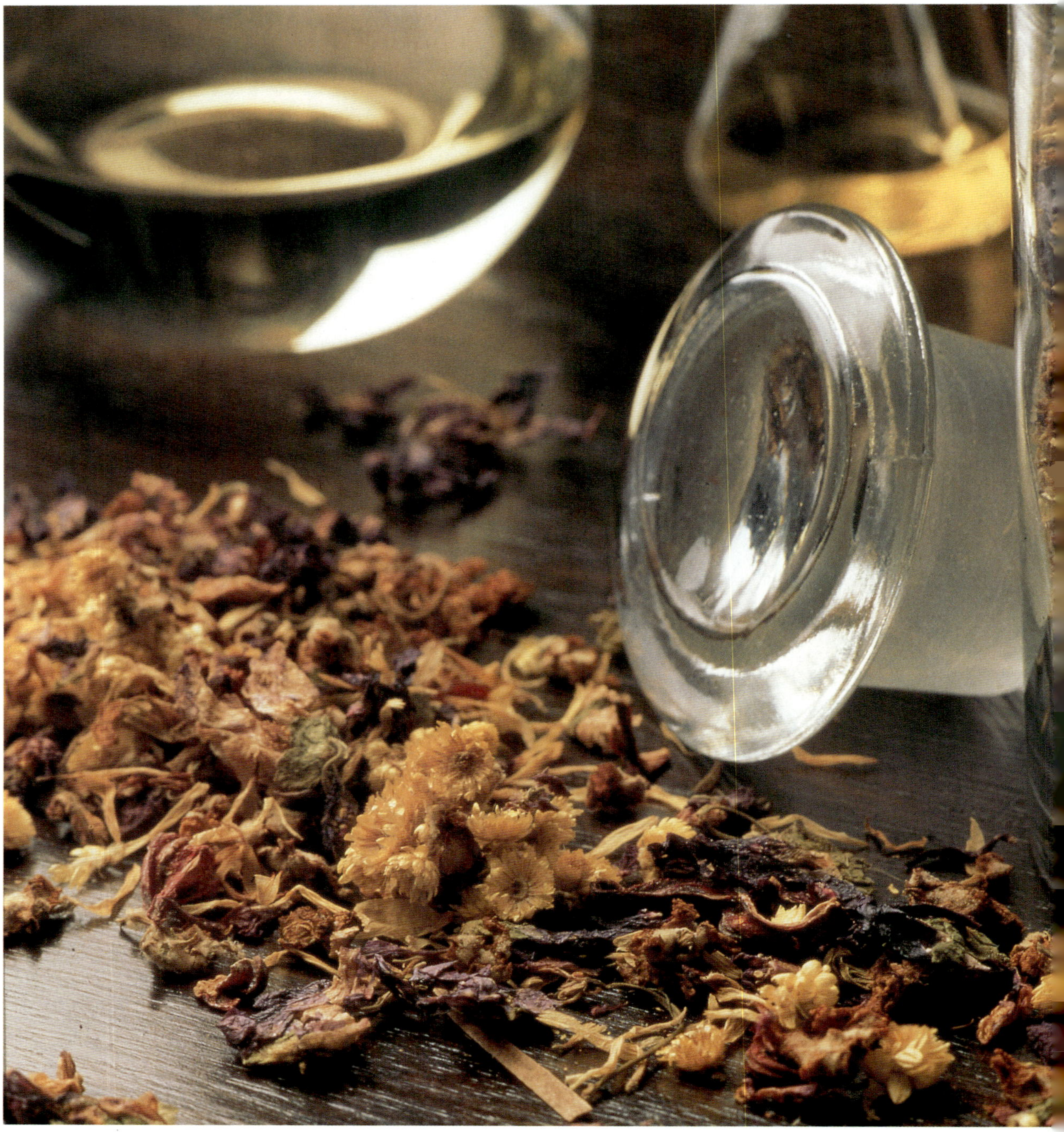

KLEINES WÖRTERBUCH DES PARFÜMEURS

Wie alle Berufsgruppen haben auch die Parfümeure ihre Fachsprache. Wörter aus dieser Sprache tauchen oft in Duftbeschreibungen und Duftklassifizierungen auf, auch in diesem Buch. Das läßt sich kaum vermeiden, da es für viele Duftnuancen in der Umgangssprache gar keine Bezeichnungen gibt. Die wichtigsten Wörter der Parfümeursprache* werden an dieser Stelle erläutert. Außerdem findet man Erläuterungen der weniger bekannten Riechstoffe, die häufig in Duftbeschreibungen erwähnt werden.

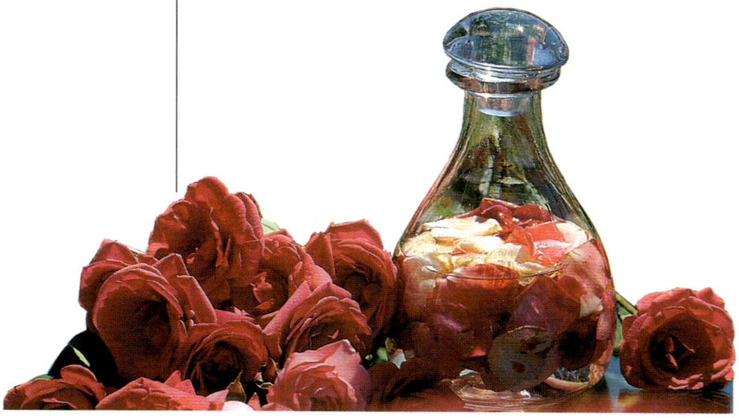

ÄTHERISCHES ÖL – Ein Duftstoff, der durch Destillation mit Hilfe von Wasserdampf aus Pflanzen oder Pflanzenteilen (Blüten, Blütenknospen, Blättern, Wurzeln, Stammholz, Samen und so weiter) gewonnen wurde.

ABSOLU – Ein Duftstoff, der aus Pflanzen, Pflanzenteilen oder aus Gewebe oder Ausscheidungen von Tieren durch Lösungsmittelextraktion gewonnen wurde.

ALDEHYDISCH – Bezeichnung für den gemeinsamen Duftcharakter einer Gruppe von Riechstoffen, die der Chemiker als »$C_8 - C_{12}$ aliphatische Aldehyde«, der Parfümeur schlicht als »Aldehyde« bezeichnet. Man kann diesen Duft in etwa als wachsartig-fettig und etwas ozonartig beschreiben. Manche dieser Stoffe kommen auch in natürlichen Riechstoffen weitverbreitet vor (unter anderem in Citrusölen wie Orangenöl, in Koniferennadelölen und in Blütenölen wie zum Beispiel Rosenöl). Sie werden aber in der Parfümerie häufig in Konzentrationen eingesetzt, welche die in der Natur vorkommenden um ein Vielfaches übersteigen. Dann entsteht ein unnatürlicher Effekt, den wir in Folge der weitverbreiteten Verwendung dieser Note in der Feinparfümerie als »parfümartig« empfinden. Kunstvoll eingesetzt, erzeugen die Aldehyde oft einen fast wolkenartig weichen Dufteffekt. Er verschleiert die Konturen der anderen Duftbestandteile und verleiht dem Parfum etwas Geheimnisvolles. Zusammen mit holzigen und vanilleartig-süßen Noten entsteht ein »pudriger« Effekt. Das erste Parfum, in dem Aldehyde auf moderne Weise eingesetzt wurden, war das *No 5* von Chanel (1921).

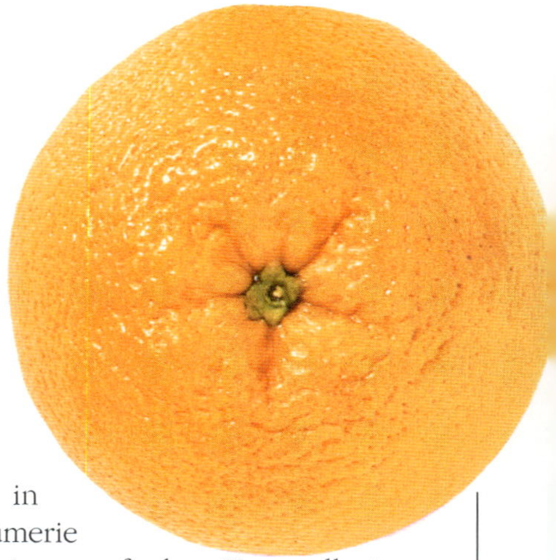

AMBRA – Ein Duftstoff, der aus den grau-braunen Klumpen bereitet wird, die im Magen des Pottwals und in früheren Zeiten, als der Wal noch weitverbreitet war, in den Netzen der Fischer und an den Stränden der Ozeane gefunden wurden. Der Duft der Ambra weist extrem lange Haftung aus und verbindet eine fast staubige Trockenheit auf eigenartige Weise mit einer warmen, rosinenartigen Süße. Er läßt sich nur durch eine Aneinanderreihung von Adjektiven, etwa zigarrenartig-trocken-animalisch-süß-warm einigermaßen umschreiben. Die natürliche Ambra ist kaum noch erhältlich. Die Ambranote in Parfums wird heute durch den Einsatz bestimmter pflanzlicher Extrakte (vor allem von Absolu aus den Blättern des Cistusstrauches) und synthetischer Riechstoffe erzielt. Sie ist wesentlicher Bestandteil des Ambré*-Akkords, macht oft einen wichtigen Teil des animalischen* Komplexes und verbindet sich wunderschön mit Bergamott*, Lavendel und holzigen Noten.

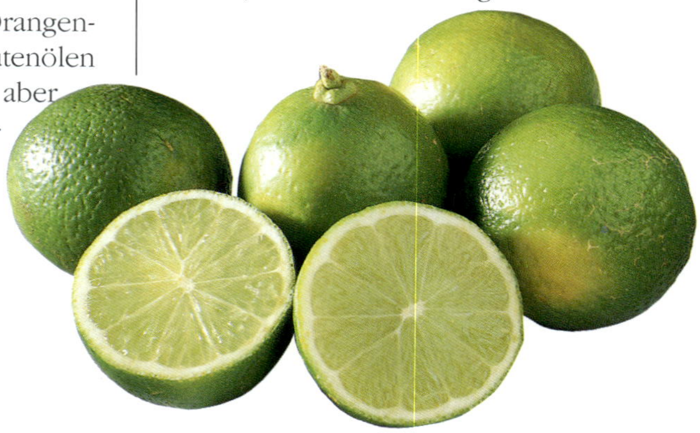

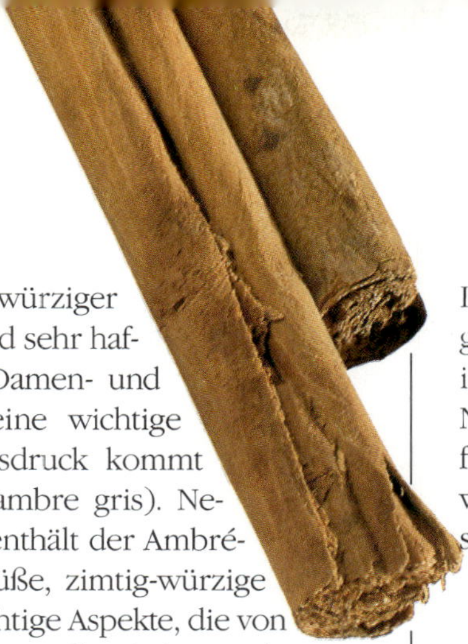

AMBRÉ – Ein süß-würziger Duftakkord, warm und sehr haftend, der in vielen Damen- und Herrenduftwässern eine wichtige Rolle spielt. Der Ausdruck kommt von Ambra* (franz. ambre gris). Neben der Ambranote enthält der Ambré-Akkord vanilleartig-süße, zimtig-würzige und rosinenartig-fruchtige Aspekte, die von Vanille-Extrakt und von pflanzlichen Balsamen und Resinoiden wie Benzoe, Tolu und Labdanum herrühren. Parfums, in denen sich der Ambré-Akkord deutlich bemerkbar macht, werden häufig als »orientalisch« eingestuft.

ANIMALISCH – buchstäblich: vom Tier stammend oder an Tiere erinnernd. In der Parfümerie verwendet man die Bezeichnung für die Duftnoten der vier Riechstoffe aus dem Tierreich, die in Parfums verwendet werden beziehungsweise wurden: Moschus, Ambra, Zibet und Castoreum. Was diese vier Duftstoffe gemeinsam haben, ist, neben außerordentlicher Haftung und Ausstrahlung, eine gewisse »Wärme« des Duftcharakters. Diese rührt sicher daher, daß wir diese Duftnoten unterschwellig mit Tieren assoziieren; man nimmt den Duft am lebhaftesten dicht an einem Tier wahr, und dann fühlt man auch seine Wärme. Die animalischen Duftnoten erinnern aber zugleich und vor allem an die Wärme des menschlichen Körpers und vermitteln sowohl die Empfindungen der Geborgenheit wie die des sexuellen Reizes. Voraussetzung für das Auslösen solcher Empfindungen durch Parfums ist allerdings, daß die animalischen Riechstoffe gekonnt und sparsam eingesetzt werden; denn sobald sie so stark sind, daß man sie bewußt wahrnimmt, wirken sie genauso unangenehm wie zu intensiver Körpergeruch.

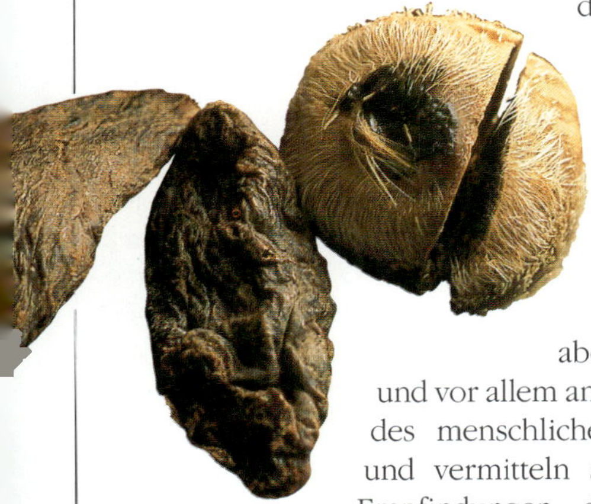

In der Wahrnehmung animalischer Duftnoten gibt es, mehr als bei anderen Noten, große individuelle Unterschiede. Eine animalische Nuance, die der eine gar nicht wahrnimmt, kann für den anderen schon aufdringlich und störend wirken. Deshalb muß der Parfümeur beim Einsatz dieser Noten in seinen Duftschöpfungen, und müssen Sie beim Tragen von Parfums mit ausgeprägter animalischer Note, vorsichtig sein. Der Parfümerie wird gelegentlich vorgeworfen, sie veranlasse bei der Gewinnung von Duftstoffen das Töten oder Quälen von Tieren. Dazu ist folgendes zu bemerken. Die Moschusnote in Parfums stammt heute nicht mehr wie ehedem aus der Duftdrüse des männlichen Moschushirsches, sondern ausschließlich von synthetischen Riechstoffen, denn der Moschushirsch, eine gefährdete Tierart, darf nicht mehr gejagt werden und läßt sich nicht züchten. Die Ambranote wird teils durch pflanzliche, teils durch synthetische Riechstoffe erzeugt, denn das natürliche Ambra, eine Ausscheidung des Pottwals, gibt es kaum noch, da der Pottwal fast ausgestorben ist. Zibet gibt es noch in natürlicher Form, denn es wird an der lebenden Zibetkatze gewonnen, die man in Äthiopien züchtet. Allerdings wird auch die Zibetnote in Parfums zunehmend durch den Einsatz synthetischer Riechstoffe erzielt. Castoreum aus der Duftdrüse des kanadischen Bibers ist ein Nebenprodukt der Pelzerzeugung; es wird immer seltener eingesetzt.

AROMATISCH – In Duftbeschreibungen bezeichnet dies die süße Note von Küchenkräutern wie Estragon und Dill, Kümmel und Liebstock, wildem Thymian und Fenchel. Viele dieser Kräuter sind im Mittelmeergebiet heimisch, und an warmen Sommertagen und -abenden ist dort die Luft mit ihrem Duft geschwän-

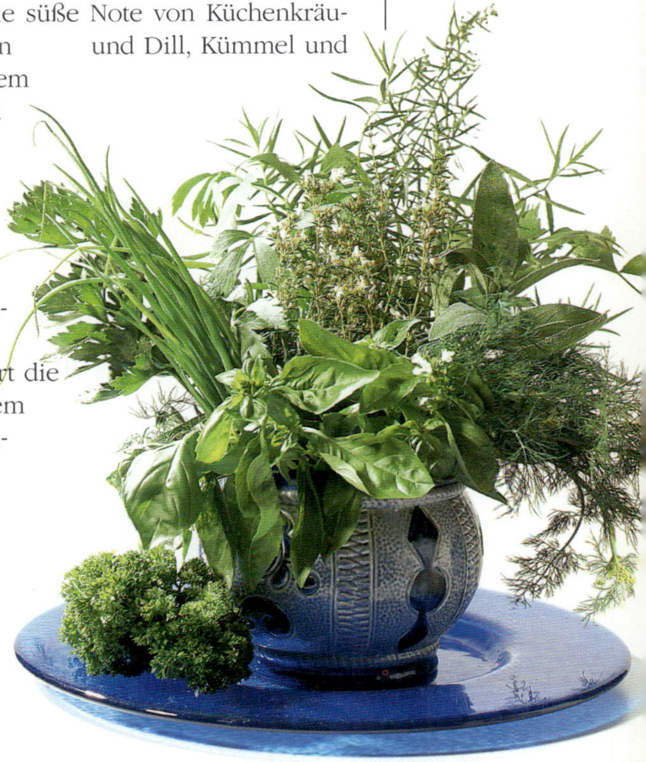

gert. Deshalb können aromatische Noten einem Parfum ein Gefühl von freier Natur, Sonne und Wärme verleihen. Sie kommen in vielen modernen Männerdüften zum Einsatz.

AUSSTRAHLUNG – Die Eigenschaft eines Duftes, die seine Wahrnehmung in weiter Entfernung des Trägers ermöglicht. Tragen Sie ein Parfum mit großer Ausstrahlung, so machen Sie die Menschen in einem mehr oder weniger großen Umkreis auf sich aufmerksam. Die Ausstrahlung hängt mit der Intensität zusammen, doch es gibt Parfums, die eine große Ausstrahlung haben ohne in der Nähe sehr intensiv zu wirken.

BALSAMISCH – Balsame sind harzartige Substanzen, die aus Bäumen gewonnen werden. Einige Balsame werden seit Jahrtausenden als Duftstoffe verwendet. Heute werden aus ihnen Parfumbestandteile durch Extraktion oder Destillation mit Wasserdampf gewonnen. Ihre Duftwirkung ist zumeist süß und haftend, mit rosinenartigen, zimtigen, vanillleartigen, kienigen oder weihrauchartigen Nuancen. Der Ausdruck »balsamisch« bezeichnet eine Kombination solcher Nuancen.

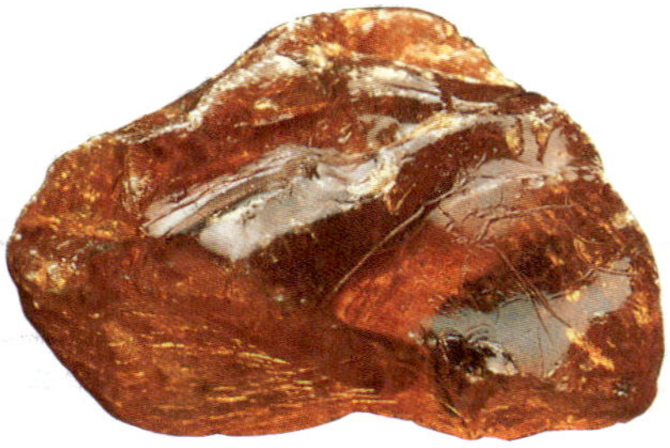

BASISNOTE – Die Duftnote, die auf der Haut bzw. im Haar oder in der Kleidung zurückbleibt, wenn die Herznote* weitgehend verflogen ist. Sie wird vornehmlich durch die am wenigsten flüchtigen Bestandteile des Duftes bestimmt.

BERGAMOTT – Eine der Zitrone und Orange verwandte Zitrusfrucht, die vor allem in Süditalien (Kalabrien) und auf Sizilien angebaut wird; sie dient ausschließlich zur Gewinnung des ätherischen Öles, das aus der Schale gepreßt wird. Der Duftcharakter des Öles ist dem der anderen Zitrusfrüchte verwandt, doch weniger spritzig und »parfümistischer«, mit fast blumigen Nuancen. Der »Earl Grey«-Tee verdankt sein charakteristisches Aroma diesem Öl. Obwohl die Öle sämtlicher Zitrusfrüchte in der Parfümerie Verwendung finden, wurde Bergamottöl immer schon von den Parfümeuren bevorzugt. Es ist ein Hauptbestandteil der klassischen Erfrischungswässer wie zum Beispiel des *Eau de Cologne 4711* und auch der modernen Varianten wie *Eau Sauvage* und *Lacoste*. Darüber hinaus spielt es eine wichtige Rolle in der Kopfnote* vieler anderer Damen-und Herrendüfte, besonders bei denen der Chypre*-Familie.

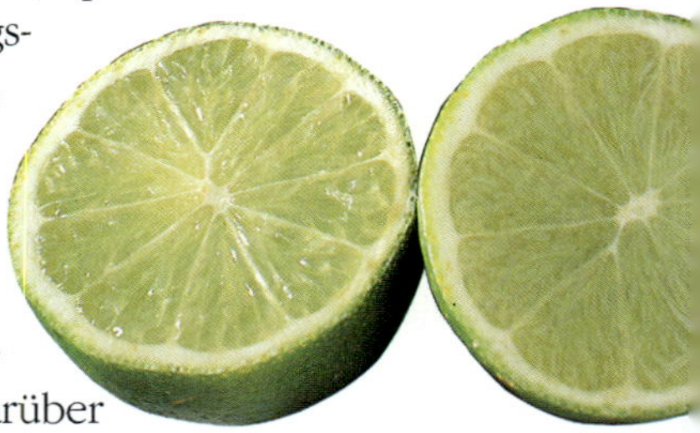

CHYPRE – Der Namen eines längst nicht mehr erhältlichen Parfums, welches von dem Meisterparfümeur François Coty 1917 eingeführt wurde. Der Grundakkord dieses Parfums bestand aus einer Kopfnote von Bergamott, einer blumigen Herznote, in der Rose und Jasmin vorherrschten, und einer Basisnote, die ihren herben Charakter vor allem dem Patchouliöl* und dem Eichenmoos-Extrakt verdankte. Seit den zwanziger Jahren haben Parfümeure diesen Grundakkord immer wieder in den verschiedensten Richtungen variiert, und es entstand die große, im Duftcharakter sehr vielfältige Klasse der sogenannten Chypres. Es sind komplexe und kontrastreiche Parfums, in denen sich frische und dunkle Töne, Herbheit und Sinnlichkeit kunstvoll vereinen und die vor allem die dufterfahrene Frau ansprechen.

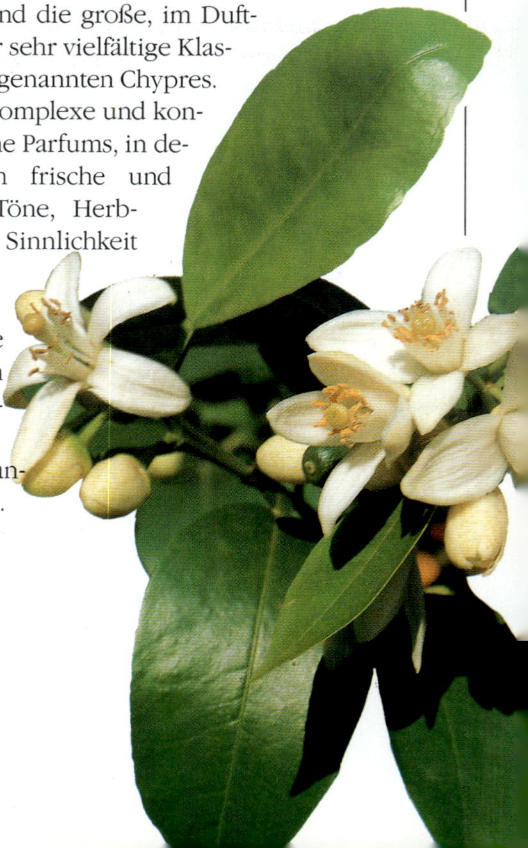

CŒUR – Französischer Ausdruck für Herznote*.

FOND – Französische Bezeichnung für Basisnote*.

FOUGÈRE – Ein Parfumtyp, der in seinem Grundakkord Lavendel und Patchouli* mit der heuartig-aromatischen Note von Cumarin und dem moosigen Duft von Eichenmoos-Extrakt vereint. Der Akkord sowie sein Name, französisch für Farn, stammen von dem seinerzeit sehr beliebten *Fougère Royal* (Houbigant, 1882). Der Fougère-Typ spielt auch heute noch in vielerlei Variationen bei den Männerdüften eine wichtige Rolle.

FRANZÖSISCHER BLUMENKOMPLEX. Das Herz des klassischen französischen Blumenakkords besteht aus Rose und Jasmin. Obwohl die beiden gut miteinander harmonieren, ist immer ein Kontrast da zwischen der Kühle der Rose und der Wärme des Jasmins. Die Kühle wird oft durch Maiglöckchen, Veilchen oder Veilchenblätter betont, die Wärme durch Ylang Ylang* und Nelken. Spätestens seit *Chanel No 5* (1921) und *Arpège* (1927) bildet dieser Akkord das Herz unzähliger Parfums in der ganzen Welt.

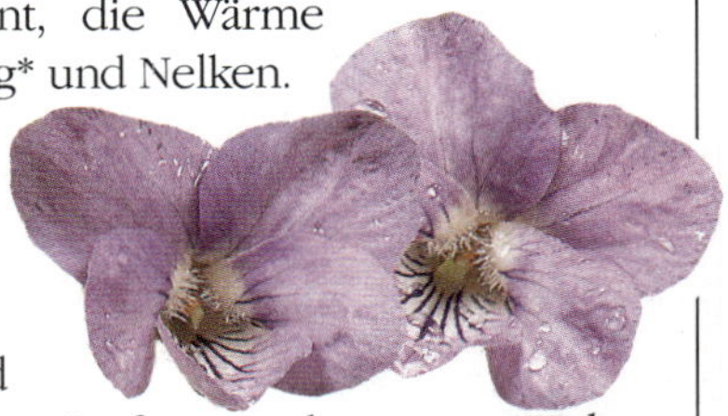

GRÜN – Bezeichnung für Duftnoten, die an Blätter, die man zwischen den Fingern zerreibt, erinnern, oder an rohe grüne Gemüse oder unreife Früchte. Galbanum, ein pflanzlicher Riechstoff, der vielfach zum Erzielen grüner Noten eingesetzt wird und wie rohe Erbsen duftet. Grüne Noten werden oft zum Modifizieren blumiger Bouquets eingesetzt und bewirken dann zumeist einen frischen oder herben Effekt.

KOPFNOTE – Die Duftnote, die gleich nach dem Auftragen eines Parfums auf der Haut, nachdem der Alkohol verdunstet ist, vorherrscht. Sie wird hauptsächlich durch die flüchtigsten Bestandteile der Komposition geprägt.

MOSCHUSNOTE – In natürlichem Moschusextrakt und seinen synthetischen Nachbildungen sind zwei Duftelemente vereint: ein animalischer Akkord mit ledrigen, haar- und urinartigen Aspekten, und eine strahlend süße Note, die an sich keinen animalischen Charakter hat. Die meisten der synthetischen Riechstoffe, die der Parfümeur als Moschusriechstoffe bezeichnet besitzen nur die süße Note. Sie verleihen einer Duftkomposition feine Wärme und Strahlung. Der Ausdruck »Moschusnote« kann beim Parfümeur sowohl diesen zarten Glanz wie auch eine strenge animalische Herbheit bezeichnen. Auch in den Parfums, die unter der Bezeichnung »Moschus« im Handel sind, ist dieses Spektrum vertreten. Ich habe in diesem Buch versucht, durch Hinweise, ob es sich in einem gegebenen Fall um die süße oder die strenge Moschusnote handelt, Klarheit zu schaffen.

NACHGERUCH – s. Basisnote*

NEROLI – Duftöl aus der Orangenblüte mit etwas herbem Charakter. Ein wichtiger Bestandteil der klassischen Kölnischwässer.

NEUER AMERIKANISCHER BLUMENAKKORD – Ein kühl-blumiger Akkord in dem Jasmin und Geißblatt und Gardenie wichtige Rollen spielen,

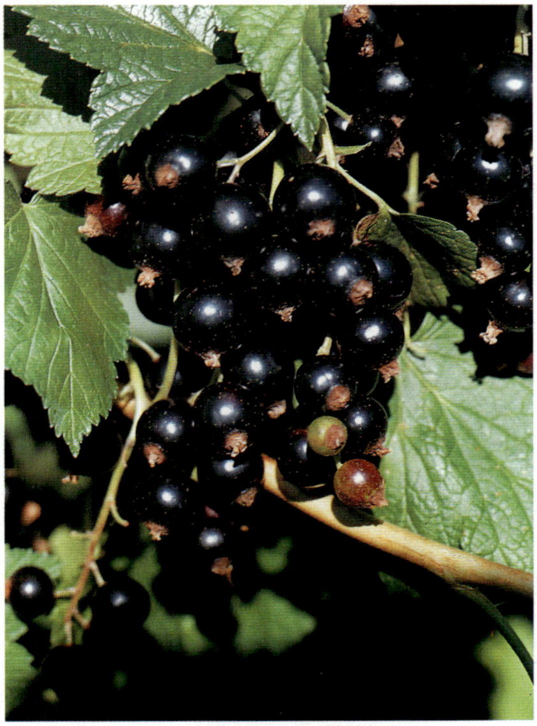

mit deutlich teeartigen Aspekten und belebt durch fruchtige Noten, vor allem schwarze Johannisbeere (Cassis), Mango, Mandarine und Melone. Er wirkt sanft und hat dennoch große Ausstrahlung und Haftung. Er ist dem Weißen Blütenakkord* verwandt, weist aber weder die Strenge von Orangenblüten und Narzissen noch die Treibhauswärme der Tuberose auf. Ich habe diesen Ausdruck geprägt, weil der Akkord in vielen amerikanischen Parfüms der achtziger Jahre eine Schlüsselrolle spielt. *Cristalle* (1974) und *Lauren* (1978) waren Vorläufer, *Liz Claiborne* (1986), *Calyx* (1987) und *Red* (1988) sind typische Repräsentanten des Typs. Ab Ende der achtziger Jahre hat er auch die europäische, vor allem die italienische Parfümerie deutlich beeinflußt.

ORIENTALISCH – Eine Bezeichnung für Parfums, in denen der würzig-süße Ambré-Akkord* eine wichtige Rolle spielt.

PATCHOULI – Das ätherische Öl aus den Blättern und Stengeln einer Pflanze, die in Südost-Asien und auf Madagaskar heimisch ist. Ihr lebhafter, kräftiger Duft hat kampfrige, modrig-erdige, krautige und holzige Aspekte. In Kompositionen kann das Öl sehr unterschiedliche Duftwirkungen haben, je nachdem mit welchen anderen Riechstoffen man es zusammenbringt. Es ist einer der meistverwendeten Riechstoffe überhaupt, vor allem in Männerdüften, und ein wesentlicher Bestandteil der klassischen Chypre*- und Fougèrekomplexe*.

PUDRIG – Bezeichnet die Verbindung von Süße und Trockenheit, die für den Duft feiner Gesichts- und Körperpuder typisch ist. Der Prototyp europäischer Puderparfums war das *Poudre à la Maréchalle*, das im 19. Jahrhundert in ganz Europa beliebt war. Vanille, Holznoten und Iriswurzel mit ihrer feinen Wärme bilden den Kern des pudrigen Komplexes; oft sind auch Aldehyde* daran beteiligt. Die pudrige Note ist unter anderem in *Chanel No 5*, *Calèche* und *Bal à Versailles* ausgeprägt.

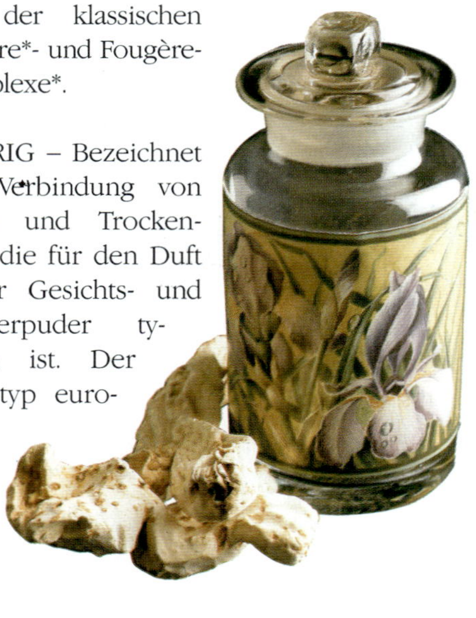

SANDELHOLZ – Das Holz eines Baumes, der in der indischen Provinz Mysore heimisch ist und auch auf Sri Lanka angebaut wird. Der Duft des ätherischen Öles ist warm holzig, mit cremiger und nußartiger Weichheit und einer süß-moschusartigen Nuance. Es wird in klassischen und in einigen Parfums der letzten Jahre wie *Samsara, Jazz, Tsar* und *Egoïste* eingesetzt. Im klassischen *Sandalwood for Men* spielt es eine eher untergeordnete Rolle.

TABAK – In Duftbeschreibungen wird hiermit ein Duftkomplex bezeichnet, der an aromatischen Pfeifentabak erinnert, mit der vollen Süße von Dörrfrüchten (Rosinen, Feigen, Pflaumen), abgerundet mit nußartigen Vanille- und Rumnoten.

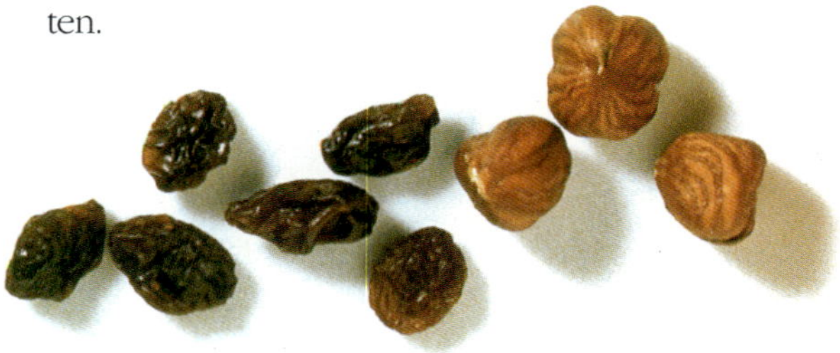

TUBEROSE – Eine stolze weiße Blume aus der Lilienfamilie, die in vielen tropischen Ländern wächst. Ihr Duft ist schwül und berauschend, mit einer typischen Kokosnußnuance.

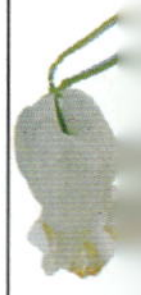

VETIVER – Ein ätherisches Öl, das aus den Wurzeln eines Grases destilliert wird, das in Indien, Haiti und anderen tropischen Ländern wächst. Sein Duft ist trocken-holzig und pudrig, mit einer grünen Nuance, die an Spargel erinnert. Vetiveröl und einige aus diesem Öl gewonnenen Riechstoffe sind wesentliche Bestandteile des Holzkomplexes vieler Parfums. Es gibt mehrere Männerdüfte, die Vetiver oder Vetyver heißen. Alle enthalten wahrscheinlich Vetiveröl, doch sind an ihrem komplexen Duft noch viele andere Komponenten beteiligt.

WEISSE BLÜTEN – Mit diesem Ausdruck bezeichnen Parfümeure Blütenbouquets, in denen die etwas narkotisch-warmen Düfte weißer, zumeist subtropischer Blüten wie Tuberose, Jasmin, Gardenie, Narzisse und Jonquille und Orangenblüte die Hauptrolle spielen.
Oft werden diese Blütennoten dabei von fruchtigen Noten wie etwa Himbeere, Cassis (schwarze Johannisbeere) oder Mango umrankt.
Einige Parfums dieser Art genießen in den Vereinigten Staaten schon seit den vierziger Jahren und bis zum heutigen Tage große Beliebtheit; mit *Chloé* (1975) kam das Genre international zum Durchbruch.

WHITE FLOWERS – s. Weiße Blüten. Der englische Ausdruck wird häufig verwendet, weil dieser Dufttyp sich vor allem in den USA großer Beliebtheit erfreut.

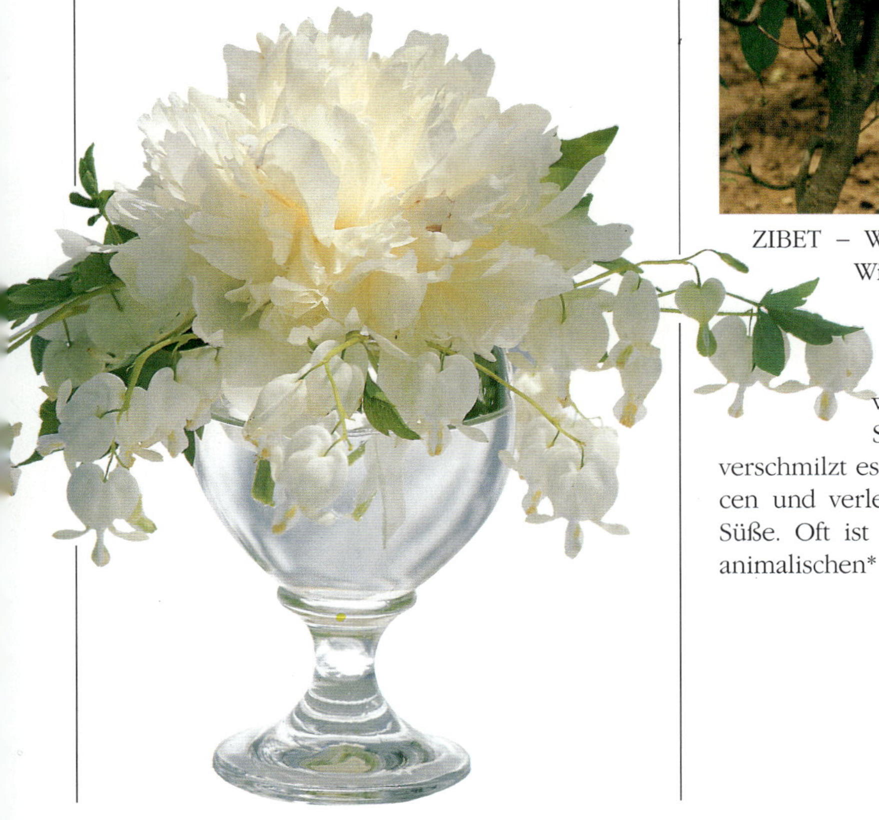

YLANG YLANG – Ein Öl aus den Blüten eines Baumes, der auf den Inseln östlich von Afrika und im Pazifischen Raum wächst. Der Duft ist süß blumig und berauschend, dem Jasmin verwandt aber würziger.

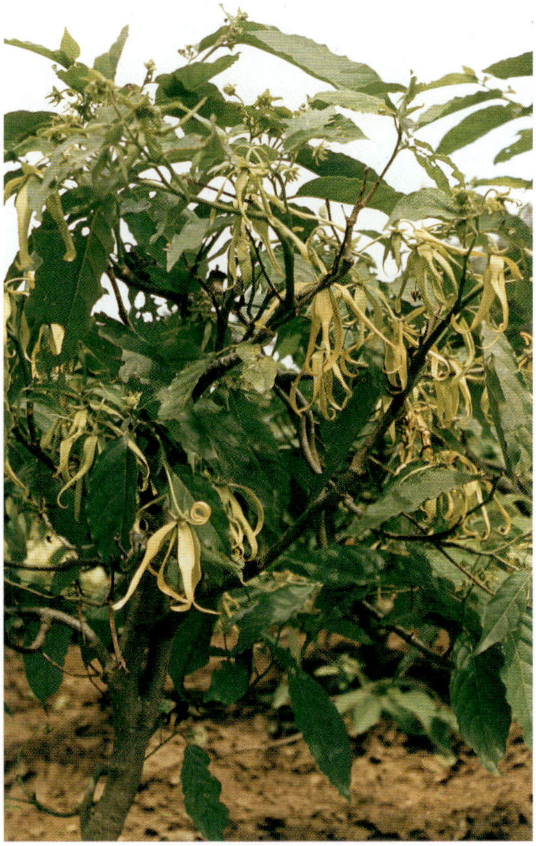

ZIBET – Wachsartiges Drüsensekret einer Wildkatze, die in Äthiopien heimisch ist. In konzentrierter Form hat Zibet absolu einen abstoßenden Duft, der an Löwenkäfige im Tiergarten erinnert. Sparsam und kunstvoll eingesetzt verschmilzt es sehr schön mit blumigen Nuancen und verleiht ihnen eine fast honigartige Süße. Oft ist es wesentlicher Bestandteil der animalischen* Duftkomponente eines Parfums.

ANMERKUNGEN

AUF DEN FLÜGELN DES DUFTES

[1] Interview in »Le Point«, 15.–21. 2. 1988, S. 111.
[2] Zitiert in F. Sagan und G. Hanoteau, »Ein Hauch von Parfum«, Übersetz. I. Walther-Dulk, Ullstein, Frankfurt/M. 1974, S. 7.
[3] Zitiert bei Estée Lauder, »Estée: A Success Story«, Random House, New York 1985, S. 81.
[4] Vor vielen Jahren wurde in den Vereinigten Staaten ein interessantes Experiment durchgeführt. Verkäufer gingen von Haus zu Haus mit zwei Koffern mit Damenstrümpfen. Die Strümpfe waren völlig gleich, nur waren sie in dem einen Koffer leicht anparfümiert, im anderen nicht. Am Ende des Tages waren weit mehr Strümpfe aus dem beduftеten Koffer verkauft worden als aus dem anderen. Nach den Gründen für ihre Wahl befragt, nannten die Käuferinnen den Glanz der Strümpfe, ihre Weichheit und andere Eigenschaften, oder sie schrieben ihre Wahl dem Zufall zu. Keine nannte den Duft. (E. Sagarin, »The Science and Art of Perfumery«, McGraw-Hill, New York 1945, S. 202.)
Vor einigen Jahren wurde an der Universität München ein Test durchgeführt, in dem Studentengruppen u. a. einen Fragebogen mit Fragen über ihre augenblickliche Stimmung ausfüllten. Bei zwei Gruppen war der Testraum leicht mit unterschiedlichen Parfums beduftet, bei zwei anderen blieb er unbeduftet. Sonst waren die Gruppen und die Räume völlig vergleichbar bzw. identisch. Keiner der Testteilnehmer war sich bewußt, daß in dem Raum überhaupt ein Duft herrschte, und doch registrierten die Gruppen signifikant verschiedene Stimmungen. (W. Steiner, »Die Wirkung von zwei unterschiedlichen Raumbeduftern auf das menschliche Erleben und Verhalten«, Die Nase, Teil 3, drom, Baierbrunn 1986.)
Testpersonen beurteilten Frauen und Männer aufgrund von Fotos. In der Anwesenheit eines Duftstoffes, den Testpersonen nicht bewußt, wurden die abgebildeten Frauen als signifikant aufgeschlossener und anziehender beurteilt als in einem Paralleltest ohne Duftstoff. Im Warteraum einer Arztpraxis und in einem Kino wurde an bestimmten Stühlen ein Duftstoff in geringen Konzentrationen angebracht. Obwohl der Stoff nicht bewußt wahrgenommen wurde, wurden diese Stühle von Frauen gegenüber den unbedufteten signifikant bevorzugt. (M. D. Kirk-Smith und D. A. Booth, »Chemoreception in human behavior«, Chemical Senses, 12, 159–66 [1987].)
[5] Paul Jellinek, »Die psychologischen Grundlagen der Parfümerie«, 2. Auflage, Dr. A. Hüthig Verlag, Heidelberg 1965, S. 10.
[6] Zitiert in F. Sagan und G. Hanoteau, »Ein Hauch von Parfum«, Ullstein, Frankfurt/M 1974, S. 57.
[7] Paul Jellinek, a.a.O., S. 55–61.
[8] P. Süskind, »Das Parfüm«, Diogenes Verlag, Zürich 1985, S. 50–54.
[9] James G. Frazier, »The Golden Bough«, Kurzfassung, Macmillan, New York 1958, S. 37.
[10] Frazier, a.a.O., S. 33.
[11] Interview in »Die Welt«, 18./19. 8. 1990, S. 24.
[12] Sharon Olds, The Atlantic Monthly, September 1986, S. 77.
[13] Marylène Delbourgh-Delphis, »Le Sillage des Elégantes«, Verlag J.-C. Lattès, Paris 1983, S. 139.
[14] Fernande Olivier, «Souvenirs Intimes«,Calman-Lévy, Paris 1988, S. 203.
[15] The Financial Times, 17. 11. 1989.
[16] Françoise Sagan und Guillaume Hanoteau, »Ein Hauch von Parfüm«, Ullstein Verlag, 1974, S. 56.
[17] O. Moreno, R. Bourdon und E. Roudnitska, »L'Intimité du Parfum«, Verlag O. Perrin, Paris 1977, S. 29.
[18] Marilène Delbourgh-Delphis, a.a.O., S. 149.
[19] Denise Dubois-Jallais, Cosmétique News 69–70, 1989, S. 39.
[20] Elle (Paris), 2. 10. 1989, S. 122.

DIE QUAL DER WAHL

[1] D. B. Gower, A. Nixon und A. I. Mallet, »The significance of odorous steroids in axillary odour« in »Perfumery: The psychology and biology of fragrance«, S. Van Toller und G. H. Dodd, (Hg.), Chapman and Hall, London/New York 1988, S. 51–54.
E. Eigen, Journ. Soc. Cosm. Chemists 41, 147–149 (1990).
[2] Siehe z. B. P. Jellinek, »Die psychologischen Grundlagen der Parfümerie«, 2. Aufl., Dr. Alfred Hüthig Verlag, Heidelberg 1965, S. 151.
[3] M. J. Russell, »Human olfactory communication«, Nature 260, S. 520–522 (1976).
M. Schleidt und B. Hold, »Human Odor and Identity«. In »Olfaction and Endocrine Regulation« (ed. W. Breipohl), Information Retrieval, London 1982, S. 181–184.
E. P. Köster, J. S. Jellinek und andere, »Odorants related to Human Body Odor«, Journ. Soc. of Cosm. Chemists, 37, 409–428 (1986).
T. Lord und M. Kasprzak, »Identification at self through olfaction«, Perceptual an Motor Skills 69, 219–224 (1989).
[4] B. Schaal, H. Montagner, E. Hertling, D. Bolzoni, A. Moyse und A. Quinchon, »Les stimulations olfactives dans les relations entre l'enfant et la mère«. Reprod. Nutr. Develop. 20, 843–858 (1980).
[5] T. Miyashita, persönliche Mitteilung.
[6] O. Moreno, R. Bourdon, E. Roudnitska, »L'intimité du parfum«, O. Perrin, Paris 1974, S. 130.

DIE LANDKARTE DER PARFUMS

[1] Die mit * markierten Ausdrücke werden im »Wörterbuch des Parfümeurs« am Ende des Buches erläutert.

[2] J. Stephan Jellinek, Bettina Olias du Bosque, Jürgen Gschwind: »Expert Classification and Consumer Acceptance of Perfumes«, Preprints, 15th IFSCC Internat. Congress, London 1988, Vol. IV, S. 71–99.
J. Stephan Jellinek, »Eine verbraucherorientierte Klassifizierung der Parfums«, Dragoco Report *37*, 16–29 (1990).
[3] Peter Blumenthal, »Geruchsbeschreibung in der französischen Werbesprache« Vox Romanica *38*, 155–173 (1979); auch: Dragoco Report *28*, 203–213 (1981).
Vergl. auch Katrin Schneider, »Kontrastive Analyse der deutschen und französischen Parfümsprache«, Zulassungsarbeit, Univ. Stuttgart, 1989.
[4] Paul Jellinek, »Die psychologischen Grundlagen der Parfümerie«, 3. Aufl., Dr. A. Hüthig Verlag, Heidelberg 1973, S. 121.
[5] H. Frieling, »Farbe und Design für den Verkaufserfolg«, Dragoco Report *36*, 35–51 (1989).
[6] P. Blaizot, »Essay de Psycho-Physiologie de l'Odorat, Parf. Cosm. Savons 6, 451 (1963).
[7] L. Turin, »Parfums le guide«, Ed. Hermé, Paris 1992, S. 149.

FRAGEN ZUM TRAGEN

[1] Estée Lauder, »Estée – A Succes Story«, Random House, New York 1985, S. 93.
[2] B. und V. Sassoon, »A year of beauty and health«, Penguin Books, 1977, S. 253.
[3] B. und V. Sassoon, a. a. O. S. 41.
[4] Elle (Paris), 2. 10. 89, S. 122.
[5] E. Lauder, a. a. O., S. 83.
[6] E. Lauder, a. a. O., S. 93.
[7] Edward T. Hall, »The Hidden Dimension«, Doubleday, New York 1969.

[8] Hugh Bain, »Measurement of consumer perception and evaluation of odors as an aid to perfume selection«, Esomar Seminar »Research on Flavors and Fragrances«, Lyon 1989.
[9] J. Stoezel, zitiert in R. Barthes, »Systéme de la Mode«, Collection Points, S. 302, Fußnote 5.

WIE EIN PARUM ENTSTEHT

[1] J. Polge, Interview in »Le Point«, 15. 2. 88, S. 109.
[2] J. S. Jellinek, »Der Planet der Parfums im Sternbild der Düfte«, Dragoco Report *35*, 113–126 (1988).
[3] P. Jellinek, »Die psychologischen Grundlagen der Parfümerie«, Dr. A. Hüthig Verlag, Heidelberg 1951, S. 14 ff.
[4] M. Schleidt, »Was riecht man rund um die Welt?« Dragoco Report *34*, 135–150 (1987).
[5] J. Polge, a. a. O., S. 111.
[6] F. Sagan und G. Hanoteau, »Ein Hauch von Parfüm«, Übersetzung: I. Walther-Dulk, Ullstein Verlag, Frankfurt/M.–Berlin, 1974, S. 189.
[7] J. Polge, a. a. O., S. 109.
[8] F. Sagan und G. Hanoteau , a. a. O., S. 179.
[9] E. Shiftan, »Überblick über die Geschichte des Parfüms«, Parf. und Kosmetik 64, 299–304 (1973).
[10] Patricia Blakeley, »Everyone's guide to fragrance«, Seneca College of Applied Arts and Technology, North York, Ontario, Canada, 1985, S. 83–84.
[11] Ursula Teetjen in »Die Welt«, Report Parfum, 12. 12. 1988, S. II.
[12] J. Lescat, »Dinant – Les Fqrmes du Parfum«, Ed. Pierre Belfont, Paris 1990.
[13] F. Sagan und G. Hanoteau, a. a. O., S. 188–190.
[14] J. S. Jellinek, »Parfums und Farben«, Dragoco Report *35*, 14–29 (1988).
[15] S. Le Norcy, »Selling perfume: a technique or an art?« in »Perfumery: The psychology and biology of fragrance«, S. Van Toller und G. H. Dodd (Hg.), Chapman and Hall, London 1988, S. 222–223.
[16] J.-P. Mortier, »Parfums und ihre Schöpfer«, Dragoco Report *35*, S. 46 f. (1988).
[17] J. Polge, a. a. O., S. 111.

DIE GEHEIME SPRACHE DER DÜFTE

[1] T. Engen, »The acquisition of odor hedonics« in »Perfumery: the psychology and biology of fragrance«, S. van Toller and G. H. Dodd (Hg.), Chapman and Hall, London/New York1988, S. 90.
[2] Marcel Proust, »A la Recherche du Temps perdu«, Bibliothèque de la Pléiade, Editions Gallimard, Paris 1954, Bd. 3, S. 872–873.
[3] Dieser Ausdruck wird, zusammen mit anderen Begriffen aus der Fachsprache des Parfümeurs, im letzten Kapitel dieses Buches erklärt.
[4] P. Jellinek, »Praktikum des modernen Parfümeurs«, 2. Aufl., Dr. Alfred Hüthig Verlag, Heidelberg 1960, S. 222.
[5] P. Jellinek, »Die psychologischen Grundlagen der Parfümerie«, 2. Aufl., Dr. Alfred Hüthig Verlag, Heidelberg 1965, S. 121.
[6] M. Thiboud, »Empirical classification of odours« in »Perfumes: Art, Science, Technology«, hrsg. von P. M. Müller und D. Lamparsky, Elsevier, London/New York 1991, S. 280; J. S. Jellinek, »Perfume classification: a new approach« in »Fragrance: the psychology and biology of perfume«, hrsg. von S. van Toller and G. H. Dodd, Elsevier, London/New York 1992, S. 237.
[7] H. Frieling, »Farbe und Design für den Verkaufserfolg«, Dragoco Report 36, 35–51 (1989).
[8] R. Tisserand, »Essential oils as psychotherapeutic agents«, in »Perfumery: The psychology and biology of fragrance«, S. Van Toller and G. H. Dodd (Hg.), Chapman and Hall, London/New York 1988, S. 180.
[9] Alain Corbin, »Pesthauch und Blütenduft – Eine Geschichte des Geruchs«, Verl. Klaus Wagenbach, Berlin 1984.
[10] R. Tisserand, a. a. O., S. 168.
[11] Zitiert in P. Blaizot, »Parfums et Parfumeurs«, Ed. à l'Etoile, 1946, S. 49.
[12] G. Gatti und R. Cayola, »L'azione delle essenze sul sistema nervoso«, Rivista Ital. delle Essenze a Profumi 5 (12), S. 133–135, zitiert in R. Tisserand, a. a. O., S. 169.
[13] Judith Jackson, »Aromatherapie – Gesundheit, Schönheit und Wohlbefinden durch die Heilkraft der Düfte«, Ernst Kabel Verlag, Hamburg 1989.
[14] USA Patentanmeld.Nr. 671608 und 719234.
[15] S. Torii, H. Kanemoto, R. Miynchi, Y. Hamauzu und M. Kawasaki, »Contingent negative variation and the psychological effects of odor« in »Perfumery: The psychology and biology of fragrance«, S. Van Toller und G. H. Dodd (Hg.), Chapman and Hall, London/New York 1988, S. 107–120.
[16] New Scientist, 1979.
[17] Jovan: »Andron for men« und »Andron for women«.

MODEN UND TRENDS IM DUFT

[1] Die mit * markierten Ausdrücke werden im »Wörterbuch des Parfümeurs« am Ende dieses Buches erläutert.
[2] Edward T. Hall, »The Hidden Dimension«, Kap. 10, Doubleday, New York 1969.
[3] David Riesman, Nathan Glazer und Reuel Denney, »The lonely crowd«, Yale University Press, New Haven 1950.

DUFT FÜR DEN MANN

[1] Paul Jellinek, »Die psychologischen Grundlagen der Parfümerie«, Dr. A. Hüthig Verlag, Heidelberg 1951, S. 164.
[2] »Making Scents of the American Male: How Men View, Choose and Use Their Fragrances«, The Fragrance Foundation, New York 1990.

REGISTER

ABBILDUNGSNACHWEIS

Dr. Babor GmbH & Co., Aachen 21, 153
Betrix Cosmetic GmbH & Co., Dreieich 13, 63, 82
Bogner 71
Clarins GmbH/Vertr. Giorgio Beverley Hills 39, 67
Christel Eberle 167 r.
Ellen Fischer 65 r., 70 beide, 81 u., 94, 104 u., 105 o., 112/113, 128, 129, 134 u., 136, 138/139, 164 m., 165 u., 169 u.
Etienne Aigner Cosmetics GmbH, Kirchheim 28 l., 93, 106/107, 123, 137, 142, 145, 159
Guerlain, Paris 18, 24, 37, 64, 65
Halina Heitz 9, 22 o., 40, 41 o., 76
IFA-Bilderteam 10/11
Lancaster Group AG, Wiesbaden 31, 48, 50, 74 l., 77, 102, 117, 154
Michael Malfer 32, 41 u., 73, 135
Margaret Astor GmbH, Mainz 108
Mosaik Verlag 109, 111, 119 o., 147, 148/149, 156, 161, 164 o. + u., 165 o., 166 o.
Muelhens KG, Köln 12, 14, 30, 44, 45, 52, 57, 84 u., 85, 92, 118, 130/131, 146, 162/163, 164/165 m., 166 m., 168 u., 169 o.
Nina Ricci Deutschland GmbH, Köln 23
Parfac Parfums & Accessoires GmbH & Co. KG, Stolberg 25, 97
Parfumhaus Gottschalk GmbH, München 53, 88/89, 143, 149 o.
Parfums & Collections, Erkrath 5, 25 r., 26, 42/43, 46/47, 65, 101, 104 o., 121, 125, 134 o.
Parfums Christian Dior GmbH, Düsseldorf 24, 61, 65, 87, 95, 96, 98, 99, 103, 124, 133
Parfums Rochas GmbH, München 155, 158
Reinhard-Tierfoto 28/29 o., 29, 36, 51 r.o. + u., 66, 84 o., 89 r., 116, 119 u., 166 u., 167 l.
Sanofi Beauté GmbH, Köln 38, 69 o.l., 83, 110
Sélective Beauté International 27
Star Cosmetics GmbH, Köln 17, 58 u., 78 o., 124, 127, 143, 160
Wolfram Stehling 19 u., 22 u., 33, 51 r.m., 68/69 u., 74/75 u., 126
Friedrich Strauss 62, 78 u., 79, 86, 120
Ingeborg Tschakert 19 o., 34, 35, 51 l.u., 58 o., 59, 75 o., 140 u., 141 o.
Bildarchiv Wetterwald 25 u., 56, 80/81, 91, 100, 112/113, 114

Sponsoring einschließlich Abwicklung:
LOGO Gesellschaft für integrierte Unternehmenskommunikation mbH,
Duisburger Str. 113,
40479 Düsseldorf,
Tel. 0211–4931031;
Fax: 0211–499631